薬用食品の開発 II
―薬用・有用植物の機能性食品素材への応用―
Development of Medicinal Foods II

《普及版／Popular Edition》

監修 吉川雅之, 村岡 修

シーエムシー出版

薬用食品の開発 II
― 薬用・有用植物の機能性食品素材への応用 ―

Development of Medicinal Foods II

《普及版　Popular Edition》

監修　吉川雅之、村岡　修

はじめに

　高齢化社会の進展を受け，多くの国民が医療に頼らず積極的に病気の予防や健康な日常生活を営むことを望み，健康食品やサプリメントなどを利用したセルフプリベンション，セルフプロテクションによる健康の維持や増進が強く意識されている。欧米諸国においてはこれに呼応し，1990年代初頭から補完医療（コンプリメンタリー・メディシン）や代替医療（オルタネーティブ・メディシン）に用いられるハーブ類を中心に有効性を科学的に証明しようとする機運が高まり，イチョウ葉エキスやブルーベリーエキスなどに代表されるように，新たに医薬品として規格化されたエキス製剤なども認められる。さらに現代西洋医療（通常医療）と組み合わせることによって，とりわけ，がんをはじめとする難治性疾患に対して相補的に治療を行う統合医療（インテグレイティブ・メディシン）という概念も生まれている。我が国においても，近年，この補完代替医療を「現代西洋医学領域において，科学的未検証および臨床未応用の医学・医療体系の総称」と定義し，その解明を目的とした研究が始まっている。食品については，2001年に，特定の優れた機能を有する食品を特定保健食品，また，一定の機能を有する食品を栄養機能食品と分類することが制度化されるなど，一定の評価が加えられはじめているが，これらは主に食品メーカーの商業的意図を満足する程度にとどまり，補完・代替医療素材としての科学的根拠が十分に付与されているわけではない。

　一方，薬学領域においては，人々の，薬物と食品は同源—薬食同源—の想いから，薬用食品について，それらの補完・代替医療素材としての有用性につき，マテリアルサイエンス（物質科学）を基盤とした研究が早期より実施されてきた。既に1999年には「疾病予防と薬用食品」をキーワードとして，第1回「くすりと食べ物」シンポジウムが開催され，2006（平成18）年に日本薬学会生薬天然物部会主催の「食品薬学シンポジウム」に引き継がれるまで，都合8回に渡り毎年開催されてきた。2007年には，これらの成果が『薬用食品の開発』（シーエムシー出版刊）のタイトルで成書として発刊されている。本書はその第2部を成すもので，その後4回開催された「食品薬学シンポジウム」の成果と同シンポジウムの目指すところの一つである「生活習慣病の予防と治療」への対処を念頭に構成されている。食品に内在するくすりとしての機能を科学的に抽出し，これをメタボリックシンドロームに見られる諸症候群の改善，さらには諸疾病の予防，治療に積極的に利用する試みは，今後ますます重要性を増すものと思われる。本書に見られる各成果が，これらの試みの科学的根拠となり，さらなる今後の研究の進展と相まって，健康食品による「生活習慣病の予防・治療」に資することを心から願うところである。

2012 年 4 月

監修　村岡　修，吉川雅之

普及版の刊行にあたって

　本書は2012年に『薬用食品の開発Ⅱ―薬用・有用植物の機能性食品素材への応用―』として刊行されました。普及版の刊行にあたり，内容は当時のままであり加筆・訂正などの手は加えておりませんので，ご了承ください。

2018年11月

シーエムシー出版　編集部

執筆者一覧（執筆順）

氏名	所属
谿　　忠人	大阪大谷大学　薬学部　漢方医療薬学講座　教授
播磨章一	近畿大学　薬学総合研究所　客員教授
吉川雅之	京都薬科大学　生薬学分野　教授
松田久司	京都薬科大学　生薬学分野　准教授
野原稔弘	崇城大学　薬学部　教授
藤原章雄	熊本大学　大学院生命科学研究部　細胞病理学分野　助教
波多野力	岡山大学　大学院医歯薬学総合研究科　天然医薬品開発学分野　教授
中村誠宏	京都薬科大学　生薬学分野　助教
黒田明平	東京薬科大学　薬学部　漢方資源応用学教室　講師
三巻祥浩	東京薬科大学　薬学部　漢方資源応用学教室　教授
堀　　一之	秋田県総合食品研究センター　企画管理室　上席研究員
高橋砂織	秋田県総合食品研究センター　食品加工研究所　所長
田邉元三	近畿大学　薬学部　准教授
森川敏生	近畿大学　薬学総合研究所　食品薬学研究室　准教授
二宮清文	近畿大学　薬学総合研究所　食品薬学研究室　講師
正山征洋	長崎国際大学　薬学部　教授
村田和也	近畿大学　薬学部　創薬科学科　薬用資源学研究室　講師
松田秀秋	近畿大学　薬学部　創薬科学科　薬用資源学研究室　教授
下田博司	オリザ油化㈱　研究開発部　取締役部長
角谷晃司	近畿大学　薬学総合研究所　機能性植物工学研究室　准教授
石黒京子	武庫川女子大学　薬学部　教授
奥　　尚枝	武庫川女子大学　薬学部　助教
増田めぐみ	近畿大学　大学院薬学研究科　薬学専攻　博士後期課程
田中麗子	大阪薬科大学　医薬品化学研究室　教授
太田富久	金沢大学　医薬保健学総合研究科　教授
村岡　修	近畿大学　薬学総合研究所／薬学部　有機薬化学研究室　教授
池上文雄	千葉大学　環境健康フィールド科学センター　教授
塚越　覚	千葉大学　環境健康フィールド科学センター　助教
阿部友美	近畿大学　薬学部　創薬科学科　薬用資源学研究室　研修生
新藤　聡	千葉大学　環境健康フィールド科学センター　寄附研究部門教員
松原紀嘉	千葉大学　環境健康フィールド科学センター　助教
渡辺　均	千葉大学　環境健康フィールド科学センター　准教授

執筆者の所属表記は，2012年当時のものを使用しております。

目　　次

【第Ⅰ編　食品薬学と薬食同源】

第1章　食品薬学の研究素材となる漢方薬～「快食・快便」に寄与する薬食同源の漢方薬を中心に～
谿　忠人

1　はじめに ……………………………… 1
2　生薬学と漢方医療薬学と食品薬学 …… 1
3　漢方薬の来歴と薬食同源素材 ………… 2
4　漢方医療における食品 ………………… 4
5　漢方医療における「快食と快便」 …… 5
6　漢方医療における脾胃と腸の調整 …… 6
7　食品薬学の課題 ………………………… 8
　7.1　食品薬学全般に関わる課題 ……… 8
　7.1.1　遺伝資源の持続的利用 ……… 8
　7.1.2　研究材料の規格確認 ………… 8
　7.2　「食べ物の中のくすり」の研究に関わる課題と要望 ………………… 9
　7.3　薬用食品の開発研究に関わる課題 ………………………………… 9
　7.3.1　成分薬理と食品の作用との対比 ………………………………… 9
　7.3.2　予防効果と治療効果 ………… 9
　7.3.3　安全性への配慮 ……………… 9
8　まとめ ………………………………… 10

第2章　茶花の食習俗としての文献考察
播磨章一

1　はじめに ……………………………… 12
2　最初のお茶 …………………………… 12
　2.1　振茶 ………………………………… 13
　2.2　ボテボテ茶（茶＋茶花） ………… 13
　2.3　振茶の歴史 ………………………… 15
　2.4　六波羅蜜寺の施茶 ………………… 16
　2.5　中国での茶の飲用法―中国ペー族の「烤茶」― ……………………… 16
　2.6　宋代の茶の点て方 ………………… 16
3　茶筅の起源と種類 …………………… 17
4　桶茶 …………………………………… 19
　4.1　桶茶；各地の利用 ………………… 19
　4.2　沖縄のブクブク茶（桶茶） ……… 20
　4.3　奥三河の茶は桶茶 ………………… 20
5　茶外の茶 ……………………………… 21
　5.1　さまざまな茶と混成茶 …………… 21
　5.2　花から造るお茶 …………………… 22
6　おわりに ……………………………… 24

【第Ⅱ編　メタボリックシンドローム予防効果の期待できる薬用食品素材】

第3章　茶花の生体機能：メタボリックシンドローム予防作用
吉川雅之

1　はじめに ……………………………… 26
2　茶花の食経験―ぽてぽて茶― ……… 26

3	茶花エキスの生体機能 …………… 27	5	茶花含有成分 ………………………… 35
3.1	抗肥満作用 ………………………… 27	6	茶花含有サポニン（Floratheasaponin
3.2	抗糖尿病作用 ……………………… 31		類と Chakasaponin 類）の生体機能
3.3	胃排出能抑制作用および小腸内輸送		…………………………………………… 35
	能亢進作用 ………………………… 31	7	茶花含有サポニン（Chakasaponin 類）
3.4	胃保護作用 ………………………… 32		の食欲抑制とその作用様式 ………… 41
3.5	ラジカル消去活性 ………………… 33	8	茶花サポニンの定量分析 …………… 42
4	茶花，椿花，山茶花，茶子木花の作用比	9	茶花の安全性 ………………………… 43
	較 …………………………………… 33		

第4章　甘茶の新規生体機能　　松田久司

1	はじめに ……………………………… 46	2.2	活性成分の作用機序 ……………… 51
2	甘茶の抗アレルギー作用 …………… 46	3	甘茶の抗糖尿病作用 ………………… 54
2.1	活性成分の単離と抗アレルギー作用	4	甘茶の加工調製における化学過程の解析
	…………………………………………… 46		…………………………………………… 55

第5章　タマネギおよびニンニクの新規 Sulfoxides とその抗腫瘍作用

野原稔弘，藤原章雄

1	はじめに ……………………………… 60		制御作用 …………………………… 63
2	Onion ………………………………… 61	3	Garlic ………………………………… 65
2.1	抽出・分離 ………………………… 61	3.1	抽出・分離 ………………………… 65
2.2	Onionin A（1）の構造 …………… 61	3.2	Cyclic Sulfoxide Type …………… 65
2.3	Onionin A（1）生成についての考	3.3	Dithiine Type …………………… 69
	察 …………………………………… 62	3.4	Allicin Type ……………………… 70
2.4	Onionin A のマクロファージ活性化	4	おわりに ……………………………… 72

第6章　タンニンおよび関連ポリフェノールを含有する食品とその機能性

波多野　力

1	はじめに ……………………………… 73		と含有食品 ………………………… 77
2	食品のポリフェノールとその分類 …… 74	5	加水分解性タンニンを含む食品・飲料・
3	タンニンとポリフェノールの関係 …… 75		植物 ………………………………… 80
4	プロアントシアニジン，縮合型タンニン	6	ポリフェノールの種々の機能性 …… 81

7 ポリフェノールの代謝 ……………… 82

第7章　パームシュガーのメタボリックシンドローム予防作用　　　中村誠宏

1 はじめに …………………… 86
2 パームシュガー ………………… 86
　2.1 パームシュガーエキスの血糖値上昇抑制作用と含有成分 ………… 86
　2.2 パームシュガー主成分 dioscin の血糖値上昇抑制作用とその作用様式の検討 ………… 87
3 フタバガキ科植物 Cotylelobium

melanoxylon …………………… 91
　3.1 Cotylelobium melanoxylon エキスのメタボリックシンドローム予防作用と含有成分 ………… 91
　3.2 主成分 vaticanol A (2), E (3), G (4) のメタボリックシンドローム予防作用 …………… 92
4 おわりに …………………… 96

第8章　Glycyrrhiza glabra L. を基原とする甘草のメタボリックシンドロームに対する予防・改善効果と活性成分　　　黒田明平, 三巻祥浩

1 はじめに ………………… 98
2 G. glabra を基原とする甘草の PPARγ リガンド活性を指標とした成分検索

…………………………… 99

3 LFO の高脂肪食負荷 KK-A^y マウスに対する血糖値上昇抑制効果 ………… 104
4 まとめ ………………… 104

第9章　昇圧系律速酵素レニン阻害による血圧対策食品の探索

堀　一之, 高橋砂織

1 はじめに ………………106
2 高血圧症に用いる薬とは …………106
3 レニン—アンジオテンシン系と関係する降圧薬 …………………107
4 昇圧系律速酵素レニン阻害をターゲットに …………………108
5 食品成分によるヒトレニン阻害の探索

…………………………109

6 大豆に含有されるサポニンがレニン阻害活性成分 …………………110
7 どのサポニン化合物がレニン阻害活性を持つのか …………………111
8 おわりに …………………114

第10章 アーユルベーダ生薬"サラシア"の新規活性成分とその定量

田邉元三

1 はじめに …………………………115
2 *Salacia* 属植物由来新規 α-グルコシダーゼ阻害活性成分 …………………117
3 新規 α-グルコシダーゼ阻害活性成分の構造活性相関 …………………117
4 チオ糖スルホニウム塩を指標とした *Salacia* 属植物エキスの評価法 ……123
　4.1　α-グルコシダーゼ阻害活性成分，Salacinol（**1**），Kotalanol（**2**），Neosalacinol（**5**）および

Neokotalanol（**6**）の LC/MS 分析条件の検討 …………………123
　4.2　検量線作成，繰り返し精度試験および添加回収試験 …………………125
　4.3　*Salacia* 属植物原料中の salacinol（**1**），kotalanol（**2**），neosalacinol（**5**）および neokotalanol（**6**）の LC/MS 定量分析 …………………126
5 おわりに …………………………129

第11章 デイジーフラワーの血中中性脂質上昇抑制サポニン成分

森川敏生

1 はじめに …………………………132
2 デイジーフラワーの血中中性脂質上昇抑制作用成分の探索 …………………132
3 デイジーフラワー含有サポニン成分のトリグリセライド吸収に及ぼす影響 …135
4 おわりに …………………………139

第12章 ローズヒップに含有される内臓脂肪蓄積低減作用成分

二宮清文

1 はじめに …………………………141
2 ローズヒップについて …………142
3 ローズヒップ抽出エキスの肝臓内中性脂肪代謝促進活性 …………………142
4 ローズヒップ抽出エキスの内臓脂肪蓄積低減作用 …………………143
5 ローズヒップ種子の含有成分………145
6 *Trans*-tiliroside（**1**）の内臓脂肪蓄積抑制活性 …………………146
7 *Trans*-tiliroside（**1**）および関連化合物の内臓脂肪蓄積抑制活性 …………148
8 *Trans*-tiliroside（**1**）の作用機序 …150
9 おわりに …………………………150

【第Ⅲ編　アンチエイジング効果の期待できる薬用食品素材】

第13章　アンチエイジング作用を持つサフラン　　　正山征洋

1　はじめに …………………………152

2　アルコール障害記憶学習に対するクロシンの改善作用 ………………154

3　LTP に対するクロシンの効果 ……154

4　PC-12 細胞死に対するクロシンの阻害作用 ……………………………155

5　血清・グルコースフリーDMEM 培地により活性化されるスフィンゴミエリネースのクロシンによる阻害活性 ………157

6　クロシンにより活性化される glutathione reductase（GR），γ-glutamylcysteinyl synthase（γ-GCS）による細胞内 GSH レベル …………157

7　クロシンの抗酸化作用による脳神経細胞死の予防効果 …………………159

8　PC-12 細胞内のクロシンの分布 ……160

9　ヒト大腸がん細胞に対するサフランとクロシンの効果 …………………161

10　クロシンの睡眠作用 ……………162

11　おわりに …………………………163

第14章　天然物資源からの抗痛風作用成分の探索　　　村田和也，松田秀秋

1　はじめに …………………………167

2　キンマの葉 ………………………167

3　クロウコン ………………………170

4　ウンシュウミカン ………………174

5　おわりに …………………………177

第15章　サクラの抗糖化活性成分　　　下田博司

1　はじめに …………………………179

2　サクラ花部の含有成分 …………179

3　AGEs 産生抑制作用 ……………179

4　AGEs による線維芽細胞のアポトーシスに及ぼす作用 …………………182

5　糖化線維芽細胞のコラーゲン格子形成に及ぼす作用 ……………………183

6　コラーゲン産生促進作用 ………184

7　おわりに …………………………186

第16章　冬虫夏草の人工培養とアンチエイジング作用　　　角谷晃司

1　はじめに …………………………187

2　冬虫夏草（*C. sinensis*）菌糸体および子実体の人工培養 …………………188

3　冬虫夏草菌糸体の抗酸化作用ならびに MMP（Matrix metalloproteinase）活性阻害効果 ……………………190

4　おわりに …………………………191

第17章　ホウセンカの多様な生物活性と成分—抗かゆみ作用，抗アレルギー作用，抗リューマチ作用，駆瘀血作用—

石黒京子，奥　尚枝

1　はじめに ……………………………193
2　ホウセンカの生物活性成分 …………193
3　ホウセンカの抗痒み作用 ……………194
  3.1　一過性掻痒（かゆみ）モデルマウスに対する効果 ………………195
  3.2　アトピー性皮膚炎モデル（NC）マウスの痒みに対する効果 ………196
4　ホウセンカの抗アナフィラキシー（I型アレルギー）作用 …………………197
  4.1　IgE抗体依存性アナフィラキシーモデルマウスの作製法 …………197
  4.2　アナフィラキシーの死亡に対するホウセンカの効果 ……………197

4.3　アナフィラキシーに起因する血圧低下に対する効果 ………………198
4.4　アナフィラキシーに起因する血流量低下に対する効果 ……………199
4.5　ホウセンカのアレルギー予防作用 ……………………200
4.6　ホウセンカの抗アレルギー作用メカニズム ……………………200
5　ホウセンカの駆瘀血作用 ……………201
6　ホウセンカの抗リウマチ作用 ………202
7　ホウセンカのテストステロン 5α-リダクターゼ阻害作用 ………………202
8　おわりに ……………………………202

第18章　ジャワナガコショウの肝保護作用成分

森川敏生

1　はじめに ……………………………205
2　ジャワナガコショウからの肝保護作用成分の探索 …………………206
  2.1　TNF-α 感受性低減作用 …………206
  2.2　TNF-α 高感受性 L929 細胞を用いた TNF-α 誘発細胞障害抑制作用 ……………………206

2.3　*P. chaba* 抽出エキスの D-GalN/LPS 誘発マウス肝障害モデルを用いた肝保護作用 ………………207
2.4　活性成分の探索 …………………208
3　Piperine (**1**) の肝保護作用および TNF-α 感受性低減作用 …………213
4　おわりに ……………………………214

第19章　血流改善作用を併せ持つ未熟ハッサク果実の美白・美肌効果

増田めぐみ，松田秀秋

1　はじめに ……………………………218
2　未熟ハッサク果実の美白作用 ………218
  2.1　スクリーニング試験による未熟ハッサク果実の選出 ………………219
  2.2　未熟ハッサクエキスの抗酸化作用

………………………………219
2.3　未熟ハッサクエキスのメラニン産生抑制作用成分 ………………220
2.4　未熟ハッサクエキスの *in vivo* 色素沈着改善作用 ………………220

3　未熟ハッサクエキスの血液流動性低下抑
　　制作用 ……………………………222
　　3.1　未熟ハッサクエキスのLPS誘発
　　　　DIC病態ラットにおける血液流動
　　　　性低下抑制作用 ………………222
　　3.2　未熟ハッサクエキスの *in vivo* 線溶
　　　　系活性化作用 …………………223
　　3.3　未熟ハッサクエキスの *in vitro* 血液

　　　　流動性低下抑制作用 …………223
　　3.4　未熟ハッサクエキスの血流流動性低
　　　　下抑制作用成分の探索 ………225
　　3.5　Naringenin-7-glycoside（Prunin）
　　　　の血小板凝集および赤血球凝集抑制
　　　　作用，および線溶系活性化作用
　　　　……………………………225
4　おわりに ……………………………226

第20章　カバノアナタケ（チャーガ）の有効性　　田中麗子

1　はじめに ……………………………227
2　化学成分 ……………………………228
3　特徴的成分 …………………………228
4　トリテルペノイド …………………229
5　抗酸化活性 …………………………229
6　抗腫瘍活性 …………………………233
7　がん予防活性 ………………………234
8　抗炎症活性 …………………………235
9　その他の作用 ………………………235
10　おわりに …………………………236

第21章　南米ブラジル産薬用樹木 *Tabebuia avellanedae* “タヒボ（Taheebo）”～その有効成分と抗がん作用及び安全性の評価～
太田富久

1　はじめに ……………………………238
2　タヒボとは …………………………238
3　タヒボの有効性 ……………………239
4　含有される有効成分 ………………239
5　NQ801の抗腫瘍効果を検証する基礎実
　　験 ……………………………………240
6　タヒボ粉末およびエキス末の抗腫瘍効果
　　……………………………………243
7　タヒボおよびNQ801分画増強エキス末
　　の安全性に関する研究 ……………244
8　がん疾患を背景とした重要性 ………247

【第Ⅳ編　薬用食品素材の資源確保への取り組みと有効性】

第22章　砂漠人参「カンカ」の機能と砂漠緑化　　村岡　修

1　はじめに ……………………………249
2　シルクロードのオアシス都市ホータン
　　……………………………………249
3　砂漠人参“カンカ” …………………251
4　カンカの含有成分 …………………252
5　カンカ抽出エキスおよび含有成分の生物

活性 ······················252
　5.1　血管収縮抑制作用 ···············255
　5.2　肝保護作用および作用メカニズム解

　析 ······················258
6　カンカの栽培と砂漠緑化への取り組み
　··························261

第23章　薬膳素材としての伝統野菜の適性を探る　池上文雄, 塚越　覚

1　はじめに ·····················263
2　官能評価と含有成分によるダイコン品種
　の評価 ······················264
3　官能評価と含有成分によるニンジン品種

　の評価 ······················266
4　官能評価と含有成分によるニガウリ品種
　の評価 ······················268
5　結果および考察 ·················270

第24章　亜熱帯性植物・ノニ（*Morinda citrifolia*）の葉と種子の薬用
　　　　利用　阿部友美, 増田めぐみ, 松田秀秋

1　伝承薬物としてのノニ ···········272
2　ノニ葉の血液流動性低下抑制作用 ···273
　2.1　ノニ葉の血液流動性低下抑制作用
　　　（*In Vivo*） ·················273
　2.2　ノニ葉の血小板凝集抑制作用（*In Vitro*） ·····················274
　2.3　ノニ葉の赤血球凝集抑制作用（*In Vitro*） ·····················274
　2.4　ノニ葉の線溶系活性化作用（*In Vivo*） ·······················274
3　ノニ種子の皮膚光老化抑制作用 ······275
　3.1　ノニ種子のメラニン産生抑制作用

　　　（*In Vitro*） ·················276
　3.2　ノニ種子のチロシナーゼ活性阻害作
　　　用（*In Vitro*） ···············277
　3.3　ノニ種子の抗酸化作用（*In Vitro*）
　　　························277
　3.4　ノニ種子の matrix metalloproteinase-1（MMP-1）放出抑制作用（*In Vitro*） ·····················278
　3.5　ノニ種子の好中球エラスターゼ活性
　　　阻害作用（*In Vitro*） ···········278
4　おわりに ·····················279

第25章　薬用植物の効率的栽培とその将来性
池上文雄, 塚越　覚, 新藤　聡, 松原紀嘉, 渡辺　均

1　はじめに ·····················280
2　日本の民間薬センブリの園芸的生産
　··························281
3　環境制御施設を用いた薬用植物トウキの

　生産 ·······················284
4　植物工場における薬用植物の生産 ···286
5　おわりに ·····················286

【第Ⅰ編　食品薬学と薬食同源】

第1章　食品薬学の研究素材となる漢方薬
～「快食・快便」に寄与する薬食同源の漢方薬を中心に～

谿　忠人[*]

1　はじめに

　食品薬学は「食べ物の中のくすり」の発見と特定を目指す物質科学（material science）だとされている[1]。研究素材は主に食経験のある薬用食品であり，その機能を担う成分の化学的探索研究が主体になっている。薬用食品は「薬にも食にも用いられる素材」とされ[2]，この定義には食品と同じ原材料から調製される薬食同源の漢方薬も含まれる。

　食品薬学の研究発表と情報交換は 2006 年の第 1 回食品薬学シンポジウムで行われ，第 4 回が 2011 年 10 月に開催され定着してきた。これらの成果の一部は 2007 年に成書[3]にまとめられた。その後も薬用食品の生体機能の解明と機能性成分の探索結果が継続して発表され[4]，これらの成果を集約するために本書が企画された。

　この第 1 章では序論として食品薬学の研究の素材となる薬食同源の漢方薬と漢方医療に関して胃腸機能の調整を中心にして概説する。さらに漢方医療薬学の視点から食品薬学に対する期待と課題を記述する[5]。

2　生薬学と漢方医療薬学と食品薬学

　生薬学と翻訳された原語の pharmacognosy は「薬物と知識」を組み合わせた言葉である。生薬学では，天然薬物の来歴，原材料の開発や確保，真偽や良否，品質，作用や用途などに関する知識が扱われる。生薬学の研究は品質評価や作用の指標となる成分の化学的研究に特徴があり，薬学の創薬科学の基幹領域として発展してきた。近年では成分や生薬の薬理作用の研究も行われている（図 1）。

　漢方医療薬学における漢方薬（漢方処方に配剤される生薬）の資源科学や天然物化学は生薬学と共通する。医薬史学研究も共通するが，漢方医療薬学では漢方薬の気味や薬能や主治の考証に重きが置かれる。このような文献調査によって食品薬学の新たな研究素材を見いだすことができる[6]。これらの経験知に加えて漢方処方と配剤生薬の薬理，および漢方製剤の臨床科学と臨床薬理の科学知を踏まえて漢方製剤を適正に使用するための医療系薬学としての教育がなされる。

　食品薬学における薬用食品の機能性成分研究は創薬科学としての生薬学の一分野だと言える。食品薬学では生体防御，老化制御，疾病の回復調節など生体を調節する食品の三次機能[7]が主な

---

[*]　Tadato Tani　大阪大谷大学　薬学部　漢方医療薬学講座　教授

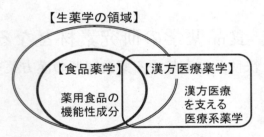

図1　生薬学・漢方医療薬学・食品薬学の領域
　食品薬学：「食べ物の中のくすり」の発見と成分の特定。
　漢方医療薬学：適正な漢方医療を支えるための医療系薬学。
　これらはともに生薬学の原材料の同定と確保，化学と薬理の連携研究と重なる部分が多い。

研究対象とされてきた。研究の素材には薬食同源の漢方薬も含まれるので，食品薬学は漢方医療薬学と共通する部分がある。

3　漢方薬の来歴と薬食同源素材

　漢方薬の源は後漢代（1-2世紀）の『神農本草経』にある。本書は医薬や農耕の神とされる神農に託して編集された薬物書であり，中国伝統医学の三大古典とされている[8]。

　『神農本草経』の内容は，『史記』にある「神農が始めて百草を嘗め，始めて医薬あり」という神農嘗薬の伝説（図2）に基づいている。この伝説は，神農が色々な動植物を口に含んで食材や薬材としての利用の可否や毒の有無を分別したというものであり，長年にわたる天然資源の開発

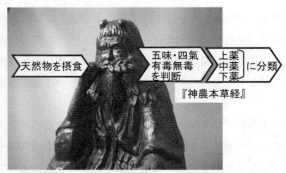

図2　神農とその嘗薬伝説と『神農本草経』
　神農は医薬，農耕，商業の神とされている。『神農本草経』：生薬の伝承を神農に託して編集した薬物書。
　収載薬物は上薬・中薬・下薬に分類されている（表1）。本文では以下のように薬物情報が記されている。
　「薬有酸鹹甘苦辛五味．又有寒熱温涼四氣．及有毒無毒．陰乾暴乾．採治時月．生熟．土地所出．真偽陳新．並各有法」
　（例）甘草の記載は以下のようである。
　（味甘平）主五臓六腑寒熱邪気．堅筋骨．長肌肉．倍力．解金瘡腫毒．久服軽身延年．

第1章　食品薬学の研究素材となる漢方薬

と利用の歴史，とくに貴重な人体実験を経て漢方薬が見いだされ継承されてきたことを暗示している。

このように人体にとっての異物（xenobiotics：foreign substances not native to the body）を摂取した後の生体反応に基づいて漢方薬が選別されてきた。この点が実験動物の反応性（非臨床試験）から選ばれ創薬されてきた現代の医薬品（とくに合成化学医薬品）との大きな相違点である。

『神農本草経』の収載生薬は薬効用途に応じて上中下の三種類に分類されている（表1）。この分類が物性ではなく機能に基づいていることが本書の特徴である。

上薬は不老長寿を目指す薬物であり，薬食同源の生薬として甘草，枸杞，薯蕷（山薬），人参などがここに分類されている。中薬は体力をつける薬物に相当し，乾姜，梅実，百合などが含まれる。これらの薬食同源の素材は食品・香辛料・食品添加物[9]などに用いられている。

一方，下薬は有毒で副作用があり長期連用に適さないことが明記されている。この下薬が現代の治療薬に相当し，『神農本草経』では治療薬には毒性があることを認識していたことは注目に値する。下薬には香辛料の蜀椒（中国の花椒）が含まれているが薬食同源の生薬は少ない。

漢方薬を選び出し継続して使用した結果，以下のような経験知を習得したと考えられる。

・毒か薬かは服用量に依存することに気づき，減毒処理（修治）の技術が生まれた。

表1　『神農本草経』の上中下薬に分類された薬食同源の生薬（抜粋）

生薬名	原材料	『神農本草経』の気味・薬能・主治（抜粋）	現代の食品的用途
上薬（為主養命以応天　多服久服不傷人，欲軽身益氣，不老延年者）			
甘草	*Glycyrrhiza* の根	（甘平）主五臓六腑寒熱邪氣	天然甘味料
菊花	*Chrysanthemum* の花	（苦平）主諸風，頭眩	菊花茶
枸杞	*Lycium* の果実	（苦寒）主五内邪氣，熱中，消渇	果実：食用，葉：お茶
胡麻	*Sesamum* の種子	（甘平）主虚羸，益氣力	食用
薯蕷	*Dioscorea* の担根体	（甘温）補虚羸，補中，益氣力	食用
大棗	*Zizyphus* の果実	（甘平）安中養脾，平胃氣，補少氣少津液	食用（果物）
人参	*Panax* の根	（甘微寒）補五臓，安精神，除邪氣	食用，栄養ドリンク
茯苓	*Poria* の菌核	（甘平）主胸脇逆気，利小便	饅頭の皮に混合
牡桂	*Cinnamomum* の樹皮	（辛温）主上氣，咳逆，結氣，補中，益氣	香辛料
薏苡仁	*Coix* の種子	（甘微寒）主筋急拘攣，不可屈伸，風湿	食用（雑穀）
中薬（為主養性以応人　無毒有毒，斟酌其宜，欲退病補虚羸者）			
乾姜	*Zingiber* の根茎	（辛温）主胸満，咳逆上氣，温中	香辛料
梅実	*Prunus* の未熟果の燻製	（酸平）主下氣，除熱，煩満	食用，調味料
百合	*Lilium* の仲間の鱗茎	（甘平）主邪氣，利大小便，補中益氣	食用
竜眼	*Dimocarpus* 仮種皮	（甘平）主五臓，邪氣，安志	食用（果物）
下薬（為佐使，主治病以応地　多毒不可久服，欲除寒熱邪気，破積衆癒疾者）			
大塩	食塩	（鹹温）主明目，目痛，益氣	調味料
蜀椒	*Zanthoxylum* の果皮	（辛温）主邪氣，咳逆，温中，寒湿痺痛	香辛料
大豆黄巻	*Glycine* 種子のもやし	（甘平）主湿痺，筋攣，膝痛	食用

※胡麻や薏苡仁という中国にとって外来資源が収載されていることから，『神農本草経』の編集は後漢代以降であると推定されている。

・作用の程度は個体の反応性（個性）や病態にも依存することを体得した。

・その結果，投薬前に適応となる個体を選ぶ診断術を得た。その一例として寒証と熱証に分類し漢方薬の用法の要諦は「療寒以熱薬，療熱以寒薬」として序文に記されており，この治則[10]に対応して生薬の性質（四気：熱・温・涼・寒）が記されている。

・作用の発現には相互作用も関与していることも見いだし，生薬を組み合わせて使用する規範もまとめられた。

4 漢方医療における食品

漢方医療では薬食同源の漢方薬に加えて食品も使用されてきた（表2）。基礎医学古典の『黄帝内経（素問）』には，毒薬（治療薬）で病邪を攻めることに加えて，穀物，果実，畜肉，野菜など食品を用いる医療や，診病に際して飲食の状況を問診すべきことが示されている。

さらに生薬処方の運用法を記載した『傷寒論』には桂枝湯を服用後に熱いお粥をすすって薬力を助ける指示が付されている。現代の感冒の初期に用いられる葛根湯にも同様の指示がある。

また苓桂甘棗湯（茯苓，桂皮，甘草，大棗）や『金匱要略』の大建中湯（人参，山椒，乾姜，膠飴）や甘麦大棗湯（甘草，小麦，大棗）[11]のように薬食同源の生薬のみで構成された処方もある。これらの中で医療用の大建中湯製剤は開腹術後の腸管通過障害を軽減して患者のQOL（quality of life）の改善に有用であり現代医療を補完する薬剤として注目されている[12]。

食品による治療（食治）は宋代の『備急千金要方』の巻二六に記されており，そこには先ず食

表2　中国伝統医療における食品や薬食同源生薬の活用例

古典	原文	摘要
『黄帝内経』（臓気法時論篇）	毒薬攻邪，五穀為養，五果為助，五畜為益，五菜為充。気味合而服之以補精益氣。	毒薬（薬物）で邪気を攻め，五穀などの食品で五臓の精気を補う。
『傷寒論』（巻第二）	桂枝湯：服已須臾，歠熱稀粥一升余，以助薬力	桂枝湯を服用後，身体を温め薬力を助けるために熱い粥を服用する。
	甘草乾姜湯：便厥咽中乾，煩躁吐逆者	（誤治の後）手足が厥冷し咽が乾燥し煩躁吐逆するときに服用する。
（巻第三）	茯苓桂枝甘草大棗湯：発汗後其人臍下悸者，欲作奔豚。	発汗後の臍下の動悸，胸苦しく衝き上げる状態（奔豚）。
『金匱要略』（腹満寒疝宿食）	大建中湯：心胸中大寒痛，嘔不能飲食，腹中寒，上衝皮起出見有頭足，上下痛而不可触近。	心窩部と胸部の痛み，嘔吐，腹痛。
『金匱要略』（婦人雑病）	甘草小麦大棗湯：婦人臓躁喜悲傷欲哭，象如神霊所作，数欠伸。	気持ちが落ち着かずいらだちや混乱のある状態（臓燥），生あくび。
『備急千金要方』（巻二六食治）	當須先洞暁病源，知其所犯，以食治之，食療不癒，然後命薬。	病源を明らかにし，先ず食品で治療し癒えない時に薬を用いる。
	形受味以成也。若食味不調則損形也。	身体は食で成り立ち，食が不調和であれば身体は損なわれる。
	常飲食毎令節倹。	日常の飲食は節度を保ちつつつましくする。

品で治療し，癒えない時に薬を用いることが示されている。さらに身体は食で成り立つものであり食が不調和であれば身体は損なわれるという記載もある。

　日本の江戸時代の『養生訓』においても「穀肉の脾胃を養ふによろしき事，参芪（人参と黄耆）の補に勝れり。故に古人の言に"薬補は食補にしかず"といへり」のように，食品を用いた養生の重要性が指摘されている。

5　漢方医療における「快食と快便」

　漢方医療は食品や漢方処方を経口的に摂取するので，治療効果は患者の消化機能に左右される。そのため漢方医療の診察では自覚症状を聞診することに加えて患者の食欲や二便の排泄状況など消化機能の状態を問診して，その時点の病態を把握する。

　なお漢方は治療結果を患者が評価する医療であり，「むかつく」「吐き気がする」「はらわた（腸）が煮えくりかえる」などの消化器症状が軽減して食事がおいしく進み排便が順調であれば患者はQOLの一部の心身の快適性（amenity）を感じことができる。すなわち患者の評価は自覚症状が軽減することにあるが，その根底には「快食」と「快便」がある。

　「快食」と「快便」に関する消化機能に相当するのは，前節で引用した『養生訓』に記された脾胃と腸である。これらは現代解剖学の脾臓（spleen）や胃（stomach）や腸（intestine）と同じではないが，脾胃が連携して消化吸収に関与しており，腸が排泄機能を司っている点は類似する。なお脾胃は食物から生命力（氣[13]）を補充して免疫抗病力に相当する機能に関与し，さらに造血と血流に関わって全身を栄養する機能も有している点で現代の解剖学と異なっている。

　『養生訓』には「養生の道は"中"を守るべし」と諭している。この"中"は過不及のない生活習慣を意味しており儒教の「中庸」に由来するが，"おなか"を整える指導でもあった。"おなか"は脾胃のある胴体の中央部，臍と横隔膜の間の中焦に相当する（図3）。なお"中"は安中散，建中湯類，厚朴温中湯，補中益気湯などの処方名における"中"である。これらの処方名

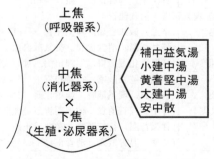

図3　上焦，中焦，下焦のイメージ

　上焦には心や肺，中焦には脾胃，下焦は肝腎や大腸，膀胱が含まれる。
　中焦の機能を整える漢方処方には「中」の字を含むものが多い。この「中」は、日本語の「おなか」に通じる。

は，"中"の機能を「安定させ，建て直し，温め，補う」治療に用いることを意味している。

　食による栄養状態が恒常性維持機構や抗病力を支えていることは現代医学の理解に一致する。漢方医療は経静脈栄養法のような非経口的な栄養補充療法のなかった時代の医療であるから消化吸収機能を維持することに留意したのは理解できる。

6　漢方医療における脾胃と腸の調整

　「快食」には脾胃の機能が関与している。脾胃のような漢方医学の五臓六腑は精神活動も配当され機能の連携単位であり，心身一如のよりどころになっている。

　脾胃の機能低下は脾胃気虚と称され，食欲不振で食が細く，疲れやすく身体がだるく，やる気が減退し声や眼に力がなく，風邪をひきやすく・こじれやすい状態から判断される。これを調整して「快食」をもたらす漢方薬は補気薬と総称され，その代表が薬用人参と黄耆である。補気薬には，表3に例示したように黄精，甘草，膠飴（モチゴメを麦芽で糖化させた水飴），山薬，大棗，蜂蜜，茯苓，薏苡仁，竜眼肉，蓮子（ハスの種子），のような薬食同源の漢方薬が多い。また食欲増進薬や消化薬に相当する生薬には，茴香，陳皮，玫瑰花，山査子，麦芽などがある。

表3　「快食」に寄与する薬食同源の生薬

生薬名	原材料	現代中医学の（気味）・薬能・主治（帰経）
胃腸虚弱を調整：補気，補中益気，健脾，養胃		
甘草	*Glycyrrhiza* の根	（甘平）補脾益気，清熱解毒，祛痰止咳，緩急止痛，調和諸薬（帰心肺脾胃経）
山薬	*Dioscorea* の担根体	（甘平）補脾養胃，生津益肺，補腎渋精；（帰脾肺腎経）
大棗	*Zizyphus* の果実	（甘温）補中益気，養血安神；（帰脾胃経）
蜂蜜	*Apis* などの蜜	（甘平）補中，潤燥，止痛，解毒；（帰肺脾大腸経）
茯苓	*Poria* の菌核	（甘淡平）利水滲湿，健脾寧心；（帰心肺脾腎経）
薏苡仁	*Coix* の種子	（甘淡涼）健脾滲湿，除痹止瀉，清熱排膿；（帰脾胃肺経）
竜眼肉	*Dimocarpus* 仮種皮	（甘温）補益心脾，養血安神；（帰心脾経）
蓮子	*Nelumbo* の種子	（甘渋平）補脾止瀉，益腎渋精，養心安神；（帰脾腎心経）
食欲増進や消化促進：行気和胃，理気和胃，消食健胃		
茴香	*Foeniculum* の果実	（辛温）散寒止痛，理気和胃；（帰肝腎脾胃経）
山査子	*Crataegus* の果実	（酸甘微温）消食健胃，行気散瘀血；（帰脾胃肝経）
縮砂	*Amomum* の種子塊	（辛温）化湿開胃，温脾止瀉，理気安胎；（帰脾胃腎経）
蘇葉	*Perilla* の葉	（辛温）解表散寒，行氣和胃；（帰肺脾経）
陳皮	*Ctrus* の仲間の果皮	（苦辛温）理氣健脾，燥湿化痰；（帰肺脾経）
麦芽	*Hordeum* の発芽果実	（甘平）行気消食，健脾開胃，退乳消腫；（帰脾胃経）
玫瑰花	*Rosarugosa* の花	（甘微苦温）行気解鬱，和血，止痛；（帰肝脾経）
良姜	*Alpinia* の根茎	（辛熱）温胃散寒，消食止痛；（帰脾胃経）
嘔気や停滞感軽減：消痰		
生姜	*Zingiber* の根茎	（辛熱）温中散寒，回陽通脈，燥湿消痰；（帰脾胃腎心肺経）
丁香	*Eugenia* の花蕾	（辛温）温中降逆，補腎助陽；（帰脾胃肺腎経）

※中医学の薬能は中国の薬局方：中華人民共和国薬典（一部）2005年版から引用抜粋した。

第1章　食品薬学の研究素材となる漢方薬

これらの中で黄精（ユリ科の *Polygonatum* 属の根茎）は日本で食されることは少ないが，中国の料理で提供されている（図4）。このように中国では各種の生薬が食用とされており現地調査をすることで食品薬学の研究素材となる情報を蒐集することができる。なお調査で蒐集した情報に基づいて研究を進展させる場合には，何よりも原材料の基原植物を同定することが研究の基礎として重要になる。

「快便」は便秘と下痢を解消することで得られる（表4）。瀉下薬の代表は大黄や芒硝であるがこれは薬用食品ではない。緩下作用の期待できる薬食同源の漢方薬として郁李仁，決明子，膠飴，胡桃肉（クルミの核仁），紫蘇子，麻子仁などがある。とくに膠飴は小建中湯や大建中湯など建中湯類の重要な配剤生薬であり，西洋医学のマルツエキスに相当する。

『養生訓』では便秘には「麻仁，胡麻，杏仁，桃仁」などの身体を潤し脾胃の気を巡らす漢方薬を勧めている。止瀉に用いる漢方薬の代表は黄連であるが，薬食同源の漢方薬として烏梅がある。

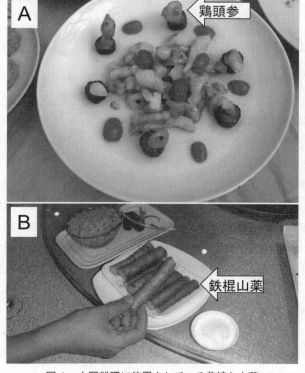

図4　中国料理に使用されている黄精と山薬
A：黄精は，鶏頭参という名称で食用にされている。
B：山薬は，鉄棍山薬という名称で蒸したナガイモが食用にされる。いずれも中国河南省（A：焦作市，B：鄭州市）で撮影（2011.9.）

薬用食品の開発Ⅱ

表4 「快便」に寄与する薬食同源の生薬

生薬名	原材料	現代中医学の（気味）・薬能・主治（帰経）
緩下：潤燥滑腸，潤腸通便，		
亜麻子	*Linum* の種子	（甘平）潤燥，祛風；（帰肺肝大腸経）
郁李仁	*Prunus* の果実	（辛苦甘平）潤燥滑腸，下気，利水（帰脾大腸小腸経）
決明子	*Cassia* の種子	（甘苦鹹微寒）清熱明目，潤腸通便；（帰肝大腸経）
胡桃肉	*Juglans* の種子	（甘温）補腎，温肺，潤腸；（帰腎肺大腸経）
胡麻	*Sesamum* の種子	（甘平）補肝腎，益精血，潤腸燥；（帰肝腎大腸経）
桑椹	*Morus* の果穂	（甘酸寒）補血滋陰，生津潤燥；（帰心肝腎経）
紫蘇子	*Perilla* の果実	（辛温）降気消痰，平喘，潤腸；（帰肺経）
肉蓯蓉	*Cistanche* の全草	（甘鹹温）補腎陽，益精血，潤腸通便；（帰腎大腸経）
麻子仁	*Cannabis* の果実	（甘平）潤腸通便；（帰脾胃大腸経）
止瀉：渋腸		
烏梅	*Prunus* の種子	（酸渋平）斂肺，渋腸，生津，安蛔；（帰肝脾肺大腸経）
芡実	*Euryale* の果皮	（甘渋平）益腎固精，補脾止瀉，祛湿止帯；（帰脾腎経）
山薬	*Dioscorea* の担根体	（甘平）補脾養胃，生津益肺，補腎渋精；（帰脾肺腎経）
石榴皮	*Punica* の果皮	（酸渋温）渋腸止瀉，止血，駆虫；（帰大腸経）
肉豆蔲	*Myristica* の種子	（辛温）温中行気，渋腸止瀉；（帰脾胃大腸経）

※中医学の薬能は中国の薬局方：中華人民共和国薬典（一部）2005年版から引用抜粋した。

7　食品薬学の課題

食品薬学には以下のような多様な目的とそれに応じた課題がある。

7.1　食品薬学全般に関わる課題

以下に食品薬学に関する総括的な課題を列記して考察してみたい。これらは食品薬学のみならず生薬学，漢方医療薬学にも共通する。

7.1.1　遺伝資源の持続的利用

天然資源を用いた研究開発は遺伝資源の多様性の上に成り立っている。自然の恵みを持続的に利用するためには地球の回復力を考慮した栽培化を試み，また成果を原産国と分かち合うように配慮する必要がある。さらに地球環境保全の視点から研究廃棄物の削減に対する配慮も必要になる。医療の目的の Health for all の all には人だけでなく，人と生態学的に関連のある地球上のすべてが含まれる。

7.1.2　研究材料の規格確認

研究材料の名称と学名などの実体を対比する資源科学が再現性や持続的利用の基礎になる。天然資源には異物同名の物があるので文献に記載された基原植物を鵜呑みにすることなく実物の基原を確定することが重要である。

第1章　食品薬学の研究素材となる漢方薬

7.2 「食べ物の中のくすり」の研究に関わる課題と要望

　食品薬学は「食べ物の中のくすり」の発見と特定を目指しており，生薬学の創薬研究と共通する。医薬品の先導化合物の探索には既存の先行化合物と比較検討や特許戦略業務など論文投稿を目的とする学術研究とは異なる作業も必要になる。そのため研究の早期から企業と連携しながら進めることが望ましい。

7.3　薬用食品の開発研究に関わる課題

　食品薬学は食経験のある食品の機能を担う成分を特定し薬理作用を明らかにすることを踏まえて薬用食品の開発を目指しているので，食品開発に向けての課題と要望も記載する。

7.3.1　成分薬理と食品の作用との対比

　成分の薬理と食品の作用との対比考察を経ないまま食品の効能（食効）情報が一人歩きしている場合が多い。食品中の微量な作用成分の薬理が調理後の食品を普通の状態で摂取した時に発現する効果の検証を踏まえた食品開発が望まれる。

　食品は調理してから食される。食品成分は調理過程で変化している可能性があり，調理された食品を摂取した後の機能を評価することが重要である。生薬学では生薬の加工調製（修治）に伴う成分の変化に関して各種の生薬で解明されてきた[14]。

　このように成分の分析研究の後に再び食品全体に戻って機能を確認する研究は漢方医療薬学の課題でもある。

7.3.2　予防効果と治療効果

　食品は疾患の一次予防に用いられることが多い。その食品を食べると予防や医療にどのような意味があるのかという息の長い研究も今後の課題となる。食品の形態で評価された予防効果の研究成果は消費者に対する適正使用の指針となる。

　なお食治は難治性の疾患より日常の普通の疾患に応用例が多い。探索研究で用いられている病態モデルも日常の疾患病態を反映する実験系も考慮していただきたい。

7.3.3　安全性への配慮

　食品は薬よりも安全であるべきである。食品の形態で食する限りは自ずと摂取量に限界があるので安全性は確保されてきた。一方，食品中の成分であっても人体にとっての異物（xenobiotics）であり，これのみを多量に摂取することは安全だというわけではない。単離された食品成分や特定の分画を濃縮した混合物の商品化に際しては，食品中の含量を超えて食べた時の安全性に関する研究も必要になる。

　特定された成分が食品の機能に関わっているのなら，食品と薬物との相互作用を予測するために腸管や肝臓の薬物代謝酵素への作用や排泄に関する解析も望まれる。食品の有用性を特定の成分で議論するのであれば，このような実験も必要となる。

薬用食品の開発 II

8 まとめ

　本章では，まず食品薬学の領域を生薬学と漢方医療薬学と関連づけて整理した。また漢方は "食う" と "出す" を重視する医療であることを再確認し，「快食」と「快便」に資する薬食同源の漢方薬をまとめた。このような漢方医療の経験を文献的に遡り，あるいは現地調査することから食品薬学の研究素材が見いだされる。しかしながら漢方医療の経験知を踏まえずに現地調査や科学的研究手法を優先した探索研究を展開することも可能である。

　本章のしめくくりとして現状の食品薬学に対して「ないものねだり」の課題を列記した。食品薬学が食品化学ではなく食品薬学と呼称されているのは，食品中の機能性成分の解析に留まらず，食品機能学や薬用食品を開発し食養生や食治療の臨床領域へ発展させる狙いがあると考えられる。本書の表題のように『薬用食品の開発』の方面へ発展することを期待して将来の要望を記載した。

　食は医療の基礎であり，その領域における薬学的な食品の研究が適切に発展することを期待したい。一般的に応用系の学問は教科書化され，職業化される段階を経て制度化される。このような専門書を積み上げて食育を担える薬剤師教育に貢献できる食品薬学の制度化を目指していただきたい。

文献および注

1) 北川勲，吉川雅之（編），"食品薬学ハンドブック" 講談社，東京，2005，pp.3-6
2) 吉川雅之，"薬用植物・生薬開発の新展開"，佐竹元吉（監修），シーエムシー出版，東京，2005，pp.165-184
3) 吉川雅之（監修），"薬用食品の開発—薬用・有用植物の機能性食品素材への応用—"，シーエムシー出版，東京，2007
4) 森川敏生，村岡修，吉川雅之，薬学雑誌，130（5），673-678（2010）
5) なお本稿の一部は第1回食品薬学シンポジウムの講演記録 a) と成書 b) に公表した。a) 谿忠人，薬学雑誌，126（Suppl. 3），2-7（2006）；b) 谿忠人，文献3），pp.3-18
6) 松田秀秋，村田和也，竹下文章，高田敬士，寒川慶一，谿忠人，薬史学雑誌，**45**，40-48（2010）
7) 食品機能には三種類あり，栄養素を補給して生命を維持する一次機能，嗜好や食感を担う二次機能，さらに生体を調節する三次機能に分けられている。
8) 三大古典には『神農本草経』の他に基礎医学書の『黄帝内経』と生薬治療書の『傷寒雑病論』が含まれる。なお『黄帝内経』には『素問』と『霊枢』があり，『傷寒雑病論』は『傷寒論』と『金匱要略』を含むので五大古典とも言われる。
9) 平成14年度の調査によると日本人が食品から摂取するグリチルリチン酸は 0.5-0.6 mg である。甘草又はグリチルリチン酸は，醤油，ビール，日本酒，ワイン，味噌，豆腐加

第 1 章 　食品薬学の研究素材となる漢方薬

工品，せんべい，ビスケット，魚介漬け物・薫製品，果物の缶詰，カレー，味付け海苔など多様な食品に添加されている。玉那覇康二，大城直雅，沖縄県衛生環境研究所報，No.37，89-93（2003）

10) 現代中医学ではこの寒証と熱証に対する治則に加えて『黄帝内経』の実証と虚証に対する「実則瀉之，虚則補之」も活用されている。

11) 小池一喜，篠崎貴弘，深津康仁，松浦信人，後藤實，松野俊夫，村上正人，桂戴作，日本東洋心身医学研究，**15**，27-30（2000）

12) 武市和之，山本美希，飯沢禎之，高梨子篤浩，山田純也，産婦人科漢方研究の歩み，**26**，65-69（2009）

13) 気の旧字の氣は气と米からなっている。气は雲の流れすなわち空気に由来し，米は食品に由来する。漢方医療では氣（生命力，抗病力，恒常性維持機構）は，空気（呼吸）と食品で補充すると考えていた。これに対応して予防や治療に際して五臓の肺と脾の機能維持を重視していた。
なお古代ギリシア（紀元前 5 世紀）のアナクシメネスは「プシューケ（魂，命）は空気である」と主張している。

14) 北川勲，吉川雅之，代謝，**29**（臨増），86-98（1992）

第 2 章　茶花の食習俗としての文献考察

播磨章一*

1　はじめに

　中国の陸羽が著した『茶経』（770 年）は世界最古のもので，著書の前半は茶に関する内容，後半は桑の葉が系統立って収載されている。いずれも起源からお茶としての喫茶法などが記述され，更に効用についても詳細に絡められている。明の時代，李時珍の『本草網』（1596 年）には茶に強心，利尿，睡気防止作用などの薬効のあることを強調している。

　茶については今や世界各地で飲用され，長い歴史を持ち，今日まで食用に供されている。初期には茶の薬効を期待して服用され，民俗の伝統医学や漢方の方剤にも茶葉が散剤にも湯液剤にも生薬として利用されていた。

　我が国での最初の茶の古典は栄西禅僧の著した『喫茶養生記』（1211 年）である。この中には「茶は養生の仙薬，延齢の妙術なり」として茶の薬効も記している。下巻に飲水病などの病状をあげ，それらはみな桑葉によって治すことが出来るとしている。従って，上巻が茶について述べているので『蔗軒日録』にもあるように『茶桑経』ともいえる。

　早くから日常の喫茶に健康保持の目的で服用されていた茶外の茶が単独または複合飲用され，あるいは混成して飲用された。しかし，茶には独特の風味があり美味しくもある為，いわゆるお茶として今日なお飲み続けられている。

　本稿では，振茶（泡茶），これに必要な茶筅並びに茶外の茶が漢方生薬にどのようにかかわっているかを古文献に基づいて調査対象とした。史的経緯を時系列的に追求し，薬学，医学，農学，食品科学，更に考古学をはじめ，斯界の各方面に渡って精査したので報告する。

2　最初のお茶

　日本正史に見る最初の茶は承和 7 年（840）『日本後紀』に示されている。弘仁 6 年（815）嵯峨天皇が近江国滋賀韓崎に行幸した。そして宗福寺に立ち寄る。大僧都永忠・護命法師等は衆僧を率いて，門の外でお出迎えし，更に天皇が梵釈寺に立寄った際，大僧都永忠が自身で茶を煎じて天皇にすすめた。その報償として天皇の被り物を与えられた。

　この茶が我が国最初の記録である[1]。この抹茶法には当初茶筅は無く，祭襄（1100 年）の著した『茶録』では金属器の茶杓で椀中をかき回したとあり，その後，大鶴年中（1107 年～1110

　＊　Shoichi Harima　近畿大学　薬学総合研究所　客員教授

第2章　茶花の食習俗としての文献考察

年）に著された『大鶴茶論』に至って，茶筅は節竹の枯れたもの，先はまばらで強いのがよい，という記事を見る[2]。

2.1　振茶

　我が国には，個性的な形を持ち，固有な歴史を持った振り茶がいくつもある。例えば，ボテボテ茶，ブクブク茶，バタバタ茶など，表1に示す。

　桶なり茶碗なりに煎茶や番茶をだして，茶筅を使って振って泡立てて飲む方法を振茶といい，表面が白く泡立っている。空気を混ぜ込むことによって茶の味がまろやかになる。左手で桶や茶碗などを抱えるようにもち，膝の上で少し傾けて右手の茶筅で手早く掻き混ぜることを「振る」というところから「振茶」と呼ぶようになったと思われる。抹茶で点てた「茶の湯」も振茶のひとつではあるが，茶の栽培は都の周辺の一部でのみ行われていたから「茶の湯」は庶民には手の届かない高嶺の花であった。振茶には従来通りの野草の煎じ物を用いていたものも多いため，本稿では「茶の湯」とは異なる庶民の飲み方である「振茶」について主に述べる。

　表1[3]に示すように，茶葉，茶花を煎じ，桶または茶碗で振茶形式で茶筅を使用した泡茶として泡立てて利用されている，いわゆる振茶について，全国で記録されている習俗は1府16県17市町郡を含めると34箇所あったが，今日まで連綿として継続している振茶は唯一島根県のボテボテ茶だけである（表1・番号24～28）。

　独自な点て方でも有名であるこのボテボテ茶については，茶の湯の作法を取り入れた，簡素な食事（ほぼ間食）にも似たお茶で，茶粥にも分類される。その由来は，出雲地方で親しまれているお茶で禅僧が中国から持ち帰った記録が残されている[4]。

2.2　ボテボテ茶（茶＋茶花）

　出雲地方のたたら職人（砂鉄を原料に，木炭を燃料として，砂鉄と木炭を交互に入れて鉄を作る古式製鉄法に携わる職人）が，塩を入れた所謂茶粥を作ると（桶にて茶筅で茶泡をたて）茶碗に移して飲んでいた。桶茶ともいった。

　江戸時代中期，松平七代藩士・松平治郷（不昧公）が砂鉄の製造を奨励し成功した。それにともない，出雲地方では大勢のたたら職人が活躍した。休みなしで火のそばで働く重労働であり，高温のため汗をかくし，腹も空く。ゆっくりと食事もとれないので立ったままで，桶に入っている茶粥を各自の茶碗に入れ，箸も使わず食した[5]。

　ボテボテ茶の用具としては，

（1）番茶

（2）茶花—自分の家で陰干ししたもの。入れすぎると苦味多し

（3）食卓塩—これを少々茶筅の先につける

（4）具物—飯（赤飯），大根漬け，凍豆腐，椎茸，煮豆など適当に（小さく刻んだもの）。

薬用食品の開発 II

表1　振茶の習俗

番号	場所	呼称(方法)	茶の種類と茶袋の有無	形状	塩	具	直接・間接	出典その他
1	青森県舘岡	(茶を振る)	〔茶〕		有		文献のみ	『外浜奇勝』
2	秋田県	(振る)	〔茶〕				文献のみ	柳田国男『史料としての伝説』
3	宮城県仙台市	(茶を振る)	〔茶〕				文献のみ	『先代風』
4	新潟県糸魚川市域	バタバタ茶	番茶ほか→茶袋	葉	有		直接調査	漆間元三『振茶の習俗』
5	〃 糸魚川梶屋敷		番茶・茶花→茶袋	葉	有		直接調査	漆間前掲書
6	〃 西部海岸部	タテ茶	番茶・茶花→茶袋煎り豆他→茶袋	葉			直接調査	漆間前掲書
7	富山県朝日町蛭谷	バタバタ茶	黒茶→茶袋	葉	有		直接調査	漆間前掲書
8	〃 朝日町羽入	バタバタ茶	黒茶→茶袋	葉			直接調査	漆間前掲書
9	〃 入善町	バタバタ茶		葉			直接調査	漆間前掲書
10	〃 入善町よし原	バタバタ茶		葉	有		直接調査	漆間前掲書
11	静岡県静岡市旧玉川村	(茶を振る)	煎茶	末			文献のみ	稿本『玉川村誌』
12	静岡県中部 (駿河国)	(ほだてる)	煎茶				文献のみ	『駿河志料』
13	愛知県東栄町中設楽柿野	(茶を振る)	番茶	末	有		直接調査	漆間前掲書
14	〃 東栄町粟代	(茶を振る)	シバ茶 (番茶)		有		直接調査	原田清「山村喫茶民俗」
15	〃 豊根村粟世	(茶を振る)	シバ茶 (番茶)				直接調査	原田前掲書・『民具問答集』
16	〃 津具村	桶茶					遺物のみ	松下智「三・信・遠の製茶・喫茶用具について」
17	〃 稲武町	桶茶					遺物のみ	松下前掲書
18	長野県天竜村向方	(茶を振る)					直接調査	原田前掲書
19	〃 天竜村大河内	(茶を振る)					直接調査	原田前掲書
20	〃 上伊那郡飯島町	(茶を振る)	柴 (番茶)	葉			文献のみ	『農夫論語』
21	奈良県橿原市中曾司	振茶	煎茶 (碾茶)	末	有		直接調査	守屋毅「近世常民社会と茶の文化」・漆間前掲書
22	京都市中京区蛸薬史	(茶を振る)	煎じ茶				文献のみ	空也堂の縁起
23	福井県小浜市	たて茶	煎じ茶	葉			文献のみ	『拾椎雑話』・『椎狭考』
24	島根県松江市奥谷町	ボテボテ茶	番茶・茶花			有	直接調査	漆間前掲書
25	〃 八束町大根島	ボテボテ茶	番茶		有	有	直接調査	漆間前掲書
26	〃 仁多郡横田町	ボテボテ茶	番茶・茶花	葉	有	有	直接調査	島根県教育委員会『島根県下30地区の民俗』
27	〃 大原郡木次町寺領	ボテボテ茶	茶花			有	直接調査	『日本民俗地図』IX 解説書
28	〃 (石州・雲州)	(茶を振る)				有	文献のみ	『備後国福山領風俗問状答』
29	広島県 (備後国福山領)	(茶を振る)					文献のみ	『日本九峰修行日記』
30	香川県琴南町美合	(泡立てる)	香茶 (番茶?)			有	直接調査	『日本民俗地図』IX 解説書
31	愛媛県松山市	ボテ茶	番茶またはクコ茶		有		直接調査	漆間前掲書
32	鹿児島県徳之島町	フイ茶	番茶または弘法茶		無		直接調査	漆間前掲書
33	沖縄県那覇市	ブクブク茶	中国茶			有	直接調査	漆間前掲書
34	〃 伊計島	ぶくぶくのお茶					文献のみ	漆間前掲書

〔注〕漆間元三『振茶の習俗』からの史料は，同氏による現地調査による。
　　　直接調査とある場合は，現行もしくは体験者から調査者が直接聞き取りができたものをさす。

点て方

　やかんで番茶をわかし，これに少量の茶の干花を入れる。花は多いと泡立ちがよくなるが，苦味が多くなる。また熱湯は泡立ちを悪くするので少し冷ました方がよい。具もまた同様。番茶を入れた茶碗を膝の上におき，塩をつけた茶筅を握って左右に振ると白い泡が立つ。それに具を好

第 2 章　茶花の食習俗としての文献考察

みにより適当に入れる。

　それを飲む（食べる）のである。具がどうしても底に残りがちで，それを普通は箸を用いずに口に入れる（実際の感じでは，飛び込ませる）ために茶碗の底を手のひらで打つ。それが「ボテ，ボテ」と音を発するのである[6]。

　本当の茶人はお茶を朝一服，三時に一服，という習慣になっているが，そんな流儀も点前もない庶民であり，それが出雲の茶なのである。明治になって裕福な人が増えてくると，茶葉を使った振茶の一種である抹茶人口が出雲では急激に増えた。その理由として考えられるのは，このボテボテ茶の習慣が底辺にあって，それが抹茶と融合したところに求められると思われる。出雲の茶は，立派（流儀）のないものであるが，道具茶の不昧の茶湯と，庶民のボテボテ茶とが，対極にありながら，たしかに結びついていることを実感できる[7]。

2.3　振茶の歴史

　そもそも煎じ物を飲む習慣がうまれる前は，サンショウ，ドクダミ，ゲンノショウコ，ハブソウなど，薬効のある野草を粉末化して飲んでいた。湯の中で煮出してから飲むようになったのは，その方が薬効がより確かなことがわかったからだと思われる[8]。

　平安時代の『西宮記』に，季御読経の項があり，甘葛煎（アマチャヅル）を煮出したものに茶を加えたものを，僧の疲労回復のために使用していた記述があり（疲れを癒す目的の引茶のことが記されている），その薬効を知っていたと思われる。季御読経は，宮中で春秋二回行われる仏教行事で，寺々から招かれた百僧が，南殿等で四日間読経を行う。四日間の中の二日間，南殿では蔵人所の雑色や所衆が，御前では殿上人が，それぞれ衆僧に引茶したものである。その折り，内蔵寮から折櫃・土器九〇〇口を借りだしたことが記されている。

　『蓬莱抄』には「第二日，有引茶事，朝夕両座了之後被行之」とあり，二日間読経が続いた後に「引茶」の接待があったことがわかる。季御読経の際，僧の疲労回復の為に茶が用いられたように，この頃の人々は茶の薬効を知っていて，必ず甘葛煎（アマチャヅル）を加え，疲労回復のために珍重されてきたのである。

　このように『西宮記』から，煎じ物を飲む方法は，お茶（茶葉を使用したもの）の普及する以前から親しまれてきたと思われる[9]。即ち，お茶より先にアマチャヅルなどが飲用されていたことになる。

　振茶は前述のように薬効のある煎じ物を泡立たせることによって，よりその効用を倍加させることを願ったものである。「泡だつ」の「たつ」は何を意味するかを考えてみる。「たつ」の意味は，神がそこに出現されるということを意味していると柳田國男は記す。古人は「虹がたつ」「夕だち」「霧がたつ」など自然現象に神意を感じていたため，「泡がたつ」ということは，それによって薬神の顕現を願ったものである[10]。

2.4 六波羅蜜寺の施茶

我が国で振茶が記録に登場するのは，平安時代の市の聖である空也上人（903年～972年）のことを著した『王服茶筌由来記』である。この書は，振茶を探究するうえで貴重な民族資料である。空也上人が行った振茶は釜を使用しており，最も原始的な振茶の容器は釜であったと思われる。庶民の間でも釜で煮立てた煎じ物を，そのまま釜の中で振って泡立てていたと考えられる。このように煎じ物を他へ移さず，そのまま釜の中で振るやり方を，京都六波羅蜜寺の王服茶は現在でも踏襲している[11]。

『清風瑣言』

「茶本は烹点の分製なかりしを，後世中下の麁製出てより，別種二用となれる者也，今も辺土の風俗に，茶葉を春に搗或いは揉砕きなどし，烹て茶筅を用て点服す，是を泡茶ともふり茶とも呼は，上世の遺風なるべし」[12]

2.5 中国での茶の飲用法―中国ペー族の「烤茶(こうちゃ)」―

中国雲南省大理ペー族自治州を中心に住む民族での茶の飲み方を紹介する。

砂罐（小さなピッチャーのような土器）をあぶり，温まってきたら茶葉を入れ，またそれを動かしながらあぶる。茶葉が黄変したら湯を少々入れる。すると泡が立つので，その泡が消えたらさらに湯を追加する。このようにしてできた濃い茶を湯のみに移し，さらに湯を加えてから飲む。彼らのきまりでは，これを3回に分けて飲む。初回と2回目は琥珀色の茶液だけ，3回目は，砂糖やもち米を油ではじけさせた「糀」のあられ，あるいは「乳扇」などの具を入れる。地域によっては蜂蜜とサンショウを入れる。塩だけを入れるところもある。この種の飲みかたは他の民族も行っており，西双版納タイ族，貴州省水成県玉舎一帯のイ族やチェベット族は鍋に入れて煮立て，茶液を作り，バター，オイル，塩を加えて攪拌して得た乳化した液を茶瓶に移して飲む[13]。

2.6 宋代の茶の点て方

1970年代，茶の歴史における最も重要な考古学の発見のひとつは，かつての女眞族（金）の領土，北京の北約120kmの宣化(せんか)の町の近くでなされた。遼末～金初期（1093年～1117年）のものと推定される地元の漢族高官の張苦郷(ちょうせきう)の陵墓が，多数の壁画とともに発見されたのだ。天文図らとともに当時どのように茶を点てて出したかも見て取れる。描かれている茶の点て方は，基本的には宋代の流儀で，唐代の要素もいくつか痕跡をとどめている。つまり，挽いた茶にひとつまみの塩を加えて，鉄鍋で煮て，瓢箪(ひょうたん)で造った杓子で茶碗に注いでいた。ところが宋代に入ると，鉄鍋に代わって，餅茶を絹の袋に入れて砕き，茶碗にじかに入れた。水差しの湯が湧いたら，茶の上に注ぎ，竹のブラシで茶碗の中の液体を強くかき混ぜてこんもりと泡立てる。これが宋代のごく一般的な点て方である[38]。

16

第 2 章　茶花の食習俗としての文献考察

3　茶筌の起源と種類

振り茶に欠かせないのは茶筌である。竹を素材とすること，大きさが使う器の大小に見合っていること，先端が細かく分かれささら状になっていることが条件。形や大きさもさまざまなものがある。詳しくは図1[14)]を参照いただきたい。

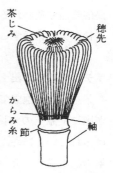

図1　現代の茶筌

茶筌は筋竹の老生したものを選んで作る。身の部分は厚くて重いものがよく，筌の部分は疎(あら)くて勁(つよ)いものがよく，手元の部分は太いものがよい。また末(まつ)が必ず細いのは，丁度剣の峰の部分のようである。このようであれば攪拌が強すぎても浮いた沫(あわ)が生じないで済む[15)]。

室町時代の初頭には販売・贈答が知られ，『遊学往来』には「兎足紫竹茶筅」が見え，紫竹の茶筌が好まれていた。奈良茶筌の伝統として，大和国西北境の鷲山（生駒市高山）が良質の竹に恵まれて製造をはじめ，江戸幕府からここの無足人座に茶筌業が免許され，茶筌師として士分の格に遇せられたのに因む。すでに，白竹のほか国竹あるいは油竹（煤竹）も利用され，茶の材種やや形姿に各家の注文が発せられ，表千家では煤竹，裏千家・遠州流では白竹，武者小路千家では胡麻竹を原則とするなど（青竹は祝儀用），真・数穂・荒穂あるいは筒茶碗用の五分長，茶箱用の小寸など品種も数十種を数え，今も独占的盛業を続けている[16)]。

平安時代初期の『延喜式』（913年）に隼人の仕事として竹細工のことが挙げられている。この記録の中には竹細工に関わる人物として「作手隼人」や「白丁隼人」という記述がある。これは阿多大隈（鹿児島県）に根拠を置いていた隼人族だけに限っていたのでなく九州一帯に住んだ諸部族でもそのように呼ばれての総称とも考えられている。これらの部族がこの竹細工を売りさばき普及させた功績が，今日の茶筌のような普及に及んでいると思われる。

藤原道長（966年〜1028年）一代の英華を描いた物語に腰鼓，笛，ささらをバックにしてさまざまな舞を見せながら「あやしの男ども」が歌う光景が描かれている。ここに言う「ささら」は言うまでもなく図2[17)]に示した簓と簓子である。茶筌の起源は，むしろ「ササラ舞」などの

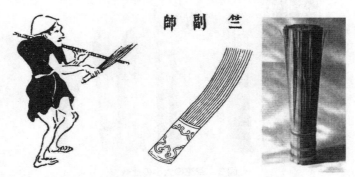

図2　左：右手に簓，左手に簓子を持ち，すり合わせて音をたてて拍子をとる「ササラ念仏図」（『融通念仏絵巻』より），中：『茶具図賛』にみえる筅，右：家庭用のささら

17

民俗芸能で使われるササラと見る方が当を得ているのではないか。ササラやササラ念仏の図から今日の筅に相通ずるものが想像できる[18]。

ボテボテ茶筌の出土

　茶を茶筌で泡立てて引用する振茶の手法は日本列島の北から南まで習俗として残っている。我が国で文献上の初見は，前述のように平安時代初期の『延喜式』（913年）に竹細工のことが挙げられているほか，鎌倉時代（1300年代），絵画の中で南北朝時代の「慕帰絵」（1351年）に茶筌の絵が描かれている。その後，形態の変化，多様化が多少みられるものの，数種の茶筌を除いて，製造され現代まで使用されている。図3[19]の左から2番目がボテボテ茶筌である。

　全国で出土遺物として発掘された茶筌の中，表2にある型式Ⅲb類に示される茶筌は，現在でも出雲地方で普及しているボテボテ茶用茶筌で，煎じ茶の形式で1500年代から現代まで習俗として使用されてきたことが判り，今日まで連綿として伝承されていることに驚きを感じる[20]。

　出土された茶筌状の竹製品の用途は，大まかに台所用品，楽器，茶道具の三つであり，用途や形状の違いで分類されているが，ここでは茶道具としての分類されるなかでも特に表2[21]の型式Ⅲ類について言及する。

　Ⅲ類は，現在の民族例で残っている振茶に使用する茶筌と同様の形態である。Ⅳ類以下との決定的違いは外穂・内穂に分けない点である。その分製作に手間が掛からない。またⅡ類との違いは竹の身を削ること。民族例の振茶用茶筌として出雲のボテボテ茶筌，桶茶用茶筌として沖縄のブクブクー茶筌などがある[22]。なお，ブクブクー茶筌を描いたと考えられる古いものに『中山伝信録』（1721年）の「小竹箒」の図がある。出土例としては，一乗谷例・梅原胡摩堂例が相当する。民族例として北設楽郡の桶茶用茶筌がある。出土例は袴狭例・宮内例が相当する。

　以上，さまざまな茶筌が出現しては消滅した中で，ボテボテ茶に振茶として使用された茶筌

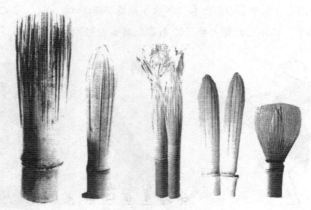

図3　茶筌の大小の比較
　左からブクブク茶，ボテボテ茶，バタバタ茶，塩茶，茶の湯用の茶筌（左の2つは安次富順子「ブクブク茶」による）。いずれも同比率での縮小。

第 2 章　茶花の食習俗としての文献考察

表 2　出土された茶筌状の竹製品の用途

型式		特徴	年代	用途	出土例・絵画例・民族例等	国別
Ⅰ類		竹を縦に割り片方を束ねる	16 世紀後半～現代	食器洗浄用・はけ		日本
			唐～現代	食器洗浄用・はけ		中国
	Ⅰa 類	握りは手で握る長さ	16 世紀後半～現代	食器洗浄用	宮内堀脇例・（青山学院例）・勝手道具つくし	日本
			唐～現代	食器洗浄用	茶経の「（竹）札」・中華鍋用ササラ	中国
	Ⅰb 類	握りは指先でつまむ長さ	近代～現代	はけ等	洋服ブラシ用	日本
			唐～現代	はけ等	（唐茶筌）・中華鍋用ササラ	中国
Ⅱ類		竹を縦に途中まで割り裂く	弥生中期～現代	主に楽器ササラ		日本
			唐～現代	孔子廟聖楽用		中国
	Ⅱa 類	握りは手で握る長さ	平安～現代	楽器ササラ	民族芸能例	日本
			唐～現代	孔子廟聖楽用	「ぎょ」のささら竹	中国
	Ⅱb 類	握りは指先でつまむ長さ	弥生中期～現代	食器洗浄用	生立ヶ里例	日本
						中国
Ⅲ類		Ⅱ類の筌部の身を削る	12 世紀末～現代	初期の茶筅		日本
			12 世紀～15 世紀	中国の茶筅		中国
	Ⅲa 類	握りは手で握る長さ	12 世紀末～現代	初期の長茶筅	紀尾井町例・中山伝信例・桶茶用茶筅	日本
			12 世紀～15 世紀	宋代の茶筅	茶具図賛・品茶図（Ⅲ'a）	中国
	Ⅲb 類	握りは指先でつまむ長さ	14 世紀末～現代	初期の短茶筅	慕帰絵・福富草紙・一乗谷例・梅原胡麻堂例・振用茶筅・袴狭例（Ⅲ'b）・宮内例（Ⅲ'b）・ボテボテ茶	日本
			元～15 世紀	元代の茶筅	元墓壁画（Ⅲ'b）	中国
Ⅳ類		Ⅲ類の筌部を内外に分ける	15 世紀中葉～現代	初期茶道用茶筅		
	Ⅳa 類	握りは手で握る長さ	江戸時代～現代	初期天目茶筅	宗守流天目茶筅・空也堂大茶筅	
	Ⅳb 類	握りは指先でつまむ長さ	15 世紀中葉～現代	初期茶道用茶筅	高山宗砌の茶筅・岩倉城例・利休茶筅・宗守流	
Ⅴ類		Ⅳ類の外筌端を内に曲げる	17 世紀～現代	茶道用標準茶筅		
	Ⅴa 類	握りは手で握る長さ	江戸時代～現代	天目茶筅	表千家流天目茶筅・西大寺大茶筅	
	Ⅴb 類	握りは指先でつまむ長さ	17 世紀～現代	茶道用標準茶筅	裏千家流数穂	

が，遺蹟から出土（1400 年代）した。振茶用茶筅として利用され現代にいたるも茶文化のひとつとして唯一習俗として存在する。ボテボテ茶筅は泡茶の生命ともいうべき，泡立ちが良く，味の面でも，茶花を煮出して利用した点に，ヒントがあったものと思われる。今日，出雲では家庭でボテボテ茶を賞味することは少なくなったようであるが，その分松江市内の喫茶店や飲食店では必ずと言って良いほどメニューに定着し，観光客にも喜ばれている[23]。

4　桶茶

4.1　桶茶；各地の利用

沸かした茶汁を小ぶりの井手桶に入れて，泡立てた後，各自の茶碗に汲み分けて飲むのが桶茶である。桶は八世紀半ば頃に出現し『延喜式』（967 年）には水麻筒（おけ）と記されている。室町時代以降は，一般の家の台所で欠かせない用具となり広く振茶に使用されてきたと思われる。このように桶茶として桶が利用された例は各地にあり，奥三河，島根，兵庫，長野，鹿児島，沖縄など

19

薬用食品の開発 II

で古くから使われている。特に島根では古くから桶茶が盛んであった。また沖から戻った漁師は，とりあえず浜で桶茶のふるまいを受け，沖の疲れを癒したという[24]。

4.2　沖縄のブクブク茶（桶茶）

　煎茶を汲み泡立てるのがブクブク茶である。古くから庶民の間で行われていたこの振茶は，第二次世界大戦によって一時すたれたが，戦後復活した。香片茶や清明茶等の中国茶を入れ，さらに煎茶を入れて泡立てる。底に茶汁が残らないくらいに充分に泡立てると，粘り気のある泡が立つ。器に盛り上がった泡を茶筌の穂先ですくいとり，銘々の茶碗に分ける。茶盛を作る[25]。

4.3　奥三河の茶は桶茶

　振茶としては代表的なものといえる。奥三河（愛知県の北部，いわゆる三信遠地方の一角）の桶茶は，実際に行われていたのは明治の始め頃までらしい。まず使用するお茶は柴茶という粗茶の番茶である。これを茶袋に入れて茶釜でクタクタ煮て，煮出した渋茶を茶柄杓で茶桶に汲み取り，塩をちょっと投げ込む。振るに従って茶桶の中に茶泡が立ってきて，しまいには細かいこなれた泡が桶に一杯になる。そこで今度は小さい竹製の茶杓で茶碗にその泡と茶を汲み出す。このときの茶碗は飯茶碗ほどの大きさで，それに泡が山盛りに盛り上がる。それを「クツクツ」と音を立てて吸うように飲んだ。口のまわりにも泡がくっついたものだという。またこの茶を飲むときは必ず香煎をなめた。好きな者は日に幾回でも，腹ごたえがあるといってこの茶を飲み，香煎なり煎り物なりを食べたもので，振茶も一時に二杯でも三杯でも飲んだ。また昭和九年（1934年）に同地方津具村の夏目一平が行った報告によると，煮出した茶はマツカイ色（多分赤黒い色か）で，かき混ぜて泡と一緒に飲むものだが，常用している人を訪れて飲んだ娘の感想では，うまくなかったそうだという。江戸時代の終わりごろの習慣らしい。この地方の振り茶の慣行はかなり早い時期に失われたもののようである。なお，振茶に使用した桶や茶筌などは，今日資料館に保存されている[26]。

　寛政六年（1794）の時点において，煎茶用の茶葉を用いて茶筅で泡立てて飲むという振茶の習俗が「辺土」にて行われているという事実が確認できると同時に，それが大変古い時代の名残であろうと解釈されている。振茶は地方のみの習俗であったと考えられる。また，駿河国（静岡県）の近世の地誌である『駿河志料』の簓村（現静岡市内）の項には，その簓の使用法にからめて「此国の風俗古へは，朝夕茶を煎じ，さゝやかなる桶に入，抱へて簓を以てほだてゝ，喫す，此簓を此里にて製す，茶筌なり，近世は此ことなし」と書かれている。「ほだてる」とは攪拌することをいう。この一節から，同書の書かれた幕末期には既に見られないものの，昔は駿河でも桶で茶を立てて飲んでいたということ，つまり，桶を容器とする振茶が行われていたことがわかる。

　バタバタ茶，弘法茶（マメ科の一年草河原決明を乾燥したもの）を茶の代用としている。昔は経済的に余裕のある人はお茶の葉を使用，珍しく茶筌は二連になっている。茶筌置きがある[27]。

第 2 章　茶花の食習俗としての文献考察

もくだ　ユキノシタ科の多年草で鳥足升麻が茶葉の代用として使用されている。

尻振茶　四国徳島（木頭材誌）で「箸を用いずに，口の中に投入する如くする」ため，投げ込み茶ともいわれており，茶碗の尻を振るようにして飲む。この食法あるいは飲法は「礼式の一部の如し」とされている。

　茶筌の中国での登場は北宋徽宗高帝の『大観茶論』（1107 年）が最初である。抹茶を攪拌し，泡立てるための道具として，唐代の竹夾（竹ばし），北宋の茶匙に代わって使用されはじめた。南宋の『茶具図賛』（1269 年）では「竺副師」として茶筌の図が掲載されている。明代（1368〜1644 年）中国では抹茶の衰退と共に茶筌も消滅してしまう。

5　茶外の茶

　かつて，「一服一銭」という形で室町時代の庶民の間でも広く飲まれた抹茶だが，今日では嗜好品の中で占める比重はむしろ低下しているのかもしれない。こうした飲み物，嗜好品（緑茶，紅茶，コーヒー）を人類学的視野で考察すれば，それ自体で各国に於ける発展の過程での文明論となるであろう。緑茶，紅茶，コーヒーのいずれもがカフェインを含み覚醒剤的効用を持つ点で共通するところから，これもナルコティックス（Narcotic：飲むことにより精神状態をかえ，幻覚を誘発するもの）の観点から同等の作用が期待され今日まで発展してきたものと思われる。こうした精神人類学的な視点も必要ではないか[28]。視点に入れておく必要があるといえば，諸民族の間で見られる茶外の茶としての草，根，皮，花，葉，茎，等が嗜好品として用いられている，数々の事実を看過できない。所謂代用茶がこれであるが，外国では北米大陸南東部のインディアン諸部族のブラック・ドリンク（Yaupon）があり，先史時代から愛用していたことが知られている。Ilex vomit aria Ati の葉を炒ってから煮出した液体である。その他有名なのはインカ文明によって開発されたマテ茶 Ilex Paraguariensis A.st Hill ほか llex 属の数種の木の葉を利用して茶のように煎じて飲むもので，現在でもブラジル，パラグアイ，アルゼンチンで多飲され 1950 年のマテ茶の産額は乾燥葉のみで 200t（重量）に達し飲用人口は 1 億人と推定されている[29]。

5.1　さまざまな茶と混成茶

　我が国でも茶外の茶以外は飲まない人々も少なくなかったのである。例えば浜茶というのは河原決明という豆科の草の葉や枝・莢を乾燥し，それを煎じて飲む代表的な茶外の茶で，ところによっては「かわら茶」とか「こうか茶」とか「弘法茶」ともいったのは中世に至ってひろく庶民信仰の対象となった弘法大師空海にふさわしい呼称といえよう[30]。

オチラシ茶

　香川県下では，小麦と砕米を煎って挽いたオチラシ粉に熱湯をかけて塩か砂糖入れて食べるものをオチラシというが，同県中多度郡琴南町の美合では，これを「泥で焼いた大きなゴロビ茶碗にいれ，香茶を注ぎ，手作りの 4 寸くらいの茶筌の先に茶ノ花をつけてあわだてて食べた」と

21

いう。茶の花を利用した珍しい例である[31]。

『拾椎雑話』（1757）

　670年以前までは，「煎じ茶を茶筌にて立，泡立しを賞翫いたし，朝夕如此，下々姥嬶は猶々茶を点て申事其時の習ひ也。たて茶は茶のゆるみ何盃にても呑れ候，一家朋友の会合あれば此日の茶立には誰をやとひ可申哉，誰に云付可申哉と申事にて，客多きには独なとして立申されず。四十年此方立茶すたりて老人の呑付し迄もせん茶よろしとて茶せんは今はた見ることもなし。世のさまおかし」としたためられているが，茶筌が使用されなくなり煎茶に移行された。

　茶そのものではなく，モクダという植物を茶と同様に用いて振茶をしている様子を，菅江真澄が『外浜奇勝』の中に書き留めている。寛政八年（1796）七月三日，青森県の館岡に泊まった朝のことである[32]。

　天正狂言本によると煎じ物売りが陳皮，乾菖，生姜，香付子，葉甘草を天秤棒の前後に吊るした棚に茶碗，茶筌，柄杓を揃えて恐らく泡茶にして売ったと思われる。

　天正六年（1578），茶の湯がこの時代に広く普及した。この狂言では茶を売っているのではなく，明らかに漢方の生薬を煎じて売っているが，江戸時代の狂言になると煎じものは煎じ茶に変わってくる。既に中世でも狂言の中に煎じものは茶を煮出して飲む煎じ茶の普及はあったと思われる[33]。

5.2　花から造るお茶

　お茶の葉の利用から始まって，根，花，果実を利用するものが多い。我が国では，代表的な花として，桜の花，梅の花，たんぽぽの花，りんごの花など。中国では，茉莉花（ジャスミン），たんぽぽ（苦茶），マツリ，水仙，菊。ドイツではペパーミント，ロシアではアザミ，北欧ではエリカ，キャベツ，ハワイではハイビスカス等が花の茶として利用された。いずれにしても植物の花は，次代を形成する器官で，小さいながら1個体としての独立性をそなえているものである。従って含まれる活性成分は茶の茎，根，葉のような器官と比較して差異がある[34]。

　表3[35]によると，カワヤナギ（ヤナギ），フジ，ハブといったものが自家用茶と混ぜて飲まれていることがわかった。ヤナギ茶を飲む地域のほとんどは単品で飲んでいるが，マフジ，ニンドウカズラはともに蔓類であり，カワヤナギよりも少しクセがあるらしく，ブレンドに向いていたようである。花入りが良いとされているが，タンニンをあまり含まない花（茎なども）が入ることによって味がよりマイルドになると考えられる。

　茶葉にほかの木の芽や草類をブレンドする茶以外に，我々に一番身近なブレンド茶といえば玄米茶である。沖縄のブクブク茶も炒り米と茶を煮立てたものを茶筌でかき混ぜて飲む。島根県のボテボテ茶も茶の花を入れた混成茶である。

　表4[36]について，飲用する植物の種類は22品目である。中には「代用茶」と総括して呼ばれており，薬用という意味あいを茶葉より強く受ける。これら植物の有効成分を抽出して医薬品として利用されているものもある。

第2章　茶花の食習俗としての文献考察

表3　混成茶の伝承事例

伝承地	チャに混ぜる物	作り方	利用方法・備考
広島県山県郡大朝町小枝	ハブの葉	枝を押し切りで一寸ほどに切って筵の上で天日干しにして揉む・二度ほど干すことと揉むことを繰り返す	自家製の番茶と混ぜて薬缶で煮出して飲む
福井県三方郡三浜町松屋	カワヤナギの新芽・マフジの新芽	カワヤナギの新芽・マフジの新芽	カワヤナギもマフジもそれだけで煮出して飲んだがカワヤナギは自家製番茶とも混ぜて飲んだ
奈良県吉野郡上北山村小橡	カワヤナギの新芽	自家製番茶と同じように釜で炒って揉んで天日干しにする	自家製の番茶と混ぜて薬缶で煮出して飲む
奈良県吉野郡天川村栃尾	カワラメツケイの実・トウキビ・ドクダミの葉	カワラメツケイは五月頃に採って来て釜で炒る・トウキビは乾燥させた粒を炒る・ドクダミは天日干しする	それぞれ自家製番茶と混ぜて煮出して飲む・カワラメツケイ入り茶（マメ茶）ドクダミ茶は茶粥にも利用する
和歌山県西牟婁郡中辺路町	ニンドウカズラの新芽・葉	鎌で刈り押し切りで一寸ほどに切って桶に入れて熱湯を注ぎしばらく置いておく・これを絞って筵の上で揉んで日に干す・利用する直前に釜で炒る	自家製番茶と混ぜて煮出して飲む・茶粥にも利用する・花入りが美味

表4　日本で飲用に供する植物

日本（小川　1965　その他）	科　　名	日　本　名
Hydrangea macrophylla var thunbergii Makino	ユキノシタ科	甘茶
Lonicera japonica Thinb	スイカズラ科	忍冬茶
Cassia accidentalis L	マメ科	ハブ茶
Cassia mimosoides L. var. Nomame Makino	マメ科	豆茶・浜茶・合歓茶・弘法茶
Lycium chinense Mill	ナス科	クコ茶
Acanthopanax spinosurm Decne et Planch	ウコギ科	ウコギ茶
Eriobotrya japonica Linde	イバラ科	枇杷葉湯
Diospyros kaki L	カキノキ科	柿茶
Morus bombycis Koidz	クワ科	桑茶
Salix bobylonica L	ヤナギ科	柳茶
Thea sinensis L	ツバキ科	茶
Perilla frutescens Brit	クチビルバナ科	シソ茶
Mentha arvensis var piperascens Malinv	クチビルバナ科	ハッカ茶
Sa sa paniculata var albo-marginata Makino	ホモノ科	ささ茶
Tetragonia expanssa Murr	ツルナ科	はまじしゃ茶
Rubus Parvifolius L	イバラ科	
Wisteria brachybotrys Siet et Zucc	マメ科	
Akebia quinata Decne	アケビ科	シバ茶
Geranium nepalense Sweet	フウロソウ科	
Cassia Tora L	マメ科	
Elaeagnis pungens Thunb	グミ科	グミ茶
Hordeum vulgare L	ホモノ科	麦茶

桜・蘭・橘の花・梅の実（塩漬），白湯または番茶に添加して飲用する。
柚・橙・レモンの果皮（粉末）（これに茶の字をつけて呼んでいる）。
昆布・玄米・大麦→一括して豆茶とも呼ぶ（各々に茶の字をつけても呼ばれる）。

薬用食品の開発 II

「代用茶」とされる茶以外の茶として嗜好性飲用植物は，「茶の喫茶」が確立されてから付随的に発生したと一般的に考えられてきた。しかし，喫茶の原初として茶が最初から飲用植物の中心的存在として，利用されたか否かは疑問がある。漢方薬の構成生薬として配剤されている生薬の中に茶外の茶が殆ど含まれている。民間薬として単独あるいは複合して服用された茶外の茶も多い。たとえば，水に物足りなさを感じた時に喫茶が始まるとするならば，最初はさまざまな植物などを利用し，嗜好に合うものを模索していき，それらの知識や体験知の集積から，嗜好性飲用植物が選び出されたと考えるのが自然である。植物と茶を混合してできる茶，混成茶は自家用茶として混ぜて飲まれる場合が多いようでもある。これらは茶のように嗜好の代表とならなかった飲用植物が，自然環境などの違いから地域によっては中心的な存在になりえた事例もあり，当然そのような例はごく稀であるし，一般性はない。しかし，喫茶の原初を考える時，このような茶以外の茶は見逃すことはできない存在であると考える。「茶」を考える上でも「茶以外の茶」は更に研究の必要がある。

2.1　最初のお茶で述べた振茶民俗の中で唯一定着した混成茶として，ボテボテ茶のように茶花，茶葉を一緒に泡茶として飲用する例も 1500 年前より今日まで継続されている[37]。地域性もあるが，泡立ちがよく美味しくもあるので毎日飲用するにも何の支障もない。しかし茶花は薬用としての記録が少なかったが，その生体機能と成分について，京都薬科大学吉川教授によって茶花の主要成分 Floratheasaponin 類，フラボノール配糖体，カフェイン，カテキン等であることが明らかにされた。したがって，茶花の抽出エキスの薬理活性がサポニン分画にあることが証明され，メタボリックシンドロームの原因と言われている，肥満や糖尿病の予防に有効とされ，臨床データも具備された。ボテボテ茶は，茶花にある効用と茶葉にある効用がバランスよく，両方の活性が相乗効果として得られたので今日まで伝承されたと思う。

6　おわりに

茶の飲用民俗としての分野は全国各地に伝承されていて，さまざまな茶の使用法については多様な習慣がある。その実態を把握するため文献，聞き書き，を含め調査した。あまり知られていない実情が判明した中で，茶の代用品，茶以外の茶という嗜好性飲用植物が多かった。かつて振茶が全国で普及していたが，その習俗がほとんど消滅したにも拘らず，出雲地方でのボテボテ茶が 14 世紀以来今日まで連綿として愛用され愛飲されている。これは，茶と茶花の配合の効用，そして味のよさの面もあったが，ボテボテ茶用茶筌が出土したことで他の混成茶と比較して今日まで愛用されていたことが裏付けられた。茶外の茶が，漢方方剤，民間薬に配合されている生薬であってもお茶として早くから飲用されており，今日お茶が多用されている以前から人々がお茶より効果があるものとして飲用していたと思われ，今後の課題として更に研究する必要がある。

第 2 章　茶花の食習俗としての文献考察

文　　　献

1)　川西洋子，茶の文化考，社会思想社，東京，P8（2002）
2)　村井康彦，茶の文化史，岩波新書（黄版）89，P92（1979）
3)　中村洋一郎，茶の民俗学，名著出版，p.23（1992）
4)　山田新市，江戸のお茶，八坂書房，東京，p.34（2007）
5)　島田成矩，農山漁村文化協会，東京，p.327（1991）
6)　漆間元三，続振茶の習俗，岩田書院，東京，p.29（2001）
7)　野沢敬，郷土料理とおいしい旅 15，凸版印刷，東京，pp.142〜143（1989）
8)　漆間元三，続振茶の習俗，岩田書院，東京，p.17（2001）
9)　漆間元三，続振茶の習俗，岩田書院，東京，pp.17〜18（2001）
10)　柳田国男，年中行事図説，岩瀬文庫，東京，p.20（1972）
11)　桜井徳太郎，日本民俗学会，三協社，東京，p.17（1981）
12)　中村幸彦，上田秋成全集　第 9 巻，中央公論社，東京，p.335（1992）
13)　川西洋子，茶の文化考，社会思想社，東京，PP48〜49（2002）
14)　納屋嘉治，原色茶道大辞典，淡交社，京都，p.596(1975)
15)　徽宗皇帝，宗代の茶書　大観茶論，東京，p.62（1082）
16)　納屋嘉治，原色茶道大辞典，淡交社，京都，p.596（1975）
17)　山田新市，江戸のお茶，八坂書房，東京，p.54（2007）
18)　山田新市，江戸のお茶，八坂書房，東京，p.54（2007）
19)　山田新市，日本喫茶世界探茶論の方法，ラ・テール出版，p.211（2007）
20)　内山一元，茶筌博物誌，書房社，p.96（1974）
21)　愛知県埋蔵文化センター，研究紀要，第 1 号，p.61（2000.3）
22)　安次富順子，ブクブク茶，ニライ社，沖縄，p.53（1992）
23)　愛知県埋蔵文化センター，研究紀要，第 1 号，p.61（2000.3）
24)　向山雅重，信濃民俗記，興英文化社，東京，p.270（1990）
25)　村井康彦，茶の湯風土記，平凡社，東京，p.154（1986）
26)　中村羊一郎，茶の民俗学，各著出版，東京，p.26（1992）
27)　松下智，茶の博物誌，東京書房社，東京，p.177（1984）
28)　村井康彦，茶の文化歴史，岩波新書，東京，p.7（1979）
29)　播磨章一，薬史学雑誌，日本薬史学会，第 43 巻第 1 号，東京（2003）
30)　村井康彦，茶の文化史，岩波書店，東京 P.7（1979）
31)　中村羊一郎，茶の民俗学，各著出版，東京，p.27（1992）
32)　中村羊一郎，茶の民俗学，各著出版，東京，p.27（1992）
33)　熊倉功夫・筒井紘一・中村利則・中村修也，史料による茶の湯の歴史，主婦の友社，東京，P61（1994）
34)　松下智，お茶の百科，同成社，東京，p103（1981）
35)　谷坂智佳子，自家用茶の民俗，大河書房，東京，p158（2004）
36)　谷坂智佳子，自家用茶の民俗，大河書房，東京，p187（2004）
37)　島健太郎，薬用食品の開発，シーエムシー出版，東京，pp.106-107（2007）
38)　ヴィクター・H・メア，アーリン・ホー，お茶の歴史，河出書房新社，東京，p67（2010.9.30）

【第Ⅱ編　メタボリックシンドローム予防効果の期待できる薬用食品素材】

第3章　茶花の生体機能：メタボリックシンドローム予防作用

吉川雅之*

1　はじめに

　チャは，ツバキ科に属する多年性の常緑樹で，中国の雲南省，四川省からミャンマーの北部にかけての地域が原産地とされている。チャは，樹高3m程度になる灌木で耐寒性のある中国種（*Camellia sinensis* L. var. *sinensis*）と，喬木で葉も大きいアッサム種（*C. sinensis* var. *assamica*）に大別される。中国種は，江蘇，浙江省などの中国東部から安徽，福建省などの東南部および日本の暖地などで栽培されており，北インドへも移植されている。一方，アッサム種は，四川，雲南省などの中国西南部，インドやスリランカ，インドネシアなどの熱帯，亜熱帯地域で栽培されている。また，インドシナ半島には両種の交雑種と考えられる種が存在すると言われている。

　チャ葉を用いた喫茶の歴史は，少なくとも2000年以前にさかのぼり，当初は薬用が中心であったと考えられている。チャ葉は薬物として多数の本草書に収蔵されており，例えば，頭と目を清める，煩渇を除く，痰を化す，食を消す，利尿する，解毒するなどの効能があり，頭痛や目くらみ，多眠，激しい口渇を治し，去痰，消化，利尿効果があり，解毒作用があって下痢や二日酔いを治療するなどと薬効が記載されている。

　近年，カフェインに中枢興奮，鎮痛，血管拡張作用などのさまざまな薬理作用のあることや，緑茶エキスおよびカテキン類に抗がん作用，抗酸化作用，コレステロール上昇抑制作用，血糖値降下作用，抗菌および抗う触作用，血圧降下作用などが報告されており，チャ葉の主薬効成分は，カフェインとカテキン類と言っても過言ではない[1]。一方，チャの果実（茶子）や種子は，食経験はないが鎮咳去痰などの薬効が伝承されており，また，種子のサポニン混合物が写真工業で利用されていた。

2　茶花の食経験—ぼてぼて茶—

　チャの花部については，中国伝統医学やアーユル・ヴェーダ医学などのインド伝統医学において薬用とした記録は少なく，アブラツバキ（油茶，*C. oleifera*）の花部（茶子木花）に止血作用，やけどの治療効果，ツバキ（椿，*C. japonica*）やサザンカ（山茶花，*C. sasanqua*）の花部に止血，涼血，消炎作用が伝承されているにすぎない。一方，ツバキやサザンカ花部の食経験は

---

*　Masayuki Yoshikawa　京都薬科大学　生薬学分野　教授

第3章　茶花の生体機能：メタボリックシンドローム予防作用

知られていないが，チャ花部（茶花）は，日本において古くから食用にされてきた。例えば，島根県では茶花を用いた"花番茶"とそれを点じて食する"ぼてぼて茶"というお茶漬のような料理が知られている。"花番茶"は，茶葉に干した茶花を入れたもので，花が"ぼてぼて茶"に必要な泡立ちを作りだす。花番茶で点じたものを先端部に塩をつけた独特の茶せんで泡立てる。その中に具（煮豆，冷や飯，赤飯，漬け物など）を入れて食する。不思議に美味しいとのことで，地元はもちろん観光客にも人気があり，最初は興味本位で食べる観光客も，その独特な味に魅せられてとりこになる人も多いと言われている。"ぼてぼて茶"の由来については，禅僧が中国から伝えたとか，多忙なたたら職人や農民の間食であったなどの諸説があるが，茶の湯にも似た"ぼてぼて茶"の作法や様式は，大名茶人として知られている松江七代藩主の松平治郷（不昧公）の時代に確立したと伝えられている。松江藩からその支藩の広瀬藩などへも次々と広がり，出雲地方で盛んに点てられるようになった。城下の一般家庭でも明治末期まで朝食として"ぼてぼて茶"が食べられており，漁村では大正末期まで漁師が帰港した際に妻たちによってふるまわれ，労をねぎらったと言われている。その後，時代とともに正月や来客の際，祝宴後の夜食，神仏の行事や祭りの接待などに出されるようになり，今日では社交的で嗜好的な特別の料理としてお国自慢の出雲名物の一つになっている[2, 3]。しかし，このように食経験はあるものの，チャ花部（茶花）の食能については伝承されておらず，その含有成分や薬理活性についてもこれまで全く検討されていなかった。

3　茶花エキスの生体機能

　筆者らは，花療法の科学的解明を目的としてメディシナルフラワー（薬用花）の研究として，ウメ花部（白梅花），菊花，リンデン花部（菩提樹花），マリーゴールド花部，オタネニンジン花部（人参花），サトウヤシ花部，ヒュウガトウキ花部（山人参花）デージー花，エバーラスティング花などのほか，アブラツバキ（*C. oleifera*）花部（茶子木花），ツバキ（*C. japonica*）花部（椿花）およびサザンカ（*C. sasanqua*）花部（山茶花）などの科学的な研究を進め，茶子木花から yuchasaponin A〜D[4]，椿花から camelliosides A〜D[5, 6]，および山茶花から sasanquasaponin I 〜 V[7] などの生体機能成分を明らかにした。本研究の一環として，日本産および福建省産茶花の抽出エキスの新規生体機能として主にメタボリックシンドローム予防作用について検討した。

3.1　抗肥満作用

　抗肥満作用に関連した薬理活性として，中性脂肪負荷マウスおける血中中性脂質（TG）上昇抑制作用，*in vitro* での膵リパーゼ阻害作用，メタボリックシンドロームの実験モデル動物としての Tsumura Suzuki Obese Diabetic（TSOD）マウスや高脂肪食飼育マウスでの体重増加抑制に及ぼす作用について検討した。その結果，メタノール抽出エキスおよび水抽出エキスのいず

27

れにおいてもオリーブ油負荷マウスにおける血中 TG 上昇抑制作用が観察された（表 1）。膵リパーゼ阻害作用について検討したところ，メタノール抽出エキスに阻害活性が認められた（表2）。また，TSOD マウスや高脂肪食飼育マウスにおいても，体重増加の抑制（図 1, 2），肝重量，内臓脂肪量や血中総コレステロールの減少（表 3, 4），耐糖能の改善が認められた。比較的短期間で体重減少が認められたことから摂餌量への影響を調べたところ，TSOD マウス，高脂肪食飼育マウスのいずれにおいても摂餌量の減少が認められた（図 3）[8]。

表1 オリーブ油負荷マウスにおける福建省産茶花のメタノールおよび水抽出エキスの血中 TG の上昇抑制作用

| Treatment | 用量
(mg / kg, *p.o.*) | *n* | 血中 TG（mg/100 ml） | | |
			2.0 h	4.0 h	6.0 h
Normal	−	6	162.6 ± 22.5**	136.7 ± 13.1**	124.6 ± 11.8
Control	−	6	407.5 ± 43.9	440.5 ± 39.3	326.7 ± 36.1
MeOH ext.	125	6	492.9 ± 39.4	448.3 ± 77.2	239.5 ± 44.6
	250	6	322.4 ± 58.8	504.9 ± 112.2	456.1 ± 145.8
	500	6	117.7 ± 12.8**	107.5 ± 9.2**	125.7 ± 19.0
Normal	−	11	128.2 ± 12.2**	118.9 ± 9.3**	102.3 ± 9.8**
Control	−	11	423.0 ± 55.7	431.0 ± 33.7	270.3 ± 41.0
H$_2$O ext.	125	11	425.8 ± 45.5	455.1 ± 65.4	263.8 ± 34.8
	250	11	380.1 ± 74.3	448.0 ± 42.0	234.5 ± 23.3
	500	11	215.2 ± 37.7*	395.8 ± 73.6	315.4 ± 61.4
Normal	−	6	90.8 ± 11.0**	95.3 ± 8.5**	91.0 ± 11.1**
Control	−	8	459.2 ± 64.8	406.3 ± 66.5	271.9 ± 50.0
Orlistat	10	6	217.4 ± 59.5**	167.2 ± 55.8*	127.7 ± 19.5**
	20	6	186.8 ± 24.9**	130.6 ± 19.8**	115.3 ± 8.9**

平均値 ± 標準誤差，*$p < 0.05$，**$p < 0.01$.
ddY 系雄性マウスに被験サンプルを経口投与し，その 30 分後にオリーブ油（5 ml/kg）を経口負荷した。2, 4 および 6 時間後に採血し，血中 TG 濃度を測定した。

表2 茶花エキス（福建省産または日本産）の膵リパーゼ，α-グルコシダーゼ，アルドース還元酵素阻害作用およびスーパーオキシドおよび DPPH ラジカル消去活性

| | IC$_{50}$（μg/ml） | | | | | |
| | Lipase[a] | α-glucosidase[b] | | Aldose
reductase | O$_2$·− | DPPH |
		Maltose	Sucrose			
MeOH ext.	400	> 400[c] (48.8%)	> 400[c] (31.1%)	72[c]	2.5[c]	9.1[c]
H$_2$O ext.	> 800 (27.1%)	> 400 (43.1%)	> 400 (27.0%)	45.8	16.3	19.7

a) 括弧内は 800 μg/ml での阻害率（%）を示す。
b) 括弧内は 400 μg/ml での阻害率（%）を示す。
c) 日本産茶花のメタノール抽出エキスを用いた実験結果。
実験方法等については文献 4, 9 および 10 を参照。

第3章　茶花の生体機能：メタボリックシンドローム予防作用

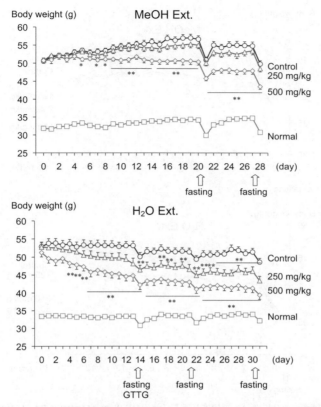

図1　TSODマウスにおける福建省産茶花のメタノールおよび水エキスの体重増加抑制作用
TSOD雄性マウスに被験サンプルを1日1回経口投与し，2または3週間目に耐糖能試験（GTT）を実施した．正常マウス（Normal）にはTSNO雄性マウスを用いた．実験期間中は一般用固形食（MF，オリエンタル酵母工業）を与えた．

表3　TSODマウスにおける肝重量，内臓脂肪量，肝TG量，血糖値，血中TG濃度および血中総コレステロール濃度に及ぼす福建省産茶花メタノール抽出エキスおよび水抽出エキスの影響

	用量 (mg/kg, p.o.)	n	肝重量 (g)	内臓脂肪量 (g)	肝TG量 (mg/g wet tissue)	血糖値 (mg/100 ml)	血中総コレステロール (mg/100 ml)
Normal（TSNO）	−	10	1.17 ± 0.03**	1.04 ± 0.05**,a)	50.9 ± 4.6**	127.0 ± 4.2**	161.9 ± 4.8
Control（TSOD）	−	7	1.48 ± 0.04	5.23 ± 0.14 a)	23.8 ± 2.8	155.8 ± 6.1	254.3 ± 13.1
MeOH ext.	250	7	1.39 ± 0.05	5.18 ± 0.25 a)	22.6 ± 1.6	159.1 ± 9.5	223.6 ± 9.0
	500	6	1.27 ± 0.03**	3.67 ± 0.18**,a)	19.5 ± 2.2	142.9 ± 10.2	210.4 ± 15.0*
Normal（TSNO）	−	10	1.03 ± 0.02**	1.00 ± 0.10**,b)	86.5 ± 4.9**	133.7 ± 5.9**	163.3 ± 6.1**
Control（TSOD）	−	7	1.35 ± 0.06	3.70 ± 0.16 b)	41.7 ± 4.9	191.8 ± 13.4	246.1 ± 13.6
H₂O ext.	250	7	1.20 ± 0.04*	3.20 ± 0.19 b)	34.3 ± 3.6	170.9 ± 16.5	246.1 ± 19.9
	500	6	1.12 ± 0.03**	2.58 ± 0.14**,b)	20.5 ± 3.1*	165.5 ± 10.3	206.2 ± 15.0*

平均値±標準誤差，*$p < 0.05$, **$p < 0.01$.
a) 腎周囲，副睾丸脂肪および腸間膜脂肪の合計重量
b) 腎周囲および副睾丸脂肪の合計重量

薬用食品の開発 II

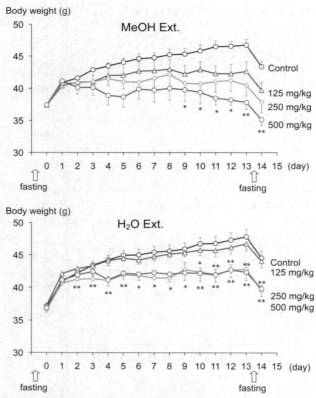

図2　高脂肪食飼育マウスにおける福建省産茶花のメタノールおよび水抽出エキスの体重増加抑制作用
グラフは平均値と標準誤差（n = 6-10）および危険率（$^*p < 0.05$, $^{**}p < 0.01$）を示す。高脂肪食はリサーチダイエット社製（D12451，45 Kcal%）を用いた。

表4　高脂肪食飼育マウスにおける肝重量，内臓脂肪量，肝 TG 量，血糖値，血中 TG 濃度に及ぼす福建省産茶花のメタノールおよび水抽出エキスの影響

	用量 (mg/kg, p.o.)	n	肝重量 (g)	内臓脂肪量[a] (g)	肝 TG 量 (mg/g wet tissue)	血糖値 (mg/100 ml)	血中 TG (mg/100 ml)
Normal	–	7	1.31 ± 0.05	2.22 ± 0.29	39.2 ± 4.4*	107.9 ± 6.1**	90.3 ± 14.4
Control	–	8	1.23 ± 0.03	2.73 ± 0.27	62.1 ± 4.7	162.0 ± 15.2	128.3 ± 10.9
MeOH ext.	125	6	1.13 ± 0.06	2.47 ± 0.28	49.0 ± 7.2	169.9 ± 9.6	106.8 ± 10.2
	250	7	1.09 ± 0.04	2.39 ± 0.37	39.9 ± 5.9*	147.9 ± 13.6	110.4 ± 10.6
	500	7	1.06 ± 0.03*	1.70 ± 0.21*	30.2 ± 4.7**	147.7 ± 8.3	111.0 ± 10.8
Control	–	10	1.42 ± 0.04	3.38 ± 0.25	55.1 ± 7.9	124.8 ± 7.6	75.3 ± 5.1
H₂O ext.	125	8	1.32 ± 0.05	3.70 ± 0.31	62.8 ± 6.1	153.4 ± 11.1	47.7 ± 7.7**
	250	8	1.27 ± 0.03*	2.45 ± 0.28	44.0 ± 7.5	117.1 ± 6.9	41.9 ± 6.5**
	500	8	1.14 ± 0.03**	2.54 ± 0.40	51.9 ± 7.6	124.9 ± 4.0	39.4 ± 2.4**
Normal	–	7	1.46 ± 0.02	2.05 ± 0.28	46.4 ± 5.3	116.3 ± 3.9*	99.9 ± 7.9
Control	–	8	1.42 ± 0.02	2.81 ± 0.20	55.6 ± 8.5	142.3 ± 10.3	102.4 ± 14.2
Bezafibrate	50	5	2.45 ± 0.11**	2.25 ± 0.08	44.0 ± 5.1	175.1 ± 5.9	82.6 ± 3.9
	100	7	2.61 ± 0.09**	1.92 ± 0.29*	43.3 ± 6.6	155.6 ± 4.5	60.1 ± 4.3*

平均値 ± 標準誤差．$^*p < 0.05$, $^{**}p < 0.01$．
c) 腎周囲，副睾丸脂肪および腸間膜脂肪の合計重量

第3章　茶花の生体機能：メタボリックシンドローム予防作用

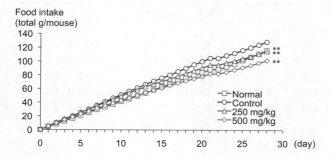
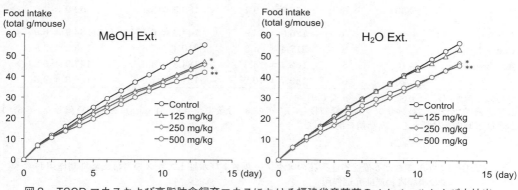

図3　TSODマウスおよび高脂肪食飼育マウスにおける福建省産茶花のメタノールおよび水抽出エキスの摂食抑制作用

3.2　抗糖尿病作用

抗糖尿病作用に関連した薬理活性として，ショ糖負荷後の血糖値上昇抑制作用，アルドース還元酵素阻害作用，小腸 α-グルコシダーゼ阻害作用について検討した．その結果，メタノール抽出エキスおよび水抽出エキスのいずれにおいてもショ糖負荷ラットにおける血糖値上昇抑制作用が観察された（表5）．一方，小腸 α-グルコシダーゼ阻害作用については $400\ \mu g/ml$ の濃度においてやや抑制作用を示す程度であった（表2）．糖尿病合併症に関与するアルドース還元酵素に及ぼす作用については，いずれのエキスにも阻害作用が認められた（表2）[9,10]．

3.3　胃排出能抑制作用および小腸内輸送能亢進作用

食後の急激な血糖値上昇に有効と推定される胃内容物の小腸への移行を遅延させる作用（胃排出能抑制作用）について検討したところ，メタノール抽出エキスおよび水抽出エキスのいずれにも抑制作用が認められた．一方でいずれのエキスにも小腸内輸送能亢進作用が確認された（表6）[8〜10]．これらの結果から，中性脂質上昇抑制作用には，胃排出能抑制による胃内容物の小腸への移動抑制と小腸でのリパーゼ阻害による吸収抑制，次いで小腸運動亢進による早期排出による

薬用食品の開発 II

表5　ショ糖負荷マウスにおける福建省産茶花のメタノールおよび水抽出エキスの血糖値上昇抑制作用

| | 用量
(mg/kg, *p.o.*) | n | 血糖値 (mg/100 ml) | | |
			0.5 h	1.0 h	2.0 h
Normal	–	6	115.2 ± 5.7**	121.2 ± 3.0**	108.1 ± 4.1**
Control	–	6	228.6 ± 17.0	198.6 ± 7.9	152.0 ± 4.8
MeOH ext.	125	6	209.9 ± 7.9	189.0 ± 7.8	150.5 ± 5.2
	250	6	197.6 ± 5.7	191.7 ± 5.2	149.4 ± 3.9
	500	6	180.5 ± 11.6*	198.3 ± 5.3	164.9 ± 3.3
Normal	–	6	108.4 ± 6.7**	112.8 ± 5.5**	113.4 ± 5.4**
Control	–	6	197.3 ± 15.5	179.9 ± 8.9	147.6 ± 6.2
H₂O ext.	125	6	195.8 ± 10.9	177.8 ± 9.4	143.2 ± 5.2
	250	6	228.5 ± 9.3	203.6 ± 8.8	153.9 ± 6.1
	500	6	179.0 ± 9.4	189.5 ± 8.4	159.0 ± 7.4
Normal	–	5	125.0 ± 8.9**	144.3 ± 6.4**	134.9 ± 6.9**
Control	–	8	217.4 ± 4.3	210.4 ± 7.6	165.2 ± 3.8
Acarbose	10	5	162.4 ± 14.3**	184.3 ± 4.6*	147.9 ± 6.2
	20	5	159.7 ± 10.2**	191.1 ± 7.0	155.3 ± 3.6

平均値 ± 標準誤差，$*p < 0.05$，$**p < 0.01$.
ddY 系雄性マウスに被験サンプルを経口投与し，その 30 分後にショ糖（1 g/kg）を経口負荷した。0.5，1 および 2 時間後に採血し，血糖値を測定した。

表6　マウスにおける福建省産茶花のメタノールおよび水抽出エキスの胃排出能抑制作用および小腸内輸送能亢進作用

	用量 (mg/kg, *p.o.*)	n	胃排出能[a] (%)	n	小腸内輸送能[b] (%)
Control	–	9	82.2 ± 1.6	7	49.2 ± 4.1
MeOH ext.	125	8	70.8 ± 4.9	–	–
	250	8	59.1 ± 2.6**	6	66.5 ± 9.2
	500	8	41.4 ± 3.1**	6	79.9 ± 5.4*
Control	–	10	77.8 ± 2.3	12	48.3 ± 2.3
H₂O ext.	125	7	80.3 ± 2.4	12	48.9 ± 2.3
	250	7	84.7 ± 1.5	12	58.6 ± 3.9
	500	7	76.9 ± 3.3	13	65.4 ± 3.4**

平均値 ± 標準誤差，$*p < 0.05$，$**p < 0.01$.
a）各エキス投与の 30 分後に，0.05％フェノールレッドを含む CMC-Na 溶液を経口投与し，30 分後に胃に残存したフェノールレッド量を測定した。
b）各エキス投与の 1 時間後に，5％炭素末を含む CMC-Na 溶液を経口投与し，30 分後に炭素末の小腸内移動率を測定した（先端法）。

三段階の作用が関与しているものと推定される。

3.4　胃保護作用

　茶花エキスの消化器系への機能性として食欲抑制作用，胃排出能抑制作用および小腸内輸送能

第3章　茶花の生体機能：メタボリックシンドローム予防作用

表7　日本産茶花のメタノール抽出エキスの胃粘膜保護作用

	用量 (mg/kg, *p.o.*)	エタノール誘発胃粘膜損傷[a]			インドメタシン誘発胃粘膜損傷[b]		
		n	損傷係数 (mm)	抑制率 (%)	*n*	損傷係数 (mm)	抑制率 (%)
Control	–	7	115.7 ± 13.9	–	6	112.6 ± 21.0	–
MeOH ext.	50	6	66.6 ± 15.9*	42.5	6	50.1 ± 7.8**	55.5
	100	6	48.9 ± 13.3**	57.7	6	36.2 ± 9.2**	67.9
	200	6	13.5 ± 5.9**	88.4	6	33.8 ± 6.6**	70.0
Control	–	6	148.4 ± 9.8	–	6	81.3 ± 6.7	–
Cetraxate・HCl	75	6	87.2 ± 7.4**	41.2	6	58.7 ± 7.5*	27.8
	150	6	51.0 ± 4.0**	65.6	6	13.4 ± 3.2**	83.5
	300	6	30.5 ± 8.3**	79.4	6	1.4 ± 0.5**	98.3

平均値±標準誤差，*$p < 0.05$，**$p < 0.01$．
a）SD系雄性ラットに被験サンプルを経口投与し，エタノール（1.5 ml/kg）を経口投与した。1時間後に胃を摘出し，胃体部粘膜に発生した損傷の長さを損傷係数として表した。
b）SD系雄性ラットに被験サンプルを経口投与し，インドメタシン（20 mg/kg）を経口投与した。4時間後に胃を摘出し，胃体部粘膜に発生した損傷の長さを損傷係数として表した。

亢進作用が見出された。その他，胃保護作用として，エタノールおよびインドメタシン誘発ラット胃粘膜損傷に対する保護作用について検討した結果，日本産茶花のメタノール抽出エキスはいずれの損傷モデルに対しても有意な抑制作用が認められた（表7）[9]。

3.5　ラジカル消去活性

　活性酸素にはスーパーオキシド，過酸化水素，ヒドロキシルラジカル，一重項酸素などがある。これらの活性酸素が動脈硬化を起因とする心臓病，脳卒中そして糖尿病や肥満といった生活習慣病，さらに癌や老化といったほとんどすべての病気と密接に関連していることが最近の研究で明らかになってきており，活性酸素の生成を抑制したり活性酸素を消去する抗酸化物質の摂取が病気の予防につながることが報告されている。そこで，各エキスについてスーパーオキシドおよびDPPHラジカル消去活性について検討したところ，メタノール抽出エキスに比較的強い消去活性を見出した（表2）。

4　茶花，椿花，山茶花，茶子木花の作用比較

　茶花メタノール抽出エキスを同属植物由来の椿花，山茶花，茶子木花のメタノール抽出エキスと比較検討したところ，血中TG上昇抑制作用，血糖値上昇抑制作用および食欲抑制作用のいずれにおいても，茶花エキスに最も強い効果が認められた（図4，5）。

薬用食品の開発 II

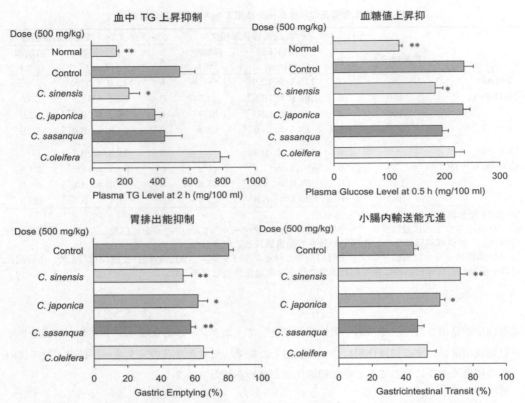

図4 茶（*C. sinensis*），椿（*C. japonica*），山茶花（*C. sasanqua*）および油茶（*C. oleifera*）花部メタノール抽出エキスのオリーブ油負荷後の血中TG上昇，ショ糖負荷後の血糖値上昇，胃排出能および小腸内輸送能に及ぼす作用

実験にはddY系雄性マウスを用い，棒グラフは平均値と標準誤差（$n = 5, 6$）を示す（$^*p < 0.05, ^{**}p < 0.01$）。

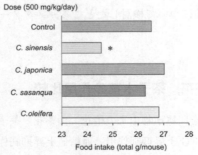

図5 茶（*C. sinensis*），椿（*C. japonica*），山茶花（*C. sasanqua*）および油茶（*C. oleifera*）花部メタノール抽出エキスの摂餌量に及ぼす作用

ddY系雄性マウスに被験サンプルを1日1回経口投与した。実験期間中は一般用固形食（MF，オリエンタル酵母工業）を与え，7日間の摂餌量／匹を求めた（$n = 6, ^*p < 0.05$）。

第3章　茶花の生体機能：メタボリックシンドローム予防作用

5　茶花含有成分

　ついで，日本，中国，インド産の茶花について含有成分を探索したところ，カフェイン，フラボノール（kaempferol, quercetin, myricetin）および kaempferol 3-O-glucosyl（1→3）-rhamnosyl（1→6）-galactoside や kaempferol 3-O-glucosyl（1→3）-rhamnosyl（1→6）-glucoside などのフラボノール配糖体8種，カテキン［(−)-epicatechin, (−)-epicatechin 3-O-gallate, (−)-epicatechin 3-O-gallate, isoschaftoside, (＋)-gallocatechin］，フェネチル配糖体（shimaurinoside, primeveroside など）および assamsaponin E を単離同定するとともに，16種の新規サポニン floratheasaponin A〜J，chakasaponin I〜VIと2種の新規フラボノール配糖体 chakaflavonoside A，B と2種の芳香族配糖体 chakanoside I，IIを得て構造を明らかにした[9〜15]。このように，茶花の主要成分は chakasaponin 類と floratheasaponin 類，フラボノール配糖体，ついでカフェインであり，カテキン類は少ないことが判明した。比較のためにチャ葉や種子の含有成分を検討したところ，葉部から foliatheasaponin I〜Vと称した新規サポニンを明らかにしたが[16]，含量は少なく，主要成分はカテキン類とカフェインであり，かぶせ茶（玉露や抹茶など）では，カフェイン，フラボノイド，アミノ酸（theanine など）が多く，カテキン含量が少なかった。種子では，サポニンが主成分であり35種の新規サポニン theasaponin 類（theasaponin E_1，E_2 など）[17〜23]，assamsaponin 類[24, 25] を明らかにするとともに，4種の新現フラバン配糖体 theaflavanoside I〜IVを得ている（図6，7）[22]。言い換えると，種子はサポニンが主成分であり，微量のフラボノイドが含まれ，花はサポニン，フラボノイド，カフェインが主成分でカテキンが少し含まれ，葉はカフェイン，カテキンが主要成分でフラボノイドやサポニンが少し含有されている。ただし，玉露や抹茶などではカテキン含量が減り，アミノ酸が増えることが確認された。そして，各部位におけるサポニンの組成と含量は，それぞれ顕著に異なり，部位によってサポニンに構造上の特徴があることが判明した。

6　茶花含有サポニン（Floratheasaponin 類と Chakasaponin 類）の生体機能

　茶花の抽出エキスに認められた生体機能の中で，脂質負荷マウスでの血中脂肪上昇の抑制作用，糖負荷マウスでの血糖値上昇の抑制作用，胃排出能抑制作用および小腸内輸送能亢進作用および胃保護作用は，サポニン分画に活性が集約されることが判明した。そこで，茶花含有サポニン floratheasaponin 類と chakasaponin 類についてこれらの生体機能性を検討した。表8にオリーブ油負荷マウスにおける血中の中性脂肪上昇の抑制作用，表9に chakasaponin 類のショ糖負荷マウスにおける血糖値上昇の抑制作用，表10に floratheasaponin 類のエタノール誘発ラット胃粘膜障害の抑制作用を示すが，いずれの茶花含有サポニンにも強い作用が認められた[8, 9, 26]。表8に示すように茶花の floratheasaponin A〜C や chakasaponin I〜IIIには，チャ種子の theasaponin E_1，E_2 よりも強い脂肪吸収抑制作用が認められるなど茶花含有サポニンの

35

薬用食品の開発 II

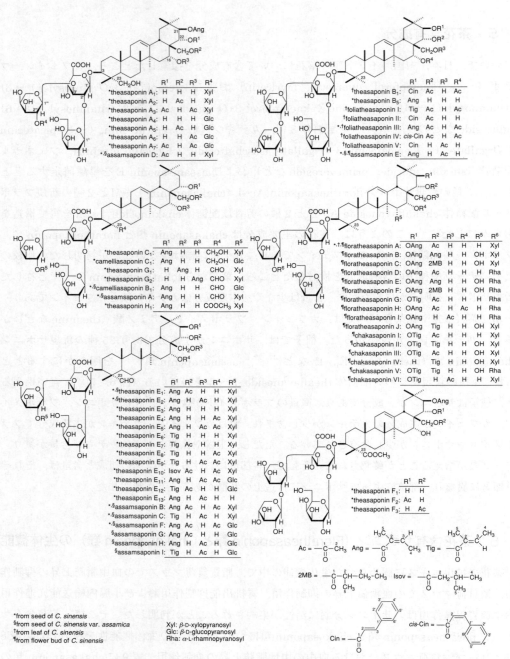

図6 チャ（種子，花部および葉部）のサポニン成分

第3章 茶花の生体機能：メタボリックシンドローム予防作用

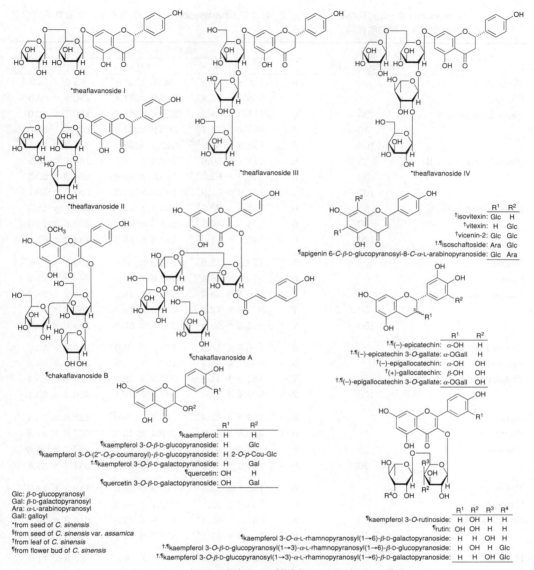

図7　チャ（種子，花部および葉部）のフラボノイド成分

方がチャ種子含有サポニンよりも強い薬理活性を示すことが判明した。また，chakasaponin I～IIIには表11に示すように胃排出能抑制作用と小腸内輸送能亢進作用を示すことが明らかとなった[8, 9, 26]。茶花含有サポニンの小腸内輸送能亢進作用に関しては，中性脂肪などの吸収に影響を与える他，筆者らのこれまでのサポニン研究の結果と考え合せ[27]，茶花含有サポニンにも開腹手術後の腸閉塞の予防効果が期待される。

さらに，茶カテキンには抗アレルギー作用である脱顆粒抑制作用が報告されていることから，

薬用食品の開発 II

表8 Floratheasaponin A～C，Teasaponin E_1，E_2 および Chakasaponin I～III のオリーブ油負荷マウスにおける血中 TG 上昇抑制作用

Treatment	用量 (mg/kg, *p.o.*)	n	血中 TG (mg/100 ml)		
			2.0 h	4.0 h	6.0 h
Normal	−	9	140.8 ± 5.9**	92.1 ± 3.9**	83.6 ± 4.2
Control	−	9	566.6 ± 22.2	325.9 ± 31.4	180.8 ± 9.8
Floratheasaponin A	25	6	411.0 ± 34.3	251.8 ± 65.8	135.7 ± 32.0
	50	6	387.4 ± 74.7*	392.9 ± 27.3	256.8 ± 38.5
	100	6	158.3 ± 31.9**	242.0 ± 58.4	322.3 ± 54.1**
Floratheasaponin B	25	6	411.7 ± 50.6	256.5 ± 47.1	164.7 ± 26.9
	50	6	316.9 ± 63.0**	415.6 ± 36.9	254.3 ± 20.3
	100	6	161.9 ± 11.9**	195.0 ± 23.2	267.2 ± 30.1
Floratheasaponin C	25	6	348.5 ± 83.7**	260.4 ± 57.8	188.4 ± 28.3
	50	6	204.1 ± 40.3**	238.6 ± 24.2	204.6 ± 23.4
	100	6	143.1 ± 11.3**	144.8 ± 25.3**	244.0 ± 51.7
Normal	−	5	178.8 ± 16.9**	132.9 ± 9.8*	103.1 ± 5.6*
Control	−	6	575.5 ± 26.4	368.6 ± 22.6	243.9 ± 25.8
Theasaponin E_1	25	7	578.5 ± 78.4	430.7 ± 78.1	233.9 ± 23.9
	50	7	373.9 ± 72.9	312.2 ± 46.4	267.2 ± 43.6
	100	7	342.3 ± 56.5*	389.5 ± 56.9	294.9 ± 39.4
Normal	−	6	146.6 ± 15.3**	143.2 ± 9.6*	145.8 ± 12.0
Control	−	5	506.7 ± 39.5	422.8 ± 35.5	331.6 ± 43.8
Theasaponin E_2	50	7	552.9 ± 44.8	507.5 ± 82.0	361.3 ± 58.2
	100	7	509.4 ± 82.9	507.0 ± 59.1	396.4 ± 55.1
Normal	−	6	115.5 ± 12.4**	126.7 ± 9.0**	122.9 ± 10.4**
Control	−	8	440.5 ± 45.2	359.4 ± 43.2	267.8 ± 37.8
Chakasaponin I	25	6	435.7 ± 67.4	296.8 ± 45.2	197.7 ± 26.6
	50	6	284.2 ± 9.6**	347.5 ± 27.2	257.7 ± 34.4
Normal	−	6	152.4 ± 13.5**	149.8 ± 15.0**	118.5 ± 14.7*
Control	−	8	553.8 ± 49.8	522.7 ± 44.0	259.8 ± 50.3
Chakasaponin II	25	6	431.8 ± 49.8**	436.9 ± 63.3	240.2 ± 24.1
	50	6	249.5 ± 31.1**	416.7 ± 71.2	390.0 ± 73.9
Normal	−	6	124.0 ± 8.4**	94.7 ± 8.3**	87.0 ± 11.3**
Control	−	8	407.2 ± 73.0	385.1 ± 71.4	207.8 ± 36.1
Chakasaponin III	25	6	394.1 ± 81.4	300.5 ± 67.2	184.8 ± 36.8
	50	6	214.4 ± 62.7*	314.3 ± 88.2	255.5 ± 60.0
Normal	−	10	154.3 ± 9.3**	138.0 ± 9.8**	138.1 ± 12.3**
Control	−	10	387.1 ± 39.2	320.4 ± 61.3	276.5 ± 35.1
Orlistat	6.25	10	266.4 ± 31.1*	179.3 ± 17.2*	155.6 ± 13.2**
	12.5	10	187.9 ± 25.5**	176.0 ± 29.5**	189.7 ± 28.8*
	25	10	158.9 ± 28.7**	132.2 ± 10.5**	140.1 ± 13.7**

平均値 ± 標準誤差，*$p < 0.05$，**$p < 0.01$．

38

第3章　茶花の生体機能：メタボリックシンドローム予防作用

表9　Chakasaponin I〜Ⅲのショ糖負荷マウスにおける血糖値上昇抑制作用

	用量 (mg/kg, *p.o.*)	*n*	血糖値 (mg/100 ml)		
			0.5 h	1.0 h	2.0 h
Normal	–	6	128.5 ± 5.3**	149.4 ± 2.6**	121.7 ± 5.3**
Control	–	8	226.9 ± 8.2	194.2 ± 6.2	144.3 ± 3.0
Chakasaponin I	50	6	199.6 ± 8.7**	213.7 ± 9.4	161.7 ± 6.5
	100	6	196.8 ± 8.2**	200.1 ± 5.9	161.6 ± 6.6
Normal	–	6	116.5 ± 7.9**	132.7 ± 10.2**	117.5 ± 8.0**
Control	–	8	221.5 ± 14.4	200.3 ± 10.5	138.2 ± 4.6
Chakasaponin Ⅱ	50	6	185.7 ± 9.9**	179.3 ± 5.3	148.4 ± 2.4
	100	5	178.5 ± 8.3**	187.3 ± 10.7	150.9 ± 3.6
Normal	–	6	126.5 ± 4.0**	135.4 ± 3.9**	124.2 ± 3.9**
Control	–	9	238.7 ± 5.9	207.3 ± 9.7	141.2 ± 3.5
Chakasaponin Ⅲ	50	6	215.9 ± 10.6**	198.0 ± 6.3	157.4 ± 5.9*
	100	6	189.0 ± 10.2**	187.6 ± 6.8*	160.0 ± 3.6**
Normal	–	6	124.8 ± 7.3**	143.0 ± 5.4**	131.8 ± 6.4**
Control	–	9	218.7 ± 4.0	208.9 ± 6.8	163.7 ± 3.7
Acarbose	10	6	162.4 ± 11.7**	183.8 ± 3.8*	151.5 ± 6.3
	20	6	153.8 ± 10.2**	185.4 ± 8.1*	152.8 ± 3.8

平均値±標準誤差，*$p < 0.05$，**$p < 0.01$.
ddY系雄性マウスに被験サンプルを経口投与し，30分後にショ糖（1 g/kg）を経口投与した。

表10　エタノール誘発ラット胃粘膜障害に対する Floratheasaponin A，B，C の抑制作用

	用量 (mg/kg, *p.o.*)	*n*	胃粘膜損傷	
			損傷係数 (mm)	抑制率 (%)
Control	–	9	157.0 ± 15.5	–
Floratheasaponin A	5	6	80.2 ± 14.7	48.9
	10	6	72.9 ± 11.1**	53.6
	20	6	24.2 ± 10.2**	84.6
	50	6	0.0 ± 0.0**	100
Floratheasaponin B	5	6	92.8 ± 24.2	40.9
	10	6	55.4 ± 12.2**	64.7
	20	6	24.9 ± 10.5**	84.1
	50	6	11.5 ± 7.7**	92.7
Control	–	12	163.3 ± 10.3	–
Floratheasaponin C	5	6	38.0 ± 7.1**	76.7
	10	6	22.3 ± 6.8**	86.3
	20	6	18.5 ± 7.2**	88.7
	50	6	0.0 ± 0.0	100.0

平均値±標準誤差，*$p < 0.05$，**$p < 0.01$.

薬用食品の開発Ⅱ

表11　マウスにおける Chakasaponin Ⅰ～Ⅲ の胃排出能抑制作用と小腸内輸送能亢進作用

	Dose (mg/kg, *p.o.*)	n	胃排出能 (%)	n	小腸内輸送能 (%)
Control	–	9	75.0 ± 4.1	7	40.0 ± 2.5
Chakasaponin Ⅰ	25	7	68.5 ± 5.0	8	43.8 ± 1.3
	50	7	50.2 ± 3.0**	7	49.1 ± 4.3
	100	7	37.9 ± 1.4**	7	81.6 ± 3.3**
Control	–	10	73.1 ± 2.1		
Chakasaponin Ⅱ	25	7	65.2 ± 3.9	5	64.9 ± 10.8
	50	7	56.9 ± 2.7*	5	52.1 ± 5.8
	100	7	40.5 ± 6.7**	5	75.6 ± 11.1**
Control	–	10	76.8 ± 2.4		
Chakasaponin Ⅲ	25	7	70.7 ± 1.9	7	51.0 ± 3.4
	50	7	51.0 ± 2.7**	7	64.2 ± 6.3*
	100	7	39.8 ± 1.7**	7	68.5 ± 2.5**

平均値 ± 標準誤差，$^*p < 0.05$，$^{**}p < 0.01$.

表12　RBL-2H3 細胞の脱顆粒（β-hexosaminidase 遊離を指標）に対する Floratheasaponin A～F の抑制作用

	濃度（μM）	抑制率（%）
	1	-1.9 ± 4.8
Floratheasaponin A	3	48.8 ± 2.4**
	6	61.6 ± 2.1**
	1	-0.5 ± 4.1
Floratheasaponin B	3	59.8 ± 3.6**
	6	57.3 ± 2.7**
	1	17.9 ± 6.5
Floratheasaponin C	3	15.2 ± 3.8
	6	60.8 ± 4.7**
	0.3	2.6 ± 8.8
Floratheasaponin D	1	1.3 ± 9.1
	3	30.6 ± 5.8*
	0.3	4.7 ± 3.8
Floratheasaponin E	1	11.1 ± 2.4
	3	52.3 ± 3.2**
	3	18.0 ± 3.7**
Floratheasaponin F	6	58.6 ± 4.5**
	10	58.5 ± 3.3**
Tranilast	30	8.2 ± 1.8
	100	22.4 ± 2.5*

平均値 ± 標準誤差，$^*p < 0.05$，$^{**}p < 0.01$.
RBL-2H3 細胞を 24 ウェルマルチプレートに播種し，抗 DNP IgE 抗体で感作後，被験サンプルを添加し，10 分後に抗原（DNP-BSA）を加えて刺激し，その 10 分後にメディウム中に遊離した β-hexosaminidase の酵素活性を測定した。

茶花のサポニンについて RBL-2H3 細胞を用いて検討したところ，比較的低濃度で有意な抑制作用が認められた（表 12）[12]。

7 茶花含有サポニン（Chakasaponin類）の食欲抑制とその作用様式

茶花エキスやサポニン分画（n-BuOH可溶性分画）の新規生体機能として食欲抑制が認められたことから，その作用様式について検討した．まず，視床下部における食欲亢進シグナルとして知られるneuropeptide Y（NPY）について検討したところ，NPY mRNAレベルの減少が認められた（図8）．また，高用量のカプサイシン前処置により化学的に迷走神経を遮断したマウスにおいて摂食抑制作用の減弱が認められた（図9）[8]．

次いで，セロトニン（5-HT）やglucagon-like peptide 1（GLP-1）およびコレシストキニン（CCK）は食欲抑制や胃排出能を抑制することが報告されていることから，これらの分泌促進について検討した．その結果，chakasaponin IIは，摘出回腸を用いた実験で5-HTの遊離促進作用が認められ，マウスに単回投与で血中の活性型GLP-1濃度の有意な増加が観察された（表13）[8, 28]．さらに，構造類似サポニンescinは難吸収性であることが報告されていることから[29]，chakasaponin IIについて，投与後1時間目における小腸内残存量をLC-MS/MS法で測定した．その結果，小腸内だけでも経口投与した量の約1/3が残存していたことから，これらサポニン類は難吸収性であることが確認された[28]．以上の結果から推察し，茶花含有サポニン類は末梢の小腸部位でセロトニンやGLP-1およびCCKなどの遊離促進またはカプサイシン感受性知覚神経終末の直接刺激などにより，迷走神経求心路を介して食欲抑制シグナルが伝達することが推察された（図8）．

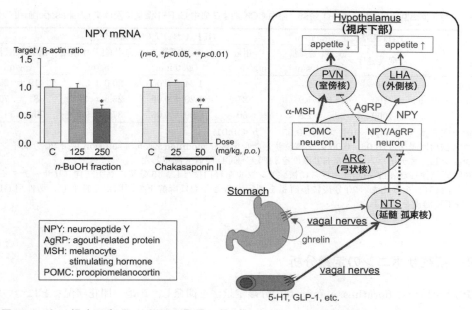

図8 マウス視床下部NPY mRNA発現に及ぼすサポニン分画（n-BuOH fraction）およびChakasaponin IIの抑制作用と代表的な食欲シグナル伝達
被験サンプル投与4日後に視床下部を摘出し総mRNAを抽出した．
逆転写後，発現量を定量PCRで測定した．

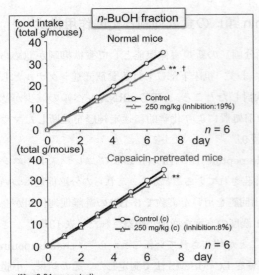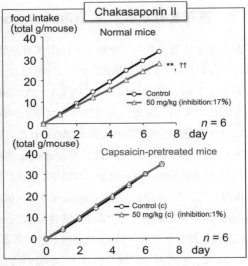

図9 カプサイシン前処理マウスにおけるサポニン分画（n-BuOH fraction）および chakasaponin Ⅱの摂餌量への影響
無処置の ddY 系雄性マウスおよび実験開始の2週間前にカプサイシン（25 mg/kg, s.c., 3日連続）を投与し，化学的に迷走神経求心路を遮断したマウスを用いて効果を比較した．

表13 マウス摘出回腸における 5-HT 遊離，血中 CCK および血中 GLP-1 濃度に及ぼす Chakasaponin Ⅱの作用

	5-HT 遊離促進 (in vitro)[a]		GLP-1 および CCK 遊離促進 (in vivo)[b]			
	濃度 (μM)	5-HT 遊離量 (ng/g tissue)	用量 (mg/kg, p.o.)	摂餌量 (g/30 min)	血中 GLP-1 濃度 (pg/ml)	血中 CCK 濃度 (pg/ml)
Control	−	11.2 ± 1.3	−	1.24 ± 0.05	20.0 ± 3.4	419 ± 25
Chakasaponin Ⅱ	100	15.6 ± 1.9	25	1.20 ± 0.09	25.3 ± 4.6	681 ± 70**
	1000	28.3 ± 2.8**	50	0.99 ± 0.06*	37.3 ± 9.9*	702 ± 112**

平均値±標準誤差（$n = 6 \sim 10$），*$p < 0.05$，**$p < 0.01$．
a) マウス摘出回腸切片（0.03～0.05 g）を被験サンプルを含む modified Krebs's solution 中で20分間インキュベーションし，メディウム中の 5-HT 濃度を HPLC-ECD 装置で測定した．
b) 16時間絶食した ddY 系雄性マウスに被験サンプルを経口投与し，45分後に高脂肪食（リサーチダイエット社，D12451）を与えた．30分後に摂餌量を測定するとともに麻酔下で門脈から採血し，活性型 GLP-1 および CCK 濃度を測定した．

8 茶花サポニンの定量分析

HPLC を用いた floratheasaponin 類の分離定量法を開発し，産地，開花状況などについてカフェイン含量も含めて比較分析した．その結果，日本産（ヤブキタ種）では，floratheasaponin A～C が主サポニンであるが，中国安徽省産では，floratheasaponin A～C と D～F がほぼ同程度含有されていた．一方，福建省産には主サポニンとして chakasaponin 類が含まれてお

第3章　茶花の生体機能：メタボリックシンドローム予防作用

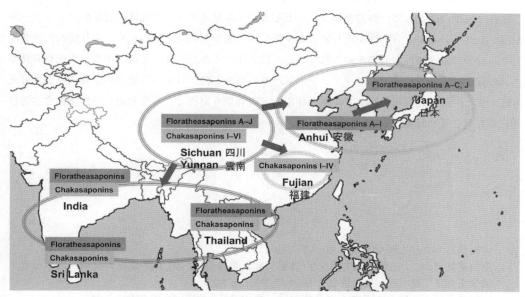

図10　茶花の採集地域と含有主サポニン（Floratheasaponin 類および Chakasaponin 類）

り，日本や安徽省産とは顕著に異なっていた。また，茶の原産地と言われる四川省や雲南省産には floratheasaponin 類，chakasaponin 類が共通して含有していることが明らかとなった。さらに，インドやスリランカ，タイ，台湾などの，茶花に含有されるサポニンの分布から図10に示すチャの伝播経路が推定された。また，中国安徽省産の3〜5分咲の花において florathesaponin 含量が最も高いが，カフェイン含量にはほとんど差異のないことが判明した[9, 30]。

9　茶花の安全性

　茶花抽出エキスの安全性を確認するため，マウスでの急性毒性試験を行った。雄と雌の各30匹のマウスを用いて，1000 mg/kg および 2000 mg/kg の単回投与群を2週間飼育した。その結果，死亡例はなく，体重および血清 GOT，GPT 値は，コントロールと有意な差が認められず，臓器の異変異臭もなかったことから，単回授与での毒性はないと考えられた。臨床治験では，24〜45歳で BMI 25〜30 の女性ボランティア40人を対象として，1ヶ月間実施した。二重盲検無作為化プラセボ比較試験方法で体重，腰周り，扁周り，太股周り，血中物質（血糖値，中性脂質，コレステロール）を検討した。その結果，茶花抽出エキス（100 mg/日，300 mg/日，1000 mg/日）の投与で平均1.70〜2.50 kg の体重減少が認められ，肩周り，腰周り，太股周りのいずれでもプラセボ群より有意な減少作用が観測された。また，血液生化学的検査での異常は特に認められず，人での安全性も確認された[31]。

43

薬用食品の開発Ⅱ

　現在，抗肥満薬として，強力な膵リパーゼ阻害薬オルリスタットや食欲抑制薬のマジンドールが用いられているが，有効性が乏しいことや依存性形成などの副作用のため，より優れた医薬品やそれに替わる機能性食品が求められている。以上述べてきたように茶花エキスや茶花含有サポニンの食欲抑制作用はメタボリックシンドロームの原因と言われている肥満の予防に有効と考えられ，また，胃保護作用や抗アレルギー作用などの効果も期待できるなど新しい機能性食品素材として有望と思われる。

文　　献

1) 吉川雅之，食品と科学，**43**，40-42（2001）
2) 島田成矩ほか，「日本の食生活全集 島根」編集委員会編，聞き書 島根の食事（日本の食生活全集 32），農山漁村文化協会，1991 年 7 月，p.327
3) 樋口清之ほか，味のふるさとに島根の味，角川書店，昭和 53 年 2 月，p.31
4) Sugimoto S., Chi G., Kato Y., Nakamura S., Matsuda H., Yoshikawa M., *Chem. Pharm. Bull.*, **57**, 269-275（2009）
5) Yoshikawa M., Morikawa T., Fujiwara E., Ohgushi T., Asao Y., Matsuda H., *Heterocycles*, **55**, 1653-1658（2001）
6) Yoshikawa M., Morikawa T., Asao Y., Fujiwara E., Nakamura S., Matsuda H., *Chem. Pharm. Bull.*, **55**, 606-612（2007）
7) Matsuda H., Nakamura S., Fujimoto K., Moriuchi R., Kimura Y., Ikoma N., Hata Y., Muraoka O., Yoshikawa M., *Chem. Pharm. Bull.*, **58**, 1617-1621（2010）
8) a) Hamao M., Matsuda H., Nakamura S., Nakashima A., Semura S., Maekubo S., Wakasugi S., Myoshikawa M., *Bioorg. Med. Chem.*, **19**, 6033-6041（2011）；b) 松田久司，瀬村俊亮，濱尾　誠，中村誠宏，吉川雅之，第 3 回食品薬学シンポジウム講演要旨集，pp. 141-143（2009.11，大阪）
9) 吉川雅之，王涛，杉本幸子，中村誠宏，長友暁史，松田久司，播磨章一，薬学雑誌，**128**，141-151（2008）
10) Yoshikawa M., Sugimoto S., Kato Y., Nakamura S., Wang T., Yamashita C., Matsuda H., *Chem. Biodiv.*, **6**, 903-915（2009）
11) Yoshikawa M., Morikawa T., Yamamoto K., Kato Y., Nagatomo A., Matsuda H., *J. Nat. Prod.*, **68**, 1360-1365（2005）
12) Yoshikawa M., Nakamura S., Kato Y., Matsuhira K., Matsuda H., *Chem. Pharm. Bull.*, **55**, 598-605（2007）
13) 吉川雅之，食品と科学，**49**，25-28（2007）
14) Yoshikawa M., Sugimoto S., Nakamura S., Matsuda H., *Chem. Pharm. Bull.*, **56**, 1297-1303（2008）
15) Sugimoto S., Yoshikawa M., Nakamura S., Matsuda H., *Heterocycles*, **78**, 1023-1029（2009）
16) Morikawa T., Nakamura S., Kato Y., Muraoka O., Matsuda H., Yoshikawa M., *Chem.*

第 3 章　茶花の生体機能：メタボリックシンドローム予防作用

Pharm. Bull., **55**, 293-298（2007）

17）Kitagawa I., Hori K., Motozawa T., Murakami T., Yoshikawa M., *Chem. Pharm. Bull.*, **46**, 1901-1906（1998）

18）Yoshikawa M., Morikawa T., Li N., Nagatomo A., Li X., Matsuda H., *Chem. Pharm. Bull.*, **53**, 1559-1564（2005）

19）Morikawa T., Matsuda H., Li N., Nakamura S., Li X., Yoshikawa M., *Heterocycles*, **68**, 1139-1148（2006）

20）Morikawa T., Li N., Nagatomo A., Matsuda H., Li X., Yoshikawa M., *J. Nat. Prod.*, **69**, 185-190（2006）

21）Morikawa T., Matsuda H., Li N., Li X., Yoshikawa M., *Helv. Chim. Acta*, **90**, 2342-2348（2007）

22）Li N., Morikawa T., Matsuda H., Ninomiya K., Li X., Yoshikawa M., *Heterocycles*, **71**, 1193-1201（2007）

23）Yoshikawa M., Morikawa T., Nakamura S., Li N., Li X., Matsuda H., *Chem. Pharm. Bull.*, **55**, 57-63（2007）

24）Murakami T., Nakamura J., Matsuda H., Yoshikawa M., *Chem. Pharm. Bull.*, **47**, 1759-1764（1999）

25）Murakami T., Nakamura J., Kageura T., Matsuda H., Yoshikawa M., *Chem. Pharm. Bull.*, **48**, 1720-1725（2000）

26）Matsuda H., Hamao M., Nakamura S., Kon'i H., Murata M., Yoshikawa M., *Chem. Pharm. Bull.*, to be published.

27）Matsuda H., Li Y., Yoshikawa M., *Bioorg. Med. Chem.*, **7**, 1737-1741（1999）

28）濱尾　誠，松田久司，中村誠宏，吉川雅之，私立大学戦略的研究基盤形成事業（2008-2012 年度）生物分子システムに基づく創薬科学フロンティア研究 成果発表会（京都，2012.2）講演要旨集

29）Henschler D., Hempel K., Schultze B., Maurer W., *Arzneimittelforschung*, **21**, 1682-1692（1971）

30）a）吉川雅之，王涛，中村誠宏，播磨章一，松田久司，第 35 回生薬分析シンポジウム（大阪，2006,11）講演要旨集，pp. 35-41；b）Morikawa T., Miyake S., Miki Y., Ninomiya K., Yoshikawa M., Muraoka O., *J. Nat. Med.*, in press

31）a）吉川雅之監修，"薬用食品の開発─薬用・有用植物の機能性食品素材への応用"，シーエムシー出版，茶花の機能性成分，吉川雅之著，p103-109（2007）；b）新谷卓弘，第 2 回国際茶花シンポジウム（大阪，2008.9）講演要旨集，p. 16；c）新谷卓弘，第 4 回国際茶花シンポジウム（京都，2010.5）講演要旨集，p. 21

第4章　甘茶の新規生体機能

松田久司*

1　はじめに

　甘茶はユキノシタ科植物のアマチャ（*Hydrangea macrophylla* var. *thunbergii*）の葉部から発酵などの加工処理をして調製される日本特産の生薬で，主産地は長野県で，岩手県や富山県でも栽培されており，年間約30トンが生産されている。アマチャは，その学名からわかるように園芸植物のアジサイ（*H. macrophylla* var. *macrophylla*）と非常に近縁の植物であって，江戸時代にヤマアジサイ（*H. macrophylla* var. *acuminata*）などのHydrangea属植物の中から甘味のある成分変異株が民間で発見されて作り出されたと言われている。甘茶は『第十六改正日本薬局方』に医薬品として収載されており，医薬品の苦味を和らげる矯味剤や口腔清涼剤および甘味料として用いられている。また，砂糖が普及するまで甘味料として広く使われ，防腐効果や味をまろやかにする塩なれ効果もあって，現在も醤油などの製造に用いられてきた。毎年4月8日に行われる釈迦の降誕を祝う仏教行事の灌仏会では，釈迦立像に甘茶湯を注ぐ習慣も知られている。甘茶は，江戸時代に作り出された新しい日本民間薬であるため，薬用としての歴史は浅く，薬効が十分に伝承されておらず，日本の江戸時代の薬物書「大和草本」にも甘味のほかには健康に益するなどと記載されているにすぎない。私たちは甘茶の薬効を明らかにする目的で，種々の薬理スクリーニングを行い，これまでに甘茶メタノール抽出エキスに歯周病原因菌への特異的抗菌作用，抗酸化作用，胃粘膜保護作用，抗アレルギー作用，抗糖尿病作用などを見い出した[1~13]。

　ここでは甘茶含有成分の抗アレルギー作用および抗糖尿病作用について紹介する。

2　甘茶の抗アレルギー作用

2.1　活性成分の単離と抗アレルギー作用

　甘茶メタノール抽出エキスの経口投与（2 g/kg）において，Ⅰ型アレルギーの実験モデルであるラット受身皮膚アナフィラキシー（PCA）反応に対する有意な抑制作用（抑制率：30％）が見出された[1]。そこで，*in vitro* 試験法として，感作モルモット摘出気管平滑筋標本の抗原チャレンジによる収縮反応，脱顆粒促進物質compound 48/80及びカルシウムイオノフォアA23187によって惹起されるラット腹腔肥満（マスト）細胞からのヒスタミン遊離に対する抑制作用を

---

　*　Hisashi Matsuda　京都薬科大学　生薬学分野　准教授

第4章 甘茶の新規生体機能

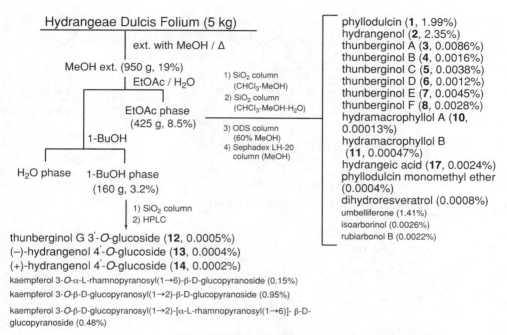

図1 甘茶成分の分離スキーム
括弧内は原料生薬からの単離収率を示す。

指標に活性成分の探索を進めた（図1）。既知主要成分 phyllodulcin（**1**）や hydrangenol（**2**）などの他に新規活性成分としてイソクマリン thunberginol A（**3**），B（**4**），ジヒドロイソクマリン thunberginol C（**5**），D（**6**），E（**7**），ベンジリデンフタリド thunberginol F（**8**），フタリド hydramacrophyllol A（**10**），B（**11**），ジヒドロイソクマリン配糖体 thunberginol G 3'-*O*-glucoside（**12**），(−)-hydrangenol 4'-*O*-glucoside（**13**），(+)-hydrangenol 4'-*O*-glucoside（**14**）などを単離し，それらの化学構造を明らかにした（図2）[2]。

甘茶の抗アレルギー成分の中で tunberginol A（**3**），B（**4**）および F（**8**）に特に顕著な活性が認められ，合成抗アレルギー薬の tranilast や disodium cromoglycate（DSCG）よりも強い活性を示した（表1）。**3** や **8** の含量が少なかったことから，主成分 phyllodulcin（**1**）から新規ラクトン化反応を用いて **3**，**8** への化学誘導を行い[3]，*in vivo* での評価を行ったところ，**3** は 100〜500 mg/kg の経口投与によって用量依存的にラット PCA 反応を抑制し，合成医薬品トラニラストに匹敵するものであった（図3）。さらに，**3** は抗 DNP IgE での受動感作によるマウス耳介 PCA やラット気道アナフィラキシー反応などの I 型アレルギーモデルに対しても抑制作用を示すことが明らかとなった。一方，*in vitro* で **3** よりも強い活性を示した **8** は，ラット PCA 反応においては **3** よりも弱い作用を示すにすぎず，**1** にはほとんど作用が認められず，**2** の活性もトラニラストよりも弱いものであった[4]。つぎに，強い抗 I 型アレルギー作用を示した **3** について II，III，IV 型アレルギーに対する作用を検討したところ，II，III 型アレルギーモデルでは有

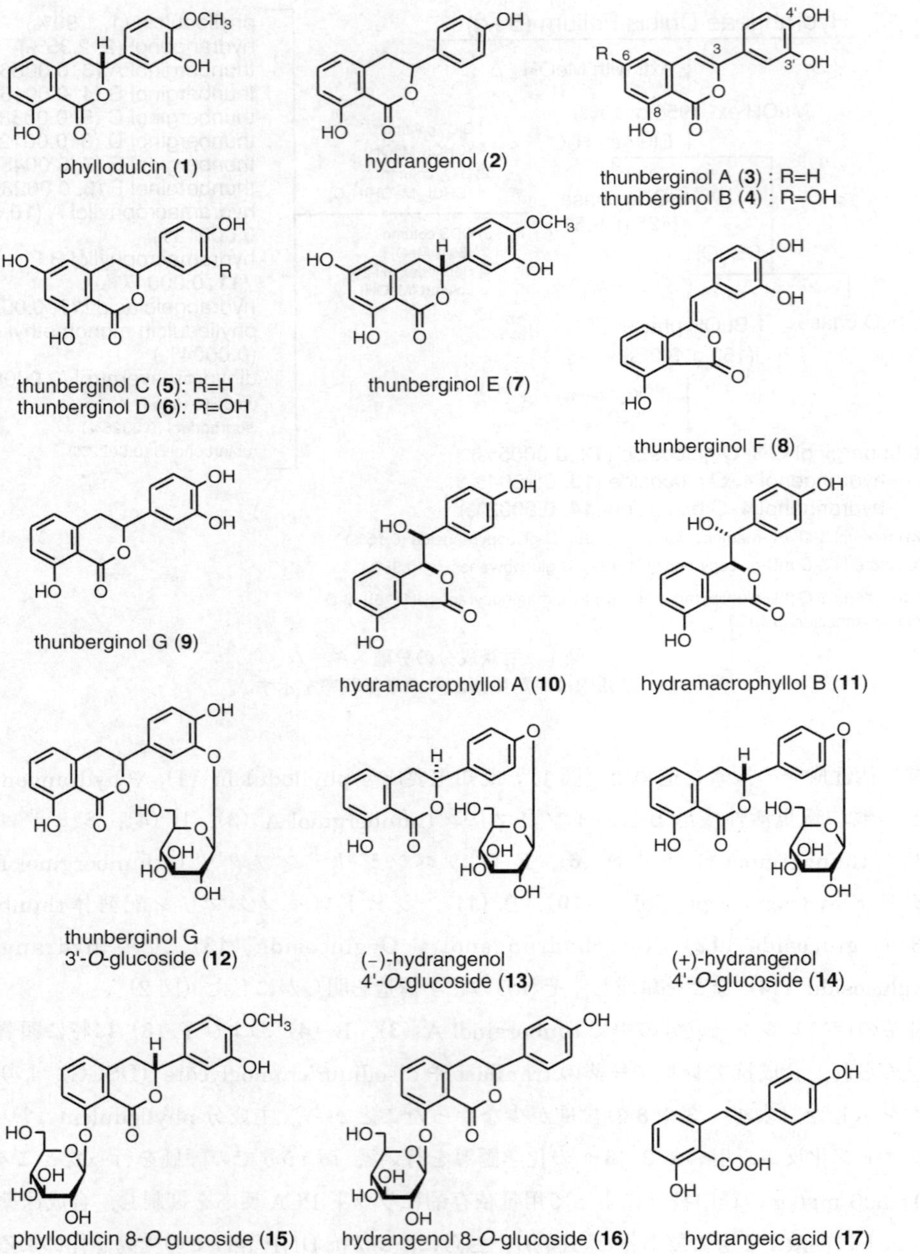

薬用食品の開発 II

図2 甘茶成分の化学構造

効性が認められなかったが，Tリンパ球が関与するIV型アレルギーモデルであるマウス耳介接触性皮膚炎の一次反応及び綿羊赤血球誘発足浮腫反応に対して抑制作用が認められた（図4）[4]。これらの結果から，甘茶のイソクマリン類を中心とする成分は，I型及びIV型アレルギーに対して

第4章 甘茶の新規生体機能

表1 甘茶含有成分の脱顆粒抑制作用

	ラット腹腔肥満作用			RBL-2H3 細胞	
	Compound 48/80[a]	A23187[a]	Antigen[b]	A23187[c]	Antigen[d]
Phyllodulcin (**1**)	NE	>100 (35%)	NE	>100 (22)	90
Hydrangenol (**2**)	>100 (23%)	NE	>100 (16%)	>100 (12)	>100 (36)
Thunberginol A (**3**)	22	9.4	64	22	17
Thunberginol B (**4**)	76	91	10	6.2	5.7
Thunberginol C (**5**)	NE	85	92	—	>100 (44)
Thunberginol D (**6**)	90	NE	>100 (47%)	—	—
Thunberginol E (**7**)	85	NE	93	—	48
Thunberginol F (**8**)	9.8	20	10	15	19
Thunberginol G (**9**)	NE	NE	89	—	>100 (14)
Hydramacrophyllol A (**10**)	—	—	>100 (42%)	—	—
Hydramacrophyllol B (**11**)	—	—	>100 (47%)	—	—
(−)-Hydrangenol 4'-O-glucoside (**13**)	NE	NE	NE	—	—
Phyllodulcin 8-O-glucoside (**15**)	NE	NE	NE	—	—
Hydrangenol 8-O-glucoside (**16**)	NE	NE	NE	—	—
Hydrangeic acid (**17**)	NE	NE	NE	—	—
Piceatannol	NE	NE	91	—	24

数値は IC_{50} (μM) を示し，括弧内は 100 μM における抑制率（%）を示す。
NE は 100 μM における抑制率（%）が 10% 未満であることを示す。

a) ラット腹腔肥満細胞を compound 48/80 またはカルシウムイオノフォア A23187 で刺激し，10 分後にヒスタミン遊離量を測定した。
b) ラット腹腔浸出細胞を未精製のまま抗 DNP IgE 抗体で感作し，フォスファチジルセリン存在下，抗原（DNP-BSA）で刺激し，20 分後にヒスタミン遊離量を測定した。
c) RBL-2H3 細胞をカルシウムイオノフォア A23187 で刺激し，10 分後に β-hexosaminidase 遊離量を測定した。
d) RBL-2H3 細胞を抗 DNP IgE 抗体で感作し，抗原（DNP-BSA）で刺激し，10 分後に β-hexosaminidase 遊離量を測定した。

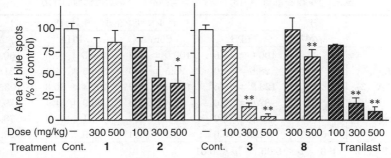

図3 ラット受身皮膚アナフィラキシー（PCA）反応に対する Phyllodulcin（**1**），Hydrangenol（**2**），Thunberginol A（**3**）および F（**8**）の効果
平均値±標準誤差，$n = 5$-10，$^{*}p < 0.05$，$^{**}p < 0.01$

経口投与によって有効性を示すことが明らかとなった。

続いて，thunberginol A（**3**）について，Ⅳ型アレルギーや細胞性免疫に関与するリンパ球の増殖に及ぼす作用を検討した。その結果，**3**は細胞に直接的な障害を与えない濃度（10 μM）で，リポ多糖（LPS）刺激によるB細胞の増殖及びconcanavalin A（Con. A）や抗原（スカシガイヘモシアニン，KLH）刺激によるT細胞の増殖を抑制した（表2）。これらの結果より，**3**のⅣ型アレルギー抑制の作用機序の一つとしてリンパ球に対する活性化抑制作用が関与していることが示唆された[5]。

また，肥満細胞と同様に好塩基球もまた抗原刺激による脱顆粒に伴う炎症性メディエーターの遊離や炎症性サイトカイン類の産生を介し，アレルギー反応に重要に関与しているが，compound 48/80 では脱顆粒を起こしにくいなど，肥満細胞とは異なった特性を有している。そこで，好塩基球由来のラット好塩基球白血病（RBL-2H3）細胞を用い，抗原（DNP-BSA）刺激による脱顆粒に及ぼす作用のみならず遅発反応やIgE産生に関与するサイトカインとしてTNF-αやIL-4の産生・遊離に及ぼす作用について検討した。

Phyllodulcin（**1**），hydrangenol（**2**）およびthunberginol類**3**〜**9**について，RBL-2H3細胞を用い，抗原（DNP-BSA）やカルシウムイオノフォアA23187刺激による脱顆粒に対する

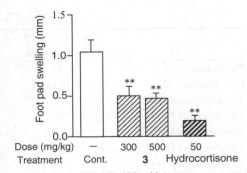

図4　マウス遅延型足浮腫に対する Thunberginol A（**3**）およびヒドロコーチゾンの効果

平均値±標準誤差，$n = 5-6$，$**p < 0.01$
マウスの右後肢足蹠皮下に綿羊赤血球（SRBC）を投与することにより免疫をおこなった。5日後にSRBCを左後肢足蹠皮下に投与して遅延型足浮腫反応を惹起し，24時間後に判定した。被験薬物は反応惹起直前と8時間後に経口投与した。

表2　Thunberginol A（**3**）のマウス脾臓リンパ球活性化抑制作用

	濃度 (μM)	ホルマザン生成（相対値%）			
		LPS[1]	Con. A[1]	PHA[1]	Antigen[2]
Control	—	100.0 ± 7.6	100.0 ± 3.7	100.0 ± 4.6	100.0 ± 6.1
Non-stimulated	—	28.6 ± 1.0	23.5 ± 1.3	28.5 ± 4.93	21.6 ± 1.3
Thunberginol A (**3**)	1	123.2 ± 10.5*	100.0 ± 11.2	100.4 ± 10.3	103.1 ± 16.7
	10	82.6 ± 3.6*	52.4 ± 3.8**	96.9 ± 4.9	79.3 ± 4.1**
Hydrocortisone	0.001	99.2 ± 5.2	90.0 ± 6.8	93.1 ± 12.9	73.4 ± 5.4**
	0.01	82.6 ± 10.6**	55.2 ± 7.4**	69.9 ± 6.2**	23.8 ± 1.9**

平均値±標準誤差，$n = 4-6$，$*p < 0.05$，$**p < 0.01$

1) C57BL/6マウスの脾細胞を96ウェルマイクロプレートに播種し，被験物質およびマイトジェン［LPS：10 μg/mL Con. A：1 μg/mL，PHA（phytohemagglutinin）：20 μg/mL］を添加して3日間培養した。リンパ球の増殖度はMTTアッセイにより行った。
2) スカシガイヘモシアニン（KLH）で感作したC57BL/6マウスの脾細胞を96ウェルマイクロプレートに播種し，被験物質および抗原（KLH）を添加して3日間培養した。リンパ球の増殖度はMTTアッセイにより行った。

第4章　甘茶の新規生体機能

抑制作用を検討した。脱顆粒の指標としては，脱顆粒と共に遊離される酵素 β-hexosaminidase の量を測定した。その結果，肥満細胞を用いた場合と同様に，**1** や **2** には弱い活性しか認められなかったが，**3**，**4** および **8** に活性が認められ，ラット腹腔肥満細胞を用いた場合と同様の構造活性相関が確認された（表1）[6, 7]。すなわち，①強い活性発現には芳香環上の酸素官能基，3,4 位二重結合の存在が必須である；②ラクトン構造は活性を増強させる（同一実験条件下でのスチルベン piceatannol の活性は[8]，ラクトン構造を有する thunberginol B（**4**）に比べ減弱している）；③ phyllodulcin（**1**）や thunberginol A（**3**）の6位に水酸基を導入した thunberginol E（**7**）や **4** では活性が増強することが明らかとなった（図5）。

　抗原による刺激から3, 4時間以上経過すると，肥満細胞や好塩基球からサイトカイン［IL-3, 4, 5, 6, TNF-α, granulocyte-macrophage colony-stimulating factor（GM-CSF）など］の産生・遊離が生じる。これらは好中球や好酸球などの炎症系細胞の遊走・蓄積を起こし，I 型アレルギーにおける遅発相に関与していると考えられている。そこで，phyllodulcin（**1**），hydrangenol（**2**）および特に強い脱顆粒抑制活性が認められた thunberginol A（**3**），B（**4**），F（**8**）について，遅発相への影響を明らかにする目的で，RBL-2H3 細胞における抗原（DNP-BSA）刺激後のメディウム中への TNF-α および IL-4 遊離量を，ELISA 法を用いて測定し，それらの遊離抑制作用を検討した。その結果，**3** および **4** は，有意に TNF-α および IL-4 のメディウム中への遊離を抑制した（表3）。以上の結果から考察し，**3** および **4** はI型アレルギーにおいて，即時相だけではなく遅発相をも抑制する可能性が示唆された[7]。

2.2　活性成分の作用機序

　甘茶成分 thunberginol 類の作用機序の解明に向けて種々検討を行った[9, 10]。ここでは RBL-2H3 細胞を用いて検討した結果を紹介する。

　まず，脱顆粒には細胞内遊離カルシウムイオン濃度 $[Ca^{2+}]_i$ の上昇が必須であることから，thunberginol A（**3**），B（**4**），F（**8**）の抗原刺激後の $[Ca^{2+}]_i$ の上昇に及ぼす影響について検

表3　Thunberginol 類，Piceatannol および Luteolin の TNF-α および IL-4 産生抑制作用

	IC$_{50}$（μM）	
	TNF-α	IL-4
Phyllodulcin（**1**）	> 100	> 100
Hydrangenol（**2**）	> 100	> 100
Thunberginol A（**3**）	23	43
Thunberginol B（**4**）	11	19
Thunberginol F（**8**）	41	> 100
Piceatannol	30	72
Luteolin	5.8	3.7

RBL-2H3 細胞を抗原（DNP-IgE）刺激し，4時間後にメディウム中の TNF-α および IL-4 濃度を ELISA キットを用いて測定した。

討した。その結果，**3**，**4**，**8** はいずれも濃度依存的に $[Ca^{2+}]_i$ の上昇を抑制した。一方，カルシウムイオノフォア A23187 刺激において，**3**，**4**，**8** は $[Ca^{2+}]_i$ の上昇を抑制しなかったにもかかわらず，A23187 による脱顆粒を抑制した[7]。これらの結果から **3**，**4**，**8** は抗原刺激から $[Ca^{2+}]_i$ 上昇に至るまでの系とそれ以降の両方に作用点を有することが推察された[7]。次に，最も強い抑制活性を示した thunberginol B（**4**）について SDS-PAGE

図5　Thunberginol 類の構造活性相関

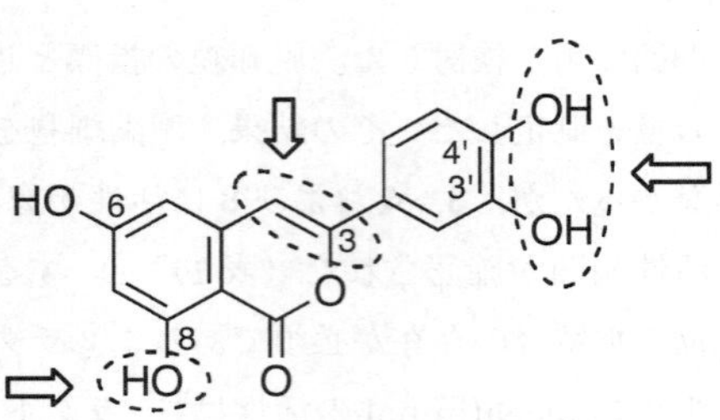

⇒ 強い活性発現のために必須な部分構造

ウェスタンブロット法および RT-PCR 法を用い，細胞内シグナル伝達に関与するタンパク質および mRNA の発現に及ぼす影響について検討した。その結果，**4** は ERK のリン酸化および c-Fos mRNA の発現を抑制したことから，ERK を介したパスウェイに影響を与えていることが明らかになった。さらに，**4** は c-Jun および p-38 のリン酸化を抑制することが確認された。また，cDNA マイクロアレイによる網羅的な mRNA 発現について検討したところ，抗原刺激後に TNF-α，IL-2，3，4，13 および GM-CSF などの mRNA の発現増加が観察され，抗アレルギー作用が報告されている luteolin と同様に，**4** はこれら mRNA の発現増加を抑制した。さらにこの結果は RT-PCR 法で確認された[10]。

次に，標的部位を明らかにする目的で，種々のキナーゼに及ぼす影響について FRET 法（Z'-LYTE™, invitrogen）を用いて検討したところ，シグナル伝達の上流に存在する spleen tyrosine kinase（SYK）に対する強い抑制活性が認められ，次いで LYN，BTK，PI3K などに対する緩和な抑制活性が認められた。一方，MEK1，ERK，JNK1 などの主要な MAP キナーゼに対する抑制活性を示さなかった。Thunberginol 類の SYK 阻害作用と脱顆粒抑制作用に相関性が認められ（表4），**4** 処理によって SYK の下流に存在する膜型アダプター分子 linker for activation of T cells（LAT）のリン酸化の抑制が確認された（図6）。また，thunberginol 類は

表4　Z'-LYTE™ キナーゼアッセイにおける SYK 阻害と脱顆粒抑制作用

	抑制率（%）						IC$_{50}$（μM）
濃度（μM）	0.3	1	3	10	30	100	
Phyllodulcin（**1**）	–	–		-2	11	20 (52)	> 100 (90)
Hydrangenol（**2**）	–	–		2	-2	9 (36)	> 100 (> 100)
Thunberginol A（**3**）	–	13	27 (2)	50 (29)	- (75)	–	10.7 (17)
Thunberginol B（**4**）	3	11	30 (16)	60 (81)	87 (101)	–	6.8 (5.7)
Thunberginol C（**5**）	–	–		0 (6)	11 (8)	33 (44)	(> 100)
Thunberginol E（**7**）	–	–		8 (14)	20 (33)	53 (77)	100 (48)
Thunberginol G（**11**）	–	–		-4	-2	6 (14)	> 100 (> 100)
Piceatannol	–	–	19	55 (7)	77 (79)	94 (105)	8.9 (24)
Luteolin	5	26 (17)	55 (48)	86 (91)	96	–	2.4 (3.0)

括弧内の数値は RBL-2H3 細胞での抗原刺激における β-hexosaminidase 遊離抑制作用を示す。

第 4 章　甘茶の新規生体機能

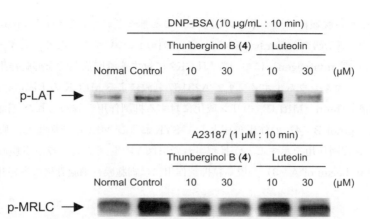

図6　抗原およびカルシウムイオノフォア A23187 刺激による LAT および MRLC のリン酸化に及ぼす Thunberginol B (4) および Luteolin の作用（SDS-PAGE ウェスタンブロットによる）

表 5　Z'-LYTE™ キナーゼアッセイにおける MLCK2 阻害と脱顆粒抑制作用

	濃度（μM）						IC_{50}（μM）
		0.3	1	3	10	30	
		抑制率（%）					
Thunberginol B (4)		14 (−)	43 (0.7)	67 (30)	83 (74)	− (94)	1.3 (5.1)
Luteolin		30 (−)	37 (17)	68 (43)	130 (70)	− (79)	1.5 (3.9)

括弧内の数値は RBL-2H3 細胞でのカルシウムイオノフォア A23187 刺激における β-hexosaminidase 遊離抑制作用を示す。

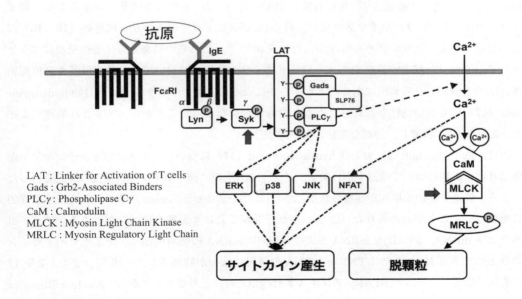

LAT : Linker for Activation of T cells
Gads : Grb2-Associated Binders
PLCγ : Phospholipase Cγ
CaM : Calmodulin
MLCK : Myosin Light Chain Kinase
MRLC : Myosin Regulatory Light Chain

➡ Thunberginol B (4) の推定される作用点

図7　抗原刺激における情報伝達

薬用食品の開発Ⅱ

[Ca²⁺]ᵢ上昇後から脱顆粒に至る系を抑制していると推察されたことから，myosin light chain kinase（MLCK）に及ぼす thunberginol B（**4**）の作用について検討した。まず，キナーゼアッセイ（Z'-LYTE™, invitrogen）において MLCK2 に対する濃度依存的な抑制作用が確認された（表5）。さらに，カルシウムイオノフォア A23187 刺激による MLCK の下流に存在する myosin regulatory light chain（MRLC）のリン酸化に対する抑制作用が認められた（図6）。以上の結果から thunberginol B（**4**）の作用機序として SYK および MLCK を阻害し，脱顆粒抑制やサイトカイン生成抑制作用を示すことが推察された（図7）[11]。その他，ラット腹腔肥満細胞を用いた実験で thunberginol A（**3**）の脱顆粒抑制作用には細胞膜や細胞骨格の安定化の関与も推察されている[9]。

3　甘茶の抗糖尿病作用

　最近，インスリン抵抗性改善薬として臨床応用されている pioglitazone などのチアゾリジン誘導体は核内受容体型転写因子 PPARγ の強力なアゴニストで，主に脂肪細胞における PPARγ に作用することによってインスリン抵抗性を改善すると考えられている。そこで，PPARγ アゴニストが脂肪前駆細胞 3T3-L1 の脂肪細胞への分化を促進し，中性脂質（TG）の蓄積，アディポネクチンの産生や糖の取込を増加させることに着目し，細胞内 TG の蓄積量を指標にスクリーニングを実施したところ，甘茶の酢酸エチル分画に活性が見い出された。単離・精製した成分について検討したところ，比較対照薬 troglitazone と同様に phyllodulcin（**1**）および hydrangenol（**2**）は細胞内 TG 量は有意に増加した。一方，6 位に水酸基を有するジヒドロイソクマリン（**5**, **6**, **7**）やイソクマリン（**4**）およびジヒドロイソクマリン配糖体（**15**, **16**）においてはほとんど活性が認められなかった（表6）[12, 13]。これらの結果から，活性発現にはジヒドロイソクマリン構造が重要であり，ジヒドロイソクマリンにおいては 6 位水酸基や 8 位配糖体は活性を減弱させる傾向にあることが明らかになった。また，スチルベン化合物 hydrangeic acid（**17**）にも強い活性が認められたが，含有量が少なかったことから，アルカリ処理によって，**2** から **17** に誘導し，詳細な実験に用いた[12, 13]。

　次に，hydrangenol（**2**）および hydrangeic acid（**17**）について，アディポネクチン産生・遊離に及ぼす影響について検討する目的で，メディウム中のアディポネクチン濃度の測定を行ったところ，濃度依存的な増加が観察された。さらに，³H-2-deoxyglucose の取り込みを濃度依存的に増加させることが認められた（表7）。遺伝子発現に及ぼす影響を検討したところ，アディポネクチン mRNA，PPARγ2 mRNA および GLUT4 mRNA の発現増加とアディポサイトカインのひとつである IL-6 または TNF-α mRNA の発現の減少が観察された（表8）。また，**2** や **17** の遺伝子発現パターンが PPARγ アゴニスト troglitazone と異なることから，Nuclear Receptor Cofactor Assay 法を用いて受容体レベルでのアゴニスト活性を検討したところ，いずれの化合物もアゴニスト活性を示さなかった（図8）[12, 13]。

第4章 甘茶の新規生体機能

表6 3T3-L1細胞における甘茶含有成分の分化促進作用

	濃度 (μM) 0	1	3	10	30	100
			細胞内 TG 増加率（%）			
Phyllodulcin (1)	0.0 ± 0.8	-0.7 ± 1.7	12.8 ± 3.0*	9.8 ± 2.1	23.8 ± 3.3**	20.3 ± 4.0**
Hydrangenol (2)	0.0 ± 1.3	14.4 ± 2.2**	19.2 ± 4.4**	17.7 ± 4.0**	29.9 ± 5.5**	41.3 ± 5.3**
Thunberginol A (3)	0.0 ± 3.0	8.0 ± 2.6	17.5 ± 3.1**	19.6 ± 3.7**	15.7 ± 3.5**	-27.6 ± 1.3**
Thunberginol B (4)	0.0 ± 4.4	-3.8 ± 2.0	-8.0 ± 5.3	-7.8 ± 4.4	7.2 ± 4.7	-54.1 ± 0.8**
Thunberginol C (5)	0.0 ± 3.9	-9.3 ± 2.3	-7.5 ± 3.3	-11.1 ± 2.0*	-17.6 ± 4.7*	1.4 ± 2.5
Thunberginol D (6)	0.0 ± 1.8	-1.2 ± 1.3	2.8 ± 3.1	-0.8 ± 1.2	4.0 ± 2.4	12.5 ± 1.4*
Thunberginol E (7)	0.0 ± 5.7	-6.3 ± 5.0	-7.5 ± 4.2	-8.0 ± 2.2	3.4 ± 2.0	-4.0 ± 3.1
Thunberginol F (8)	0.0 ± 4.1	2.1 ± 4.4	6.2 ± 6.2	6.2 ± 2.2	8.3 ± 6.7	-54.8 ± 2.0**
Hydrangenol 8-*O*-glucoside (16)	0.0 ± 1.7	11.1 ± 4.7	11.2 ± 4.6	1.2 ± 3.6	10.5 ± 2.5	9.2 ± 3.2
Phyllodulcin 8-*O*-glucoside (15)	0.0 ± 1.8	-3.6 ± 4.4	-8.7 ± 2.7	-1.5 ± 1.7	-3.0 ± 5.7	-6.6 ± 4.2
Hydrangeic acid (17)	0.0 ± 3.8	2.2 ± 1.4	11.7 ± 3.4	11.1 ± 7.3	27.3 ± 4.7**	41.2 ± 2.6**
Troglitazone	0.0 ± 1.6	33.8 ± 1.6**	40.5 ± 1.6**	39.6 ± 1.8**	-	-

平均値±標準誤差，$n = 4$，**$p < 0.01$
48ウェルマルチプレートに播種したマウス線維芽細胞3T3-L1（5×10^4 cells/150 μL/well）を10% FBSを含むDMEM培地で24時間培養した．次に，1 μM dexamethasone，0.5 mM 3-isobutyl-1-methylxanthin，5 μg/mL insulinおよび被験物質を含むDMEM（4500 mg/mL glucose）培地（differentiation medium）で培養することによって脂肪細胞へ分化誘導させた．播種から4日目および6日目に，5 μg/mL insulinおよび被験物質を含むDMEM（4500 mg/mL glucose）培地（maintain medium）に交換し，培養した．播種から8日目に培地を除き，精製水200 μLを加えて細胞を超音波破砕し，破砕液中の中性脂質（TG）濃度を測定した．

最後に，1および17のKK-A^{y}マウスを用いた抗糖尿病作用について検討したところ，投与2週間後において有意な血糖値の低下が認められた（表9）。また，17については内臓脂肪の減少傾向が観察された[12, 13]。

以上の結果から，甘茶の主要成分hydrangenol (1) などは抗糖尿病薬開発における新規シード化合物として有望と思われ，今後，より詳細な作用機序の解明が望まれる。

4 甘茶の加工調製における化学過程の解析

甘茶は，アマチャ葉をよく揉んだ後，発酵させたものを乾燥して調製する。アマチャの葉から

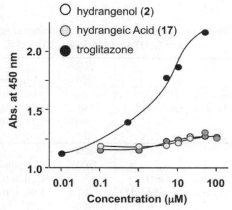

図8 PPARγ アゴニスト活性
PPARγに対するアゴニスト活性はnuclear receptor cofactor assay system（EnBio RCAS for PPARγ，EnBioTec Laboratories）を用いて評価した。縦軸は吸光度（450 nm）を示す。

薬用食品の開発 II

表7 Hydrangenol（**2**）および Hydrangeic acid（**17**）のアディポネクチン遊離抑制作用および 2- デオキシグルコース（2-DG）取込抑制作用

	濃度（μM）	アディポネクチン濃度[a] 相対値（%）	2-DG 取込量[b] 相対値（%）
Control（DMSO）	−	100 ± 0.1（6 日目）	100 ± 3（8 日目）
Hydrangenol（**1**）	1	−	117 ± 2
	3	104 ± 0.1	160 ± 10[**]
	10	128 ± 0.1[**]	221 ± 9[**]
	30	143 ± 0.1[**]	245 ± 8[**]
	100	152 ± 0.1[**]	302 ± 12[**]
Troglitazone	3	154 ± 0.1[**]	388 ± 24[**]
Control（DMSO）	−	100 ± 1（8 日目）	100 ± 4（8 日目）
Hydrangeic acid（**17**）	1	102 ± 3	101 ± 6
	3	106 ± 1	117 ± 1
	10	120 ± 5[**]	130 ± 2[**]
	30	123 ± 5[**]	152 ± 5[**]
	100	140 ± 5[**]	172 ± 5[**]

平均値±標準誤差，$n = 3$ または 4，[**]$p < 0.01$

a) 48 ウェルマルチプレートに播種したマウス線維芽細胞 3T3-L1（5×10^4 cells/150 μL/well）を同様に分化誘導させ，播種から 6 日目または 8 日目にメディウム中のアディポネクチン濃度を ELISA キットを用いて測定した。

b) 48 ウェルマルチプレートに播種したマウス線維芽細胞 3T3-L1（5×10^4 cells/150 μL/well）を同様に分化誘導させ，播種から 8 日目の細胞を，無血清培地で 4 時間培養した。その後，冷 Krebs-Ringer phosphate（KRP）液で 3 回洗浄した。100 nM の insulin を含む KRP 液で 20 分間インキュベーション後，1 μCi/mL の 2-deoxy-D-(2, 6-^{3}H) glucose を含む 0.1 mM の 2-deoxy-D-glucose を加えることによって糖の取り込みを開始させた。37℃，10 分間インキュベーション後，冷 PBS で 3 回洗浄し，1 M NaOH（200 μL/well）を加えて 2 時間インキュベーションすることにより細胞を溶解させた。1 M HCl で中和した後，液体シンチレーションカウンターにて放射活性を測定し，2-DG 取込量を算出した。

表8 Hydrangenol（**2**）および Hydrangeic acid（**17**）の Adiponectin, PPARγ2, IL-6 または TNF-α, および GLUT4 mRNA 発現に及ぼす作用

	濃度 （μM）	各 mRNA/β-actin mRNA（6 日目）			
		Adiponectin	PPARγ2	IL-6	GLUT4
Control（DMSO）	−	1.00 ± 0.09	1.00 ± 0.05	1.00 ± 0.02	1.00 ± 0.10
Hydrangenol（**1**）	30	1.98 ± 0.06[**]	1.92 ± 0.03[**]	0.78 ± 0.03[**]	1.12 ± 0.07
	100	2.46 ± 0.09[**]	2.65 ± 0.08[**]	0.51 ± 0.05[**]	1.38 ± 0.04[**]
Troglitazone	3	3.01 ± 0.11[**]	1.09 ± 0.02	0.89 ± 0.02	2.92 ± 0.11[**]
	濃度 （μM）	各 mRNA/β-actin mRNA（8 日目）			
		Adiponectin	PPARγ2	TNF-α	GLUT4
Control（DMSO）	−	1.00 ± 0.11	1.00 ± 0.06	1.00 ± 0.16	1.00 ± 0.12
Hydrangeic acid（**17**）	30	1.00 ± 0.06	1.16 ± 0.08	0.40 ± 0.02[**]	1.11 ± 0.05
	100	1.57 ± 0.04[**]	1.89 ± 0.14[**]	0.39 ± 0.07[**]	1.80 ± 0.12[**]
Troglitazone	3	2.75 ± 0.07[**]	1.05 ± 0.14	0.53 ± 0.05[**]	6.55 ± 0.10[**]

平均値±標準誤差，$n = 3$ または 4，[**]$p < 0.01$

マウス線維芽細胞 3T3-L1（1×10^6 cells/2 mL/well）を 6 well マルチプレートに播種し，同様に脂肪細胞へ分化誘導させた。播種から 4 日目に 10% FBS，5 μg/mL insulin および被験物質を含む maintain medium に交換し，培養した。6 日目または 8 日目に培地を除き，冷 PBS で 3 回洗浄したのち，total RNA を抽出した。逆転写後，real-time PCR を実施した。データは β-actin mRNA との比率を求め，control 群との比率で表した。

第 4 章　甘茶の新規生体機能

表 9　KK-A^y マウスにおける血糖値，TG 値および FFA 値に及ぼす Hydrangenol（**2**）および Hydrangeic Acid（**17**）の効果

	用量 (mg/kg, *p.o.*)	*n*	血糖値（mg/dL）		
			0 w	1 w	2 w
Normal（C57 BL/6）	–	6	239.1 ± 11.2 [**]	253.2 ± 12.8 [**]	236.1 ± 9.3 [**]
Control（vehicle）	–	14	343.9 ± 24.7	482.1 ± 10.7	491.3 ± 8.9
Hydrangenol（**1**）	100	13	336.3 ± 20.0	389.1 ± 23.0 [**]	422.7 ± 15.5 [*]
	200	13	336.0 ± 20.6	397.5 ± 26.9 [*]	411.2 ± 25.4 [**]
Control（vehicle）	–	6	339.6 ± 19.9	381.9 ± 32.9	387.9 ± 42.3
Hydrangeic acid（**17**）	100	6	330.4 ± 14.9	393.3 ± 40.3	400.6 ± 38.1
	200	6	326.2 ± 25.3	334.7 ± 12.7	332.0 ± 10.9 [**]
Control（vehicle）	–	7	324.9 ± 24.6	355.1 ± 41.2	470.3 ± 19.5
Troglitazone	50	7	322.1 ± 28.7	361.9 ± 28.0	439.3 ± 16.6
	100	7	323.3 ± 19.2	315.6 ± 21.4	338.2 ± 30.3 [**]

平均値 ± 標準誤差，$^*p < 0.05$，$^{**}p < 0.01$
KK-A^y マウス（5 週令）に被験薬物を 1 日 1 回経口投与した。採血はエーテル麻酔下非絶食状態で眼窩静脈より行った。

phyllodulcin 8-*O*-glucoside（**15**）や hydrangenol 8-*O*-glucoside（**16**）が単離され，これが発酵処理によって加水分解されて甘茶の甘味成分 phyllodulcin（**1**）や hydrangenol（**2**）になると推定されていた。ラット PCA 反応において，甘茶エキスに有意な抑制作用が認められたが，未発酵のアマチャ葉エキスには有意な作用は認められなかった。さらに，配糖体 **15** や **16** はヒスタミン遊離に対して全く抑制活性を示さなかったことから（表 1），加工調製に伴って抗アレルギー活性成分が生成すると推察された。そこで，甘茶の加工調製における化学過程の解析を行う目的で，アマチャ葉の成分について詳細に探索したところ，**15**，**16** のほかに新規成分として 3*R*-及び 3*S*-phyllodulcin 3'-*O*-glucoside，3*R*-及び 3*S*-hydrangenol 4'-*O*-apiosylglucoside，3*R*-及び 3*S*-thunberginol H 8-*O*-glucoside，3*R*-及び 3*S*-thuberginol I 4'-*O*-glucoside，thunberginol I 8-*O*-glucoside 及び *seco*-イリドイド複合体 hydramacroside A，B を単離し，それらの化学構造を明らかにした[14]。そして，**1**，**2**，**15**，**16** について HPLC を用いて甘茶加工調製時における成分変化や含量の変動，存在部位及び季節的変動の解析を行った。その結果，アマチャ葉から甘茶への調製において，これまで推定されていた発酵過程で **15**，**16** などの配糖体から **1**，**2**，thunberginol 類への加水分解が生じることが確認された。また，アマチャ成木の葉部，茎の上，中，下部及び根部について定量比較したところ，葉部にジヒドロイソクマリン類が高濃度に含有されていることが判明した。さらに，アマチャ生育過程におけるジヒドロイソクマリン類の含量の変動を検討し，10 月から 11 月頃にかけての収穫が好ましいことなどが確認された[15]。

　最近，アジサイや甘茶の摂取を原因とする食中毒や嘔吐が報告されている。中国産アジサイから数種の青酸配糖体が単離され，私たちはその化学構造を明らかにしたが[16]，これまでのところ

甘茶からは単離できていない。その後，宮永らによって，高濃度の甘茶では強い苦みと悪心を呈し，強い苦みを示す水可溶性分画から抗マラリア・催吐性アルカロイド ferbrifugine が検出されたことからこのアルカロイド成分が悪心の原因物質であると推定されている[17]。さらに，苦みを呈するのは水可溶性分画であって phyllodulcin や hydrangenol などが含まれる酢酸エチル可用性分画ではなかったことから，甘茶エキスの製造方法に工夫が必要と思われる。

　以上，甘茶の新規生体機能として，抗アレルギー作用と抗糖尿病作用について述べてきたが，thunberginol 類は微量成分であり，合成方法の開発が必要であった[3, 18]。一方，hydrangenol（**2**）は甘茶中に高含量で含み，緩和な作用ではあるが抗アレルギー作用と抗糖尿病作用を有することから有効成分として重要であると思われる。今後，品種改良や抽出方法の改良により，より有効で安全性が高い甘茶エキスの開発が望まれる。

文　献

1) a) 山原條二，松田久司，下田博司，石川ひふみ，川守秀輔，割石紀子，原田英美子，村上啓寿，吉川雅之，薬誌，**114**，401-413（1994）；b) 山原條二，三木晶子，塚本貴庸子，村上啓寿，吉川雅之，*Natural Medicines*，**49**，84-87（1995）

2) a) Yoshikawa M., Uchida E., Chatani N., Murakami N., Yamahara J., *Chem. Pharm. Bull.*, **40**, 3121-3123（1992）; b) Yoshikawa M., Uchida E., Chatani N., Kobayashi H., Naitoh Y., Okuno Y., Matsuda H., Yamahara J., Murakami N., *Chem. Pharm. Bull.*, **40**, 3352-3354（1992）; c) Yoshikawa M., Harada E., Naitoh Y., Inoue K., Matsuda H., Shimoda H., Yamahara J., Murakami N., *Chem. Pharm. Bull.*, **42**, 2225-2230（1994）; d) Yoshikawa M., Matsuda H., Shimoda H., Shimada H., Harada E., Naitoh Y., Miki A., Yamahara J., Murakami N., *Chem. Pharm. Bull.*, **44**, 1440-1447（1996）

3) Yoshikawa M., Shimada H., Yagi N., Murakami N., Shimoda H., Yamahara J., Matsuda H., *Chem. Pharm. Bull.*, **44**, 1890-1898（1996）

4) a) Matsuda H., Shimoda H., Yamahara J., Yoshikawa M., *Biol. Pharm. Bull.*, **22**, 870-872（1999）; b) 山原條二，松田久司，下田博司，割石紀子，矢木信博，村上啓寿，吉川雅之，日薬理誌，**105**，365-379（1995）

5) a) Matsuda H., Shimoda H., Yamahara J., Yoshikawa M., *Bioorg. Med. Chem. Lett.*, **8**, 215-220（1998）; b) Shimoda H., Matsuda H., Yamahara J., Yoshikawa M., *Biol. Pharm. Bull.*, **21**, 809-813（1998）

6) Matsuda H., Shimoda H., Yoshikawa M., *Bioorg. Med. Chem.*, **7**, 1445-1450（1999）

7) Wang Q., Matsuda H., Matsuhira K., Nakamura S., Yuan D., Yoshikawa M., *Biol. Pharm. Bull.*, **30**, 388-392（2007）

8) Matsuda H., Tewtrakul S., Morikawa T., Yoshikawa M., *Bioorg. Med. Chem.*, **12**, 4871-4876（2004）

9) Matsuda H., Shimoda H., Kageura T., Yoshikawa M., *Biol. Pharm. Bull.*, **22**, 925-931

第 4 章　甘茶の新規生体機能

（1999）

10) Matsuda H., Wang Q., Matsuhira K., Nakamura S., Yuan D., Yoshikawa M., *Phytomedicine*, **15**, 177-184 （2008）

11) 松田久司，畑　裕基，中島聡一，久留米　愛，内村浩正，向井秀仁，齋藤一樹，山下正行，木曽良明，吉川雅之：甘茶含有抗アレルギー成分 thunberginol 類の作用機序．第 27 会和漢医薬学会学術総会要旨集（京都，2010.8），*J. Trad. Med.*, **27** (Suppl.), 84 （2010）

12) a) Zhang H., Matsuda H., Kumahara A., Ito Y., Nakamura S., Yoshikawa M., *Bioorg. Med. Chem. Lett.*, **17**, 4972-4976 （2007）; b) Zhang H., Matsuda H., Yamashita C., Nakamura S., Yoshikawa M., *Eur. J. Pharmacol.*, **606**, 255-261 （2009）

13) 中村誠宏，松田久司，吉川雅之，薬誌，**131**, 909-915 （2011）

14) a) Yoshikawa M., Ueda T., Matsuda H., Yamahara J., Murakami N., *Chem. Pharm. Bull.*, **42**, 1691-1693 （1994）; b) Yoshikawa M., Murakami T., Ueda T., Shimoda H., Yamahara J., Matsuda H., *Heterocycles*, **50**, 411-418 （1999）; c) Yoshikawa M., Ueda T., Shimoda H., Murakami T., Yamahara J., Matsuda H., *Chem. Pharm. Bull.*, **47**, 383-387 （1999）; d) Matsuda H, Shimoda H., Uemura T., Ueda T., Yamahara J., Yoshikawa M., *Chem. Pharm. Bull.*, **47**, 1753-1758 （1999）

15) 吉川雅之，茶谷展安，原田英美子，西野由貴江，山原條二，村上啓寿，薬誌，**114**, 176-181 （1994）

16) Nakamura S., Wang Z., Xu F., Matsuda H., Wu L., Yoshikawa M., *Tetrahedron Lett.*, **50**, 4639-4642 （2009）

17) 宮永　賢，数馬恒平，紺野勝弘，佐竹元吉，アジサイ属植物由来成分の解析．第 28 会和漢医薬学会学術総会要旨集（富山，2011.8），*J. Trad. Med.*, **28** (Suppl.), 57 （2011）

18) Kurume A., Kamata Y., Yamashita M., Wang Q., Matsuda H., Yoshikawa M., Kawasaki I., Ohta S., *Chem. Pharm. Bull.*, **56**, 1264-1269 （2008）

第5章　タマネギおよびニンニクの新規 Sulfoxides とその抗腫瘍作用

野原稔弘[*1]，藤原章雄[*2]

1　はじめに

　タマネギ onion (*Allium cepa* L.)，およびニンニク garlic (*Allium sativum* L.) は，種々の生理作用を発現することから[1~4]，薬学領域では特に注目を引く。両者共，抗腫瘍，抗炎症，抗免疫，抗酸化，抗糖尿病，抗微生物，強心作用等の活性を有し，一方 garlic については，かつてアメリカの NCI で，発ガン予防食品の調査研究を目標に，Designer Foods Project の名で膨大な研究計画が進められ，その結果，ニンニク，緑茶，ブロッコリー，クルクマ，タマネギなど日常食品中から推奨品目が一般に提示された。

　両者の全般的な，特に薬理作用については数多くの報告があり，また一方，化学的研究では Bayer ら[5,6] や Block ら[4,7] の研究が著名である（式1）。

　私達は，予防医学からの観点からも注目されている sulfide の機能解明の為にも，これら onion ならびに garlic について，比較的安定な化合物，特に抗腫瘍成分の分離を目的に研究を開始した。

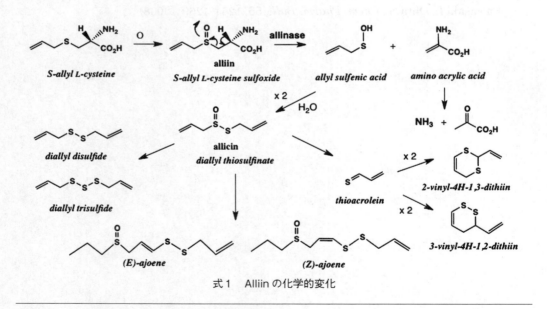

式1　Alliin の化学的変化

[*1]　Toshihiro Nohara　崇城大学　薬学部　教授
[*2]　Yukio Fujiwara　熊本大学　大学院生命科学研究部　細胞病理学分野　助教

第5章　タマネギおよびニンニクの新規 Sulfoxides とその抗腫瘍作用

2　Onion

2.1　抽出・分離

　Onion（新タマネギ，およびサラダ用を除く）約 1082.9 g を粗切し，次にアセトンと共にミキサーにて blend し，室温にてアセトン中に 3 日間冷浸後，40℃にて減圧濃縮，syrup 96.78 g を得た。これを Diaion HP-20 に付し，最初水を流し，次いで MeOH で回収，7.47 g を得る。これを silica gel カラムを繰り返し，onionin A（**1**）と命名する化合物 38 mg を得た。

2.2　Onionin A（**1**）の構造

　単離した onionin A（**1**）は，Na と溶融後，ニトロプルシドナトリウム試液を加えると，濃赤紫色となり，sulphide であることを示唆した。$[\alpha]_D + 16.7°$（$CHCl_3$）で，IR（KBr）では，1027，2366 cm^{-1} に sulfoxide と SH group の吸収を示す。まず HR-positive EI-MS では，m/z 131.0525 に $[C_6H_{10}OS + H]^+$（Calcd for $C_6H_{11}OS$, 131.0531）に由来する base peak が観察された。一方，HR positive-FAB-MS では m/z 243.0489 に $[M + Na]^+$（Calcd for $C_9H_{16}O_2S_2Na$, 243.0489），70％を，また m/z 131.0527 [Calcd for $C_6H_{11}OS$, 131.0531]

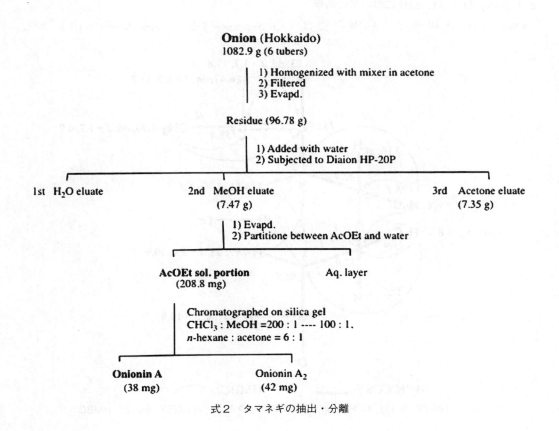

式2　タマネギの抽出・分離

に base peak を示す。^{1}H-NMR（CDCl$_3$）スペクトルでは，δ 1.05（3H, d, J = 6.3 Hz），1.28（3H, d, J = 6.9 Hz），1.90（3H, dd, J = 1.7, 6.9 Hz）に3個の sec. methyl group, δ 1.97（1H, m），2.16（1H, m），4.01（1H, d, J = 5.8 Hz），4.99（1H, dd, J = 3.4, 10.9 Hz）に4個の methine proton を，またδ 6.03（1H, dd, J = 1.7, 13.8 Hz），6.47（1H, dq, J = 6.9, 13.8 Hz）に2個の olefinic proton を示し，さらにδ 4.31（1H, d, J = 10.9 Hz）に1個の proton signal を示す。一方，^{13}C-NMR スペクトルでは，δ 13.9, 18.1, 18.3 に3個の methyl signal, δ 42.9, 55.0 に2個の methine carbon, δ 79.2, 83.5 に2個の electron withdrawing atom が結合する methine carbon 2個，ならびにδ 131.7, 139.6 に2個の olefinic carbon が見られた。^{1}H-^{1}H COSY, HMQC, HMBC（図1），ならびにNOESY（図2）スペクトルにより，tetrahydrothiophene の骨格を持つことが明らかになった。また，C-1' の stereo は，その ^{1}H の J 値より Z とした。さらに，1-sulfoxide の立体配置は aromatic solvent induced shift[8, 9]，ならびに Eu（fod）^{3} shift reagent により quasi axial と推定した。従って onionin A（**1**）の構造は，3,4-dimethyl-5-(1'Z-propenyl)-tetrahydrothiophen-2-sulfoxide-S-oxide で表されるものと決定した（図3）[10]。

2.3 Onionin A（**1**）生成についての考察

Onion の催涙成分で，植物中では（+）-S-propenyl-L-cysteine S-oxide（i）とし

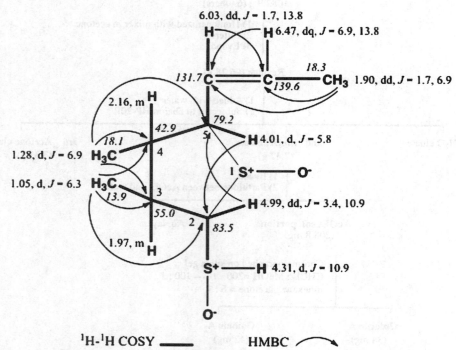

図1　Onionin A（**1**）の ^{1}H- and ^{13}C-NMR データと ^{1}H-^{1}H COSY ならびに HMBC

第5章 タマネギおよびニンニクの新規 Sulfoxides とその抗腫瘍作用

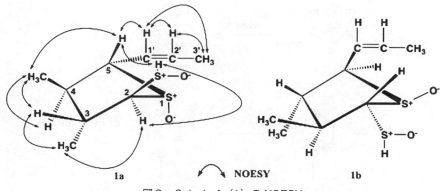

図2 Onionin A (1) の NOESY

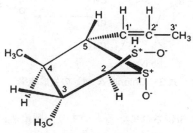

図3 Onionin A (**1**) の構造

て存在するが，allinase で 1-propenesulfenic acid (ii) に変化し，さらに (ii) から 1-propenyl 1-propene-thiosulfinate (iii) が生成する。この (iii) は次に [3,3]-sigmatropic rearrangement を起こして 2,3-dimethylbutanedithial 1-oxide (iv) になることが予想される。次に，(iv) から (v) への変換が起こるものと予想された (式3)[6]。

2.4 Onionin A のマクロファージ活性化制御作用

さて，マクロファージは，細胞性免疫のエフェクターとしての機能を有しており，感染症や癌などの病態には，マクロファージの活性化が深く関わっている。その一方で，過剰なマクロファージの活性化は，逆に多くの病気の発症に関わることも知られている。

腫瘍組織に浸潤するマクロファージは，従来から TAM (Tumor Associated Macrophage) として注目され，腫瘍進展における役割に関しては多くの報告がなされている[11~13]。近年，マクロファージは，Th1 タイプのサイトカイン (IFN-γ, TNF-α) により刺激を受けた炎症惹起性の M1 マクロファージと，Th2 タイプのサイトカイン (IL-4, IL-10) により刺激され抗炎症性に働く M2 マクロファージに大別されることがわかってきた[14, 15]。TAM に関しても，双方向への活性化マクロファージの存在が示唆されており，M2 マクロファージは，抗腫瘍免疫を抑制することで結果的に腫瘍増殖に関与し，M1 マクロファージは Th1 タイプのサイトカインを産生

薬用食品の開発 II

式3　Onionin A (**1**) の生成機構

することで腫瘍増殖を抑えると報告されている。つまり，腫瘍組織内におけるマクロファージの活性化機構を制御し，M2マクロファージをM1マクロファージに活性化させることで腫瘍の増殖を抑制することが可能となる（図4）[12, 16, 17]。しかし，これまでに，この活性化経路に及ぼす天然物の作用はほとんど明らかにされていない。

そこで，このマクロファージの活性化に注目し，タマネギより単離した新規化合物 onionin A のマクロファージ活性化制御作用を検討した。方法としては，onionin A のマクロファージ活性化に対する効果をM2マクロファージマーカーであるCD163を指標にCell-ELISA法を用いて評価した。その結果，onionin A は，M2マクロファージマーカーであるCD163の発現を抑制したことから（図5），マクロファージの活性化を制御することで腫瘍の増殖を抑制する可能性が示唆された。

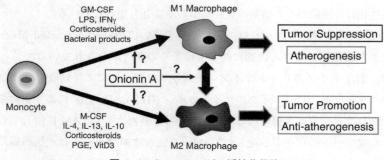

図4　マクロファージの活性化経路

第 5 章　タマネギおよびニンニクの新規 Sulfoxides とその抗腫瘍作用

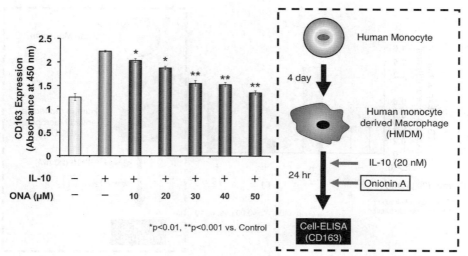

図5　マクロファージの CD163 発現に対する Onionin A（1）の作用

3　Garlic

3.1　抽出・分離

中国山東省金郷県産 garlic 1061 g を粗切し，次にアセトンと共にミキサーにて blend し，室温にて acetone 中 87 時間冷浸後，40℃にて減圧濃縮，syrup 26.1 g を得た。これを Diaion HP-20 に付し，最初水を流し，次いで MeOH で回収，5.9 g を得る。さらに acetone で流し acetone eluate（0.32 g）を得た。Acetone eluate は脂肪酸を多く含むので，MeOH eluate をまず AcOEt-water で溶媒間分配し，AcOEt 層を取った（2.14 g）。この AcOEt 層は M2 マクロファージマーカーである CD163 の発現を抑制したことから（図6），マクロファージの活性化を制御することで腫瘍の増殖を抑制する可能性が示唆された。

これを silica gel カラムを繰り返し（solv. CHCl$_3$-MeOH = 200：1），既知成分 ajoene[18, 19] と共に，garlicnins A（48.2 mg），B$_1$（52.0 mg），B$_2$（47.2 mg），B$_3$（9.8 mg），B$_4$（9.3 mg），C$_1$（16.4 mg），C$_2$（13.4 mg），C$_3$（14.6 mg），D（42.0 mg），E（136.3 mg），ならびに F（93.6 mg）を得た（式 4）。これらの構造はそれらの化学的特徴から Cyclic Sulfoxide Type，Dithiine Type，ならびに Allicin Type に便宜上分類した。

3.2　Cyclic Sulfoxide Type
Garlicnin A（2）

無色油状物質，$[\alpha]_D^{24}$ -4.1°（CHCl$_3$）；IR ν_{max}（KBr）2360（SH group），and 1025（sulfoxide）cm^{-1}；positive HR-FAB-MS（m/z）：347.0249 [M + Na]$^+$（caluculated for C$_{12}$H$_{20}$O$_2$S$_4$Na, 347.0244）。各種 2D-NMR スペクトル測定により，^{1}H-NMR（CDCl$_3$）スペクトルは，δ

薬用食品の開発 II

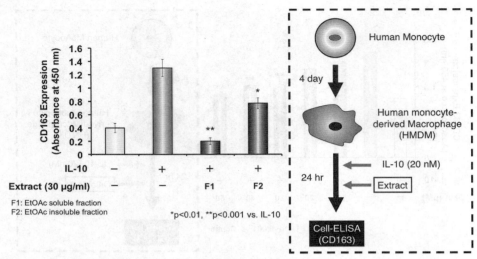

図6　マクロファージの CD163 発現に対する Garlic エキスの作用

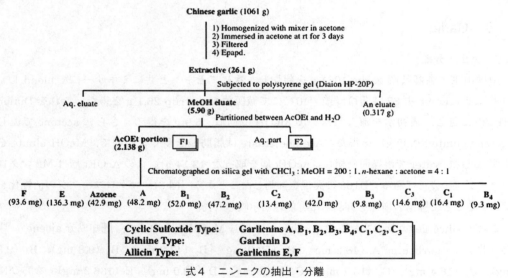

式4　ニンニクの抽出・分離

1.01（3H, d, J = 6.8 Hz, CH_3-3), 1.25（3H, d, J = 6.8 Hz, CH_3-4), 1.97（1H, m, H-3), 2.12（1H, m, H-4), 3.28-3.45（4H, m, H_2-3', H_2-6'), 3.91（1H, d, J = 5.7 Hz, H-5), 4.32（1H, br d, J = 11.4 Hz, SH), 5.00（1H, br d, J = 11.4 Hz, H-2), 5.39（1H, d, J = 15.5 Hz, H-8'a), 5.40（1H, d, J = 10.3 Hz, H-8'b), 5.85（2H, m, H-2', H-7'), 6.31（1H, d, J = 14.9 Hz, H-1'）と帰属された。同様に ^{1}H-NMR（C_6D_6）スペクトルは，δ 0.80（3H, d, J = 6.9 Hz, CH_3-3), 0.90（3H, d, J = 6.9 Hz, CH_3-4), 1.63（1H, m, H-3), 2.08（1H, m, H-4), 2.68-2.85（4H, H_2-3', H_2-6', m), 3.42（1H,

第5章 タマネギおよびニンニクの新規 Sulfoxides とその抗腫瘍作用

d, J = 5.8 Hz, H-5), 5.02 (1H, br d, J = 11.5 Hz, SH), 4.92 (1H, d, J = 11.5 Hz, H-2), 5.39 (1H, d, J = 15.5 Hz, H-8'a), 5.40 (1H, d, J = 10.3 Hz, H-8'b), 5.56 (2H, m, H-2', H-7'), 5.92 (1H, d, J = 15.0 Hz, H-1') と帰属された。一方、^{13}C-NMR (CDCl$_3$) スペクトルも、δ 13.8 (C̲H$_3$-3), 18.4 (C̲H$_3$-4), 41.4 (C-6'), 43.4 (C-4), 53.0 (C-3'), 54.9 (C-3), 78.3 (C-5), 84.0 (C-2), 119.4 (C-1'), 116.8 (C-2'), 123.9 (C-8'), 132.6 (C-7') と帰属された。さらに、NOESY スペクトルの知見も入れ、garlicnin A (**2**) の構造は、onionin A と同様、tetrahydrothiophene の骨格を持つことが明らかになった。また、1-sulfoxide の立体配置は aromatic solvent-induced shift により quasi axial と推定した。従って、Garlicnin A (**2**) の構造は、3,4-dimethyl-5-(4,5-dithia-1E, 7-octadiene)-tetrahydrothiophene-2-sulfoxide-S-oxide と推定した (図7)[20]。

Garlicnin B$_1$ (**3**)

Garlicnin B$_1$ (**3**) は Na と溶融後、ニトロプルシドナトリウム試液を加えると、濃赤紫色となり、sulfide であることを示唆した。$[\alpha]_D$-11.1° (CHCl$_3$) で、IR (KBr) では、1025 cm^{-1} に sulfoxide の吸収を示す。HR positive-FAB-MS では m/z 221.0670 に [M + H]$^+$ (Calcd for C$_9$H$_{17}$O$_2$S$_2$, 221.0670) を示す。^{1}H-NMR (CDCl$_3$) スペクトルでは、δ 1.04 (3H, dd, J = 2.3, 6.9 Hz), 1.23 (3H, d, J = 6.8 Hz) に2個の sec. methyl group, δ 3.33 (1H, dd, J = 8.6, 12.6 Hz), 3.59 (1H, dd, J = 6.3, 12.6 Hz) に2個の methylene proton, δ 1.99 (1H, m), 2.15 (1H, m), 4.08 (1H, d, J = 5.7 Hz), 5.04 (1H, d, J = 4.0 Hz) に4個の methine proton を、また δ 5.39 (1H, s), 5.36 (1H, d, J = 6.9 Hz), 5.68 (1H, m) に3個の olefinic proton を示す。一方、^{13}C-NMR (CDCl$_3$) スペクトルでは、δ 13.9, 18.3 に2個の methyl signal, δ 55.6 に1個の methylene carbon, δ 42.8, 54.9 に2個の methine

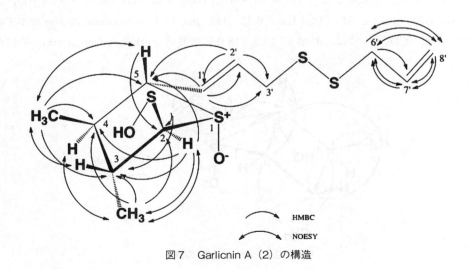

図7　Garlicnin A (**2**) の構造

carbon, δ 74.9, 84.0 に electron withdrawing atom が結合する methine carbon 2 個, ならびに δ 124.5, 125.1 に 2 個の olefinic carbon が見られた。^{1}H-^{1}H COSY, HMQC, HMBC により, ^{1}H-NMR (CDCl$_3$), ならびに ^{13}C-NMR (CDCl$_3$) は, 次のように帰属された。即ち, ^{1}H-NMR スペクトルは, δ : 1.04 (3H, dd, J = 2.3, 6.9 Hz, CH$_3$-3), 1.23 (3H, d, J = 6.8 Hz, CH$_3$-4), 3.33 (1H, dd, J = 8.6, 12.6 Hz, Ha-1'), 3.59 (1H, dd, J = 6.3, 12.6 Hz, Hb-1'), 1.99 (1H, m, H-3), 2.15 (1H, m, H-4), 4.08 (1H, d, J = 5.7 Hz, H-5), 5.04 (1H, d, J = 4.0 Hz, H-2), 5.39 (1H, s, Ha-3'), 5.36 (1H, d, J = 6.9 Hz, Hb-3'), 5.68 (1H, m, H-2'), 一方, ^{13}C-NMR スペクトルは, δ 13.9 (CH$_3$-3), 18.2 (CH$_3$-4), 42.8 (C-4), 54.9 (C-3), 74.9 (C-5), 84.0 (C-2), 55.6 (C-1'), 124.5 (C-3'), 125.1 (C-2') と帰属された。

さらに, NOESY スペクトルの知見も入れ, garlicnin A (**2**) の構造は, onionin A と同様, tetrahydrothiophene の骨格を持つことが明らかになった。また, 1-sulfoxide の立体配置は aromatic solvent-induced shift により quasi axial と推定した[13, 14]。従って garlicnin B$_1$ (**3**) の構造は, 3,4-dimethyl-5-(2'-propenyl)-tetrahydrothiophen-2-sulfenic acid-S-oxide で表されるものと推定した (図 8)。他に garlicnins B$_2$, B$_3$, B$_4$ の 3 種の stereo isomers を得た。

Garlicnin C$_1$ (**4**)

Garlicnin C$_1$ (**4**) は, [α]$_D$-1.8° (CHCl$_3$) を示し, HR positive-FAB-MS では m/z 325.0422 に [M + H]$^+$ (Calcd for C$_{12}$H$_{21}$O$_2$S$_4$, 325.0424) を示す。^{1}H-NMR (CDCl$_3$) では, δ 1.11 (3H, d, J = 6.8 Hz), 1.23 (3H, d, J = 6.5 Hz), 1.95 (3H, d, J = 6.3 Hz) に 3 個の sec. methyl group, δ 3.39 (2H, d, J = 6.9 Hz) に 2 個の methylene proton, δ 1.67 (1H, m), 2.80 (1H, m), 3.60 (1H, d, J = 9.1 Hz), 3.69 (1H, d, J = 8.6 Hz) に 4 個の methine proton を, また δ 5.16 (1H, d, J = 10.3 Hz), 5.19 (1H, d, J = 17.2 Hz), 5.77 (1H, m), 6.53 (1H, d, J = 14.3 Hz), 6.55 (1H, m) に 5 個の olefinic proton を示す。一方, ^{13}C-NMR (CDCl$_3$) では, δ 16.8, 17.2, 18.0 に 3 個の methyl carbon signal, δ 43.1 に

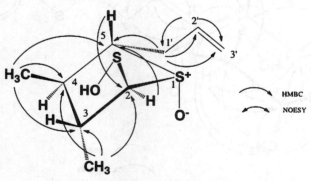

図 8 Garlicnin B$_1$ (3) の構造

第 5 章　タマネギおよびニンニクの新規 Sulfoxides とその抗腫瘍作用

1 個 の methylene carbon，δ 41.9，47.5 に 2 個 の methine carbon，δ 82.1，84.0 に electron withdrawing atom が結合する methine carbon 2 個，ならびに δ 119.9，130.8，132.3，138.4 に 4 個の olefinic carbon が見られた。^{1}H-^{1}H COSY，HMQC，HMBC，ならびに NOESY スペクトルにより，^{1}H-NMR，ならびに ^{13}C-NMR は，次のように帰属された。即ち，^{1}H-NMR：δ 1.11（3H，d，J = 6.8 Hz，CH$_3$-4），1.23（3H，d，J = 6.5 Hz，CH$_3$-3），1.95（3H，d，J = 6.3 Hz，CH$_3$-9'），3.39（2H，d，J = 6.9 Hz，H$_2$-3'），1.67（1H，m，H-3），2.80（1H，m，H-4），3.60（1H，d，J = 9.1 Hz，H-5），3.69（1H，d，J = 8.6 Hz，H-2），5.16（1H，d，J = 10.3 Hz，Ha-5'），5.19（1H，d，J = 17.2 Hz，H-Hb-5'），5.77（1H，m，H-4'），6.53（1H，d，J = 14.3 Hz，H-7'），6.55（1H，m，H-8'）。一方，^{13}C-NMR：δ 16.8（Me-4），17.2（Me-3），18.0（Me-9'），43.1（C-3'），41.9（C-4），47.5（C-3），82.1（C-5），84.0（C-2），119.9（C-5'），130.8（C-8'），132.3（C-4'），138.4（C-7'）と帰属された。

従って，garlicnin C$_1$（**4**）の構造は，onionin A と同様，tetrahydrothiophene の骨格を持つ 3,4-Dimethyl-2-(allyldithiine)-5(propenylsufoxide)-tetrahydrothiophene-S-oxide で表されることが明らかになった（図 9）。他に garlicnins C$_2$，C$_3$ の 2 種の stereo isomers を得た。

これら五員環を有する化合物は garlic から初めて得られたものである。それらの生成に関しては以下のように考えている。Allicin は 1-propenyl 1-propene thiosulfinate に変化し，これはさらに [3,3]-sigmatropic rearrangement を起こして 2,3-dimethylbutanedithial 1-oxide になることが予想される。次に，式 5 に示すように五員環の生成が起こるものと予想された。

3.3　Dithiine Type
Garlicnin D（5）

Garlicnin D（**5**）は，[α]$_D$-3.0°（CHCl$_3$）を示し，HR positive-FAB-MS では m/z 209.0126 に [M + H]$^+$（Calcd for C$_7$H$_{13}$OS$_3$, 209.0128）を示す。^{1}H-NMR（CDCl$_3$）スペクトルでは，δ 2.62（3H，s）に 1 個の methyl signal，δ 3.30（1H，d，J = 7.5 Hz）に 1 個の methine proton，δ 3.43（2H，d，J = 9.8 Hz）に 2 個の methylene proton，δ 5.79（1H，m），5.20（1H，m，J = 11.0 Hz），5.16（1H，d，J = 12.0 Hz），6.42（2H，s）に 5 個の olefinic

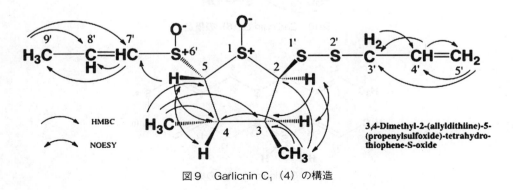

図 9　Garlicnin C$_1$（**4**）の構造

proton signal を示す。また、^{13}C-NMR スペクトルでは、δ 39.4, 41.3, 42.5, 119.1, 133.2, 133.6, 137.3 に計 7 個の carbon signal を示し、各種 2D-NMR スペクトルにより、次に示すように帰属された。^{1}H-NMR (CDCl$_3$)δ: 2.62 (3H, s, S-1-CH$_3$), 3.30 (1H, d, J = 7.5 Hz, H-3), 3.43 (2H, d, J = 9.8 Hz, H$_2$-4), 5.79 (1H, m, H-7), 5.16 (1H, d, J = 12.0 Hz, H-8a), 5.20 (1H, d, J = 11.0 Hz, H-8b), 6.42 (2H, s, H-2, H-3), ならびに ^{13}C-NMR (CDCl$_3$)δ: 39.4 (C-4), 41.3 (S-1-Me), 42.5 (C-3), 119.1 (C-7), 133.2 (C-6), 133.6 (C-3), 137.3 (C-2). 図に示すように 1-propenesulfenic acid (a) と allyl thiosufenic acid (b) の再結合によるものだろう（図10）。

3.4 Allicin Type
Garlicnin E (6)

Garlicnin E (6) は、HR positive-FAB-MS では m/z 372.9915 に [M + H]$^+$ (Calcd for C$_{12}$H$_{21}$OS$_6$, 372.9917) を示す。^{1}H-NMR (CDCl$_3$)、ならびに ^{13}C-NMR (CDCl$_3$)、2D NMR より、以下のように帰属した。^{1}H-NMR：δ 1.83 (3H, d, J = 6.9 Hz, H$_3$-1), 1.88 (3H, d, J = 5.1 Hz, H$_3$-18), 3.81 (4H, m, H$_2$-6, H$_2$-13), 5.44 (4H, m, H-8, H-11, H-S-15, OH-S-15), 5.91 (2H, m, H-7, H-12), 6.31 (2H, m, H-2, H-17), 6.31 (1H, d, J = Hz, H-3), 6.39 (1H, d, J = Hz, H-16)；^{13}C-NMR：δ 15.3 (C-1), 19.1 (C-18), 59.7 (C-6), 60.2 (C-13), 115.6 (C-17), 116.8 (C-2), 124.1 (C-7), 124.5 (C-12), 125.8 (C-8), 125.9 (C-11), 137.5 (C-3), 144.3 (C-16). Garlicnin E (5) の生成は、allicin に 2 mol の allyl thiosulfenic acid が結合したものであろう（図11）。

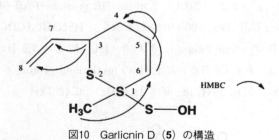

図10　Garlicnin D (5) の構造

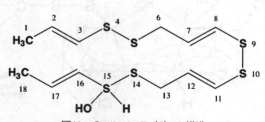

図11　Garlicnin E (6) の構造

第5章 タマネギおよびニンニクの新規 Sulfoxides とその抗腫瘍作用

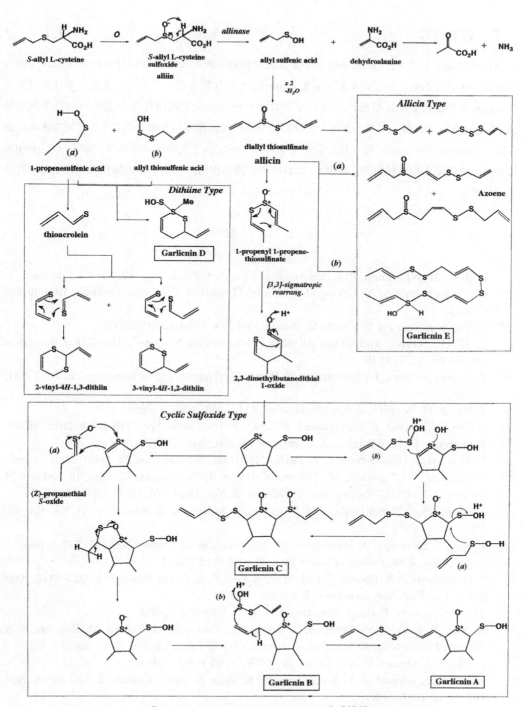

式5 Garlicnins A, B, C, D, and E の生成機構

4 おわりに

今後の課題としては，cyclic sulfoxides の絶対配置を決めなければいけない。また，今回の原料は中国産であり，目下，本邦産新鮮な garlic との比較も行っている。また，本研究にて，Onionin A および garlic 抽出エキスにマクロファージ活性化制御作用が認められたが，今後garlic 抽出エキスに関しては，単離した化合物を用いて活性本体を明らかにする予定である。さらに，onionin A や garlic 由来化合物のマクロファージ活性化制御メカニズムおよび，in vitroにおける抗腫瘍作用の検討や，in vivo における抗腫瘍作用，腫瘍転移抑制作用等の検討を行う予定である。

文　　献

1) P. Rose, M. Whiteman, P. K. Moore, Y. Z. Zhu, *Nat. Prod. Rep.*, **22**, 351-368 （2005）
2) M. Corzo-Martinez, N. Corzo, M. Villamiel, *Trends in Food Sci. Technol.*, **18**, 609-625 （2007）
3) C. Jacop, A. Anwar, T. Burkholz, *Planta Med.*, **74**, 1580-1592 （2008）
4) E. Block, "Garlic and Other Alliums the Lore and Science", The Royal Society of Chemistry （UK, 2010）
5) T. Bayer, W. Beru, O. Seligmann, V. Wray, H. Wagner, *Phytochemistry*, **28**, 2373-2377 （1989）
6) T. Bayer, H. Wagner, *J. Am. Chem. Soc.*, **111**, 3085-3086 （1989）
7) E. Block, T. Bayer, S. Naganathan, S. Zhao, *J. Am. Chem. Soc.*, **118**, 2799-2810 （1996）
8) J. Ronayne, D. H. Williams, *J. Chem. Soc.*, B, 540-546 （1967）
9) E. Juaristi, J. Cruz-Sanchez., A. Petson, R. Glass, *Tetrahedron*, **44**, 5653-5660 （1988）
10) M. El-Aasr, Y. Fujiwara, M. Takeya, T. Ikeda, S. Tsukamoto, M. Ono, D. Nakano M. Okawa, J. Kinjo, H. Yoshimitsu, T. Nohara, *J. Nat. Prod.*, **73**, 1306-1308 （2010）
11) A. Mantovani, T. Schioppa, S. K. Biswas, F. Marchesi, P. Sica, *Tumori*, **89**, 459-468 （2003）
12) A. Sica, T. Schioppa, A. Mantovani, P. Allavena, *Eur. J. Cancer*, **42**, 717-727 （2006）
13) C. E. Lewis, J. W. Pollard, *Cancer Res.*, **66**, 605-612 （2006）
14) T. Hagemann, S. K. Biswas, T. Lawrence, A. Sica, C. E. Lewis, *Blood*, **113**, 3139-3146（2009）
15) S. Gordon, *Nat. Rev. Immunol.*, **3**, 23-35 （2003）
16) J. A. Joyce, J. W. Polland, *Nat. Rev. Cancer*, **9**, 239-252 （2009）
17) A. Sica, P. Larghi, A. Mancimo, L. Rubino, C. Porta, M. G. Totaro, M. Rimoldi, S. K. Biswas, P. Allavena, A. Mantovani, *Semin. Cancer Biol.*, **18**, 349-355 （2008）
18) E. Block, S. Ahmad, *J. Am. Chem. Soc.*, **106**, 8295-8296 （1984）
19) E. Block, S. Ahmad, J. L. Catalfamo, M. K. Jain, R. Apitz-Castro, *J. Am. Chem. Soc.*, **108**, 7045-7055 （1986）
20) M. El-Aasr, Y. Fujiwara, M. Takeya, T. Ikeda, M. Ono, D. Nakano M. Okawa, J. Kinjo, H. Yoshimitsu, T. Nohara, *Chem. Pharm. Bull.*, **59**, 1340-1343 （2011）

第6章　タンニンおよび関連ポリフェノールを含有する食品とその機能性

波多野　力*

1　はじめに

　植物性食品に含まれるポリフェノールについては，抗酸化作用や抗菌作用など，そのポリフェノールを含有する植物がヒトの健康にとって有用であることを期待しうるような，多様な作用が示されてきている。ポリフェノールの中で，分子量が大きくタンパク質等の生体高分子と結合力を有し，難溶性の複合体を形成するものがタンニンと呼ばれる。タンニンをはじめとする各種のポリフェノールは多くの植物に多量含有される場合が多く見られ，食用の目的で栽培・利用されてきた植物の中にもタンニンや関連の低分子ポリフェノールを含むものが少なくない。本稿では，タンニンを中心に，ポリフェノールの分類・構造とその機能性について概説する。

ポリフェノールと植物

　植物には多様な二次代謝産物が含まれるが，その中で重要な部分を占めるのがポリフェノールである。植物の基本的な構造やエネルギーの生産に関する代謝は一次代謝と呼ばれ，二次代謝については，一次代謝から派生する物質として，過去には老廃物として扱われることも少なくなかった。しかし近年では，種々の環境への適応として，ポリフェノールをはじめとする種々の二次代謝産物が植物中で生産されていると考えられるようになってきている。

　例えば，植物は一般に太陽光下で光合成を行い，生命活動を維持するが，その際に発生する種々の活性酸素が植物の障害になると考えられている。例えばポリフェノールを構成する化合物群のうちフラボノイドについては，クロロプラスト膜における光によっておこる酸化障害に対して抑制的な役割を果たすことが明らかにされてきており[1]，その他の各種のポリフェノールについても，植物中においてラジカル消去剤（スカベンジャー）として働いている可能性が考えうる。他方，植物−動物間，植物−植物間，植物−微生物間の相互作用に関わる物質として，各種二次代謝産物の生態系における役割も徐々に明らかにされており，例えば，特定の昆虫の産卵の刺激への植物中のフラボノイド等の関与が出されている[2, 3]。また植物が示す苦味や渋味は，哺乳動物や鳥類に対する忌避物質の生産によると考えうる[4]。また，植物病への対応として植物がポリフェノールを生産しているとすると，ポリフェノールの抗微生物作用を説明しやすい。

　このような植物にとって有用なポリフェノールの性質の一部が，薬用植物の利用において薬効として反映され利用されてきており，また食品の健康への機能性に寄与している可能性も考えられる。

---

*　Tsutomu Hatano　岡山大学　大学院医歯薬学総合研究科　天然医薬品開発学分野　教授

2 食品のポリフェノールとその分類

食品や飲料として使用される植物には，表1に示すように様々なタイプのポリフェノールが含まれる。

ポリフェノールという用語は，分子内に多数のフェノール性水酸基を有する化合物を指すはずであったが，最近では，広義のフェニルプロパノイド（リグナンを含む），フラボノイド，さらにはアントラキノンなどのポリケチド系の化合物を含めて，実質上，酸素官能基を持つ芳香族化合物を広くポリフェノールと呼ぶ場合も見られるようになっている。これは，ポリフェノールの健康への効果が広く言われるようになったことも影響していると思われる。ポリフェノールのうち，比較的分子量の大きい化合物群としては，タンニンの他，スチルベノイドのオリゴマーないしポリマー，リグニンなどがある。また，アントシアニンの中にも比較的高分子のものがあり，金属原子を核として複数の分子が全体として色素を形成するような超分子構造を持ったものも明らかにされている。

表1　食品や飲料として使用されるポリフェノール含有植物

食品・飲料	原料植物（科名）	主要成分のタイプ
緑茶	*Thea sinensis* チャノキ（ツバキ科）	カテキン類
紅茶	同上	テアフラビン類，テアルビジン
コーヒー	*Coffea arabica* コーヒーノキ（アラビアコーヒーノキ）（アカネ科）	クロロゲン酸類
柿	*Diospyros kaki* カキ（カキノキ科）	プロアントシアニジン類
リンゴ	*Malus pumila* リンゴ（バラ科）	プロアントシアニジン類 クロロゲン酸
ワイン	*Vitis vinifera* ブドウ（ブドウ科）	アントシアニン類 プロアントシアニジン類
紫蘇	*Perilla frutescens* var. *crispa* シソ（シソ科）	アントシアニン類 ロズマリン酸
茄子	*Solanum melongena* ナス（ナス科）	アントシアニン類
玉葱	*Allium cepa* タマネギ（ユリ科）	フラボノール配糖体
大豆	*Glycine max* ダイズ（マメ科）	イソフラボン類
南京豆	*Arachis hypogaea* ラッカセイ（マメ科）	プロアントシアニジン類
胡麻	*Sesamum indicum* ゴマ（ゴマ科）	リグナン類
ココア	*Theobroma cacao* カカオノキ（アオギリ科）	プロアントシアニジン類
チョコレート	同上	同上
クリ	*Castanea crenata* ニホングリ（ブナ科）	加水分解性タンニン類
クルミ	*Juglans regia* カシグルミ（クルミ科）	加水分解性タンニン類
グァバ茶	*Psidium guajava* グァバ（フトモモ科）	加水分解性タンニン類 プロアントシアニジン類

第6章　タンニンおよび関連ポリフェノールを含有する食品とその機能性

3　タンニンとポリフェノールの関係

　タンニンは，本来の意味で多数のフェノール性水酸基を持つポリフェノールであるが，骨格ないし構成要素について見ると，系統の異なる複数の化合物群に分類される。タンニンには，gallic acid〔没食子酸〕やその関連化合物がグルコースをはじめとする糖類などにエステル結合した加水分解性タンニンと，（+）-catechin〔（+）-カテキン〕などのフラバン類のオリゴマーないしポリマーからなる縮合型タンニンがある。この他に phloroglucinol（フロログルシノール）のオリゴマーないしポリマーからなるフロロタンニンがあり，また，caffeic acid（カフェー酸）のオリゴマーもタンニンと呼ばれることがある（図1）。

　タンニンという概念は，語源的には皮なめしを意味する tan に由来するとされる。皮革産業において歴史的に，ケブラチョー（ケブラコ）quebracho（ウルシ科の *Schinopsis lorentzii* などに由来），ワットル wattle（マメ科の *Acacia* 属植物由来），チェスナット chestnat（ブナ科ヨーロッパグリ *Castanea sativa* 由来），ミロバラン myrobalans（シクンシ科 *Terminalia chebula* 由来）など各種植物の抽出物が，タンニンとしてコラーゲンと結合する性質を有することから，皮（hide）を革（leather）に鞣すことに利用されてきた[5]。これらの中には，染色に使用されたり，また没食子（ブナ科の *Quercus infectoria* の若芽に昆虫の *Cynips gallae-tinctoriae* が寄生して形成する虫瘿）のようにインクの原料として使用されたりしてきたものもある。いずれにしろ，タンニンはタンパク質との結合性を有することが基本的な特徴と考えられ利用され，タンパク質との十分な結合性を持つためには分子量が 500 以上のものをタンニンとして扱うのが適切であるということが言われてきた。そのような背景から，化学構造上は同じ骨格を構成単位として持っていても，分子量の大小や分子全体の形状等によって，タンニンと呼びうるかどうかが変わってしまう。

　実際，フラバン（カテキン）類のオリゴマーどうしのヘモグロビンに対する結合力で比較すると，表2に示すように，2量体ではほとんどタンパク質溶液からの結合に伴う沈殿形成が見られないが，これに対して重合度が大きくなると，4量体程度以上でタンニンと呼びうる結合力を示すとされる。ガロイルグルコース類の場合もジガロイル体の場合は，ほとんどタンニンとしての作用が認められないが，トリガロイル体ではほぼタンニンとして扱いうる結合力が見られる（表2）[6, 7]。

　共通の化学構造を持ち，これによって化学的な反応性についても類似している化合物群について，特定のタンパク質に対する結合力のみを指標としてタンニンであるかどうかを議論することについては問題があることか

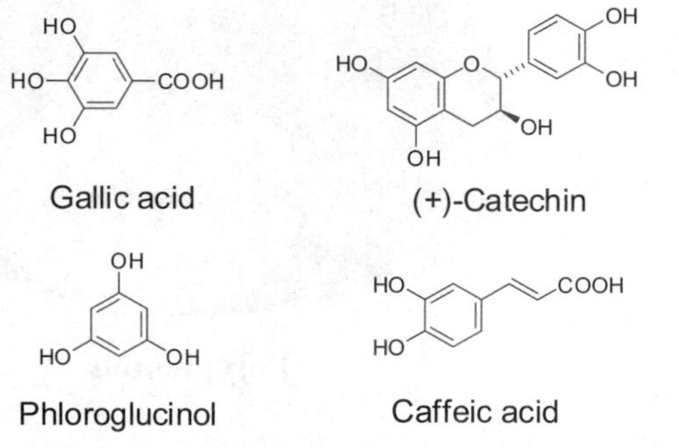

Gallic acid　　　　(+)-Catechin

Phloroglucinol　　　Caffeic acid

図1　各タイプのタンニンを構成する多様な構成要素

表2 タンニン関連物質の構造とタンパク質に対する沈殿形成力

Flavans	Flavan monomer	Dimeric proanthocyanidin	Trimeric proantho-cyanidin	Tetrameric proantho-cyanidin
Relative astringency	<0.1	～0.1	0.2-0.3	～0.4
Galloyl esters	Gallic acid	Trigalloyl-glucose	Tetra-galloyl-glucose	Penta-galloyl-glucose
Relative astringency	<0.1	～0.5	0.9	1.0

ら，これらについては低分子のものも含めてポリフェノールとして類似の化合物群を含めて扱うことが妥当とする考え方がある。これが，タンニンの拡張としてポリフェノールを定義しようとする考え方であり，E. Haslam[8]などの欧米のタンニン研究者によって主張されているポリフェノールの概念である。

したがって，ポリフェノールの概念に関する2つの立場は，図2のように示しうる。ここで図2の左側に示しているのが，日本で一般的に使用されているポリフェノールの概念であり，右側に示しているのが，欧米のタンニン研究者等によるポリフェノールの概念である。

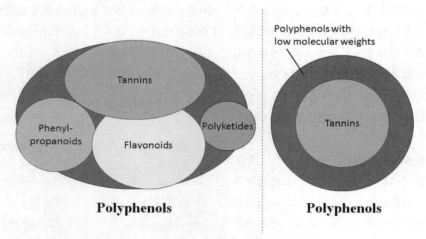

図2 ポリフェノールとタンニンの関係を示す概念図

第6章　タンニンおよび関連ポリフェノールを含有する食品とその機能性

4　プロアントシアニジン，縮合型タンニンと含有食品

　プロアントシアニジンは，（＋）-catechin のようなフラバン構造を持った単量体を構成単位とし，これが主として4→8結合または4→6結合によって2量体以上の構造を形成したものをいう。図3のように，分解反応によってアントシアニジンを生じることからその名があり，cyanidin（シアニジン）を生じるものがプロシアニジン，delphinidin（デルフィニジン）を生じるものがプロデルフィニジンと呼ばれている。プロアントシアニジンのうち，重合度が高く，タンパク質との結合性の強いものが縮合型タンニンに相当する。

　プロアントシアニジンは，表1に示すように食品として利用されるリンゴ，柿，ブドウなどに含まれる。さらに，桂皮（*Cinnamomum cassia* の樹皮），麻黄（*Ephedra sinica* などの地上茎），大黄（*Rheum palmatum* などの根茎）のような生薬として使用される植物にも含まれ，分布が広い。また，山椒（*Zanthoxylum piperitum* サンショウの果実）[9] のプロアントシアニジンのように，薬剤耐性菌に対する抗生物質耐性抑制作用が明らかになっているものがある。これは，メチシリン耐性黄色ブドウ球菌（methicillin-resistant *Staphylococcus aureus*, MRSA）のような薬剤耐性菌に対して，抗生物質と併用すると，抗生物質が示す最小発育阻止濃度（minimum inhibitory concentration, MIC）が低下する現象が見られるというものである。

　プロアントシアニジンの構造は，B環の水酸化の程度，2,3位のシス−トランスの関係，フラバン間の結合位置（4→8結合と4→6結合の組合せ），2→O→7結合のような分子内のエーテル結合の形成の有無，重合度の違い等によって多様性が生じる。例えばリンゴのプロアントシアニジンの場合，主として（−）-epicatechin や（＋）-catechin から構成される比較的シンプルな構造の重合体であることが示されている[10]。

　これに対して，カカオのプロアントシアニジンの中には，アラビノースやガラクトースのような単糖類が結合した構成単位を持つものがある（図4）[11]。さらに，柿の果実および葉に含まれるプロアントシアニジンでは，（−）-epigallocatechin のようなフラバン構造のB環に3つの水酸基を有する構成単位をも持ち，また，3位に galloyl 基がエステル結合した構成単位をも有するなど，より複雑な構造を分子内に有する点が大きな特徴である[12, 13]。また，カワラケツメ

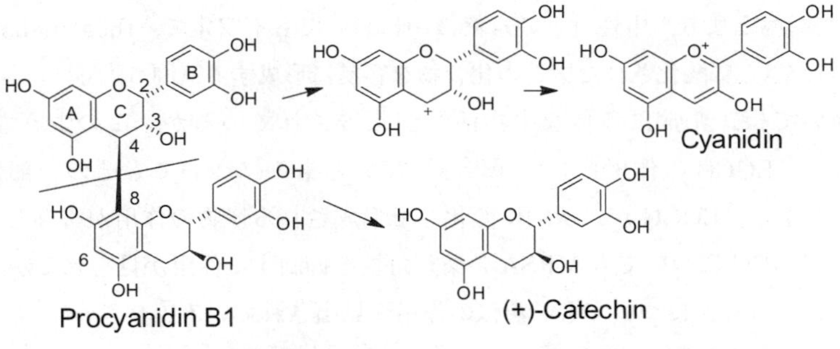

図3　プロシアニジン2量体とそこからのシアニジンの形成

77

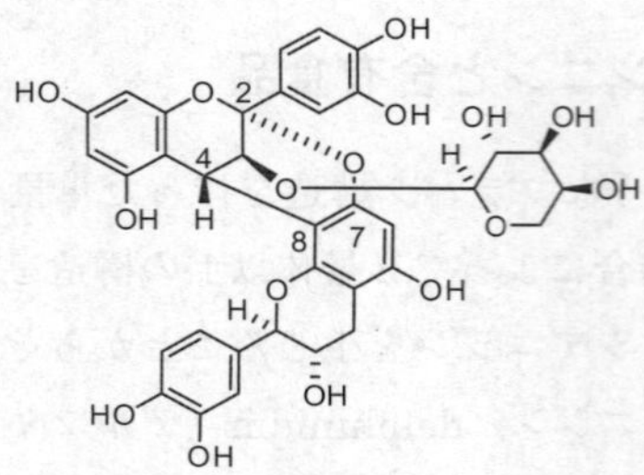

薬用食品の開発Ⅱ

3T-*O*-Arabinopyranosyl-*ent*-
Epicatechin-(2α→7,4α→8)-
catechin

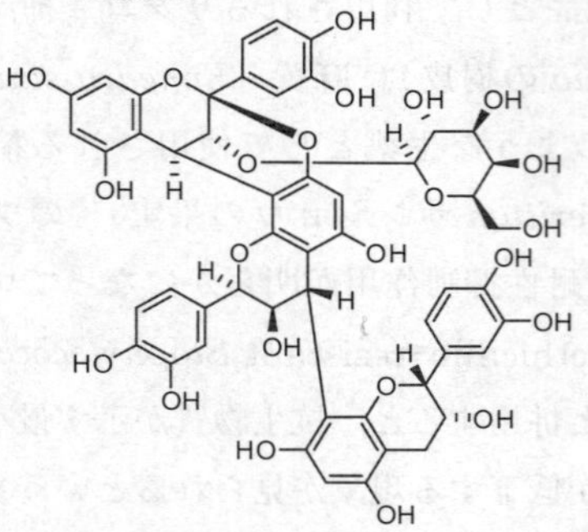

3T-*O*-Galactopyranosyl-
cinnamtannin B$_1$

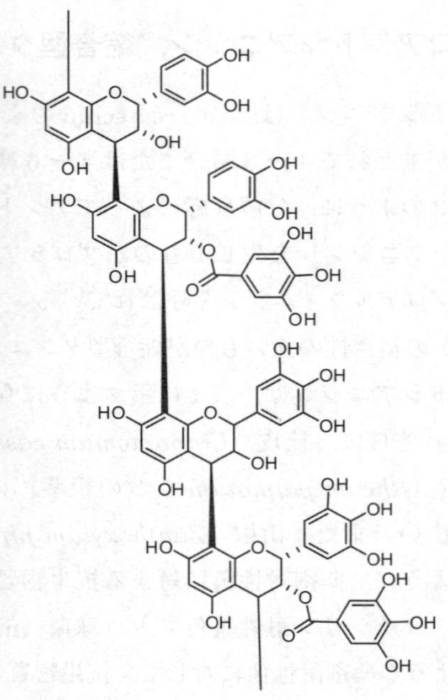

Partial structure of
persimmon proanthocyanidins

図4　カカオのプロアントシアニジン2種の構造，および柿タンニンの一般的な構造

イ *Cassia noname* には，水酸基数の相対的に少ないプロアントシアニジン類が含まれ，これら
の中にはリパーゼ阻害活性が知られるものがあり，脂質の吸収の低減への寄与が期待されてい
る[14, 15]。

　縮合型タンニン類とは相対的に区別された化合物群として，カテキン類と呼ばれるものがある。
茶葉のポリフェノール系の成分としてはフラボノール配糖体や加水分解性タンニンも含まれるが，
主ポリフェノール成分の（−）-epigallocatechin gallate（EGCG）や，その他，（−）-epicatechin
gallate，（−）-epigallocatechin，（−）-epicatechin などは，カテキン類と呼ばれる。EGCG は，
塩基性条件下ではもとより，中性付近の水溶液中においても不安定で，theasinensin A などの2
量体類やそれらがさらに酸化された構造の化合物を容易に形成する（図5）[16]。

　EGCG については，非常に多様な生物活性が報告されているが，このような EGCG の性
質を考慮すると，EGCG の作用として報告されているものについてもその一部については，
theasinensin A など，EGCG が二次的に変化して形成される産物の作用が寄与している可能性
も考えられる。EGCG についても MRSA の薬剤耐性を抑制する作用が見られるが，EGCG から
生成する theasinensin A についても，類似の作用が見出されている[17]。

　紅茶には，テアフラビン類のようなベンゾトロポロン環を有する赤い色素が，酵素的な酸化に

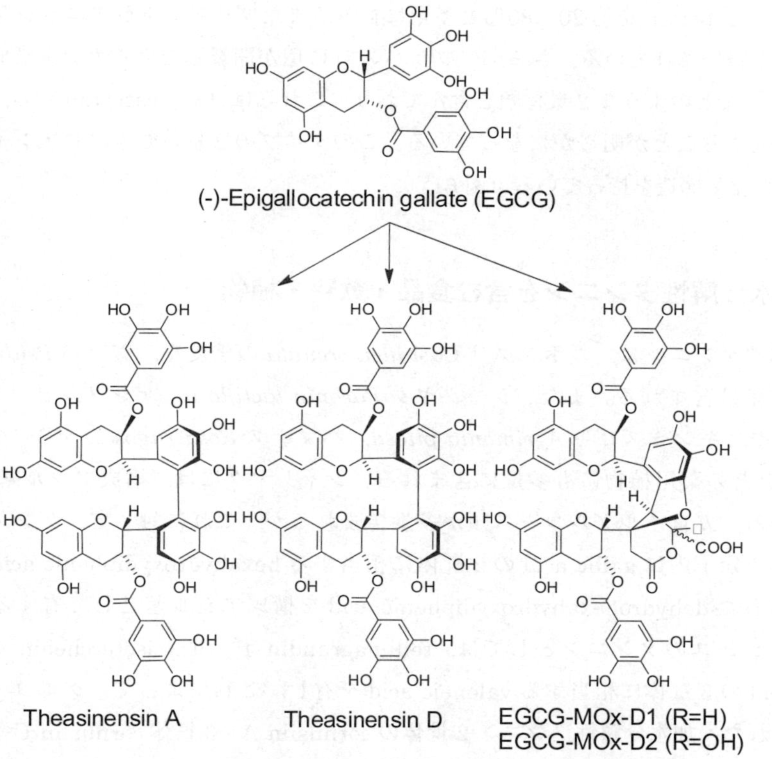

第6章　タンニンおよび関連ポリフェノールを含有する食品とその機能性

(-)-Epigallocatechin gallate (EGCG)

Theasinensin A　　　　Theasinensin D　　　　EGCG-MOx-D1 (R=H)
　　　　　　　　　　　　　　　　　　　　　　　　EGCG-MOx-D2 (R=OH)

図5　（−）-Epigallocatechin gallate（EGCG）とその中性水溶液中での変化産物

よって形成していることが知られる。また，さらに高分子を形成したものをテアルビジンと呼ぶことがある。上述の theasinensin A のような化合物や，テアフラビン類，テアルビジンなどは構造的にもプロシアントシアニジン類とは異なっており，その意味で縮合型タンニンとは異なる

が，カテキン類に由来した高分子化構造を有するという点で構造的に関連性があり，その機能性についても共通性が期待される。

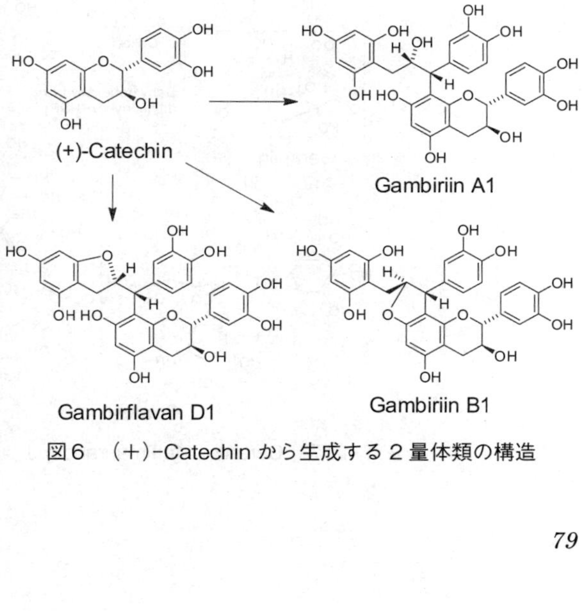

　阿仙薬は，*Uncaria gambir* の葉および若枝の抽出物で，日本では，胃腸薬や口腔清涼剤などに配合される生薬であるが，他方，東南アジアでは，ビンロウ（ビンロウヤシ）*Areca catechu* の果実，石灰，阿仙薬などをキンマ *Piper betle* の葉で包んだものを日常的に噛む習慣がある。阿

(+)-Catechin

Gambiriin A1

Gambirflavan D1

Gambiriin B1

図6　（+）-Catechin から生成する2量体類の構造

仙薬は，（+）-catechin を約 20〜80％と多量に含み，またプロアントシアニジン類やアルカロイドの含有も報告されている。さらに，フラバンの C 環が開裂したカルカンを構成要素とする gambiriin A1 などのような 2 量体類を含んでおり，これらは（+）-catechin から，加熱により二次的に生成することが明らかになっている。このタイプの 2 量体類もプロアントシアニジン類と異なった化学構造を持っている（図6）[18]。

5　加水分解性タンニンを含む食品・飲料・植物

加水分解性タンニンは，ニホングリ Castanea crenata の渋皮や，グァバ Psidium guajava の葉などに多量含まれる。また，シャクヤク Paeonia lactiflora，ゲンノショウコ Geranium thunbergii や，キンミズヒキ Agrimonia pilosa，ハマナス Rosa rugosa，サンシュユ Cornus officinalis などの薬用植物にも多量に含まれる。シャクヤクには，構成アシル基が galloyl 基のみからなる，ガロイルグルコース類が多量含まれるが，これに対して，ゲンノショウコの geraniin は，分子内に gallic acid の 2 量体に相当する hexahydroxydiphenic acid，およびそれが酸化された dehydrohexahydroxydiphenic acid を構成アシル基として有する（図7）[19]。また，サンシュユのタンニンとしては，tellimagrandin I，II や isoterchebin の他，分子内に gallic acid の 3 量体に相当する valoneic acid を有し，これによって，グルコース部分どうしが架橋された，加水分解性タンニン 2 量体の cornusiin A，3 量体 cornusiin C 等が見出されている[20]。これらは tellimagrandin I の 2 量体，3 量体にそれぞれ相当する（図7）。また，ヒ

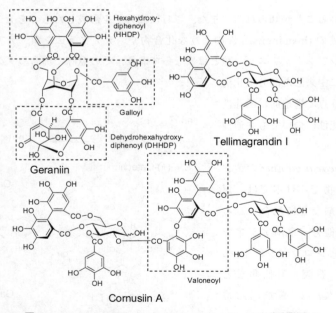

図7　Geraniin, tellimagrandin I, cornusiin A の化学構造

第6章　タンニンおよび関連ポリフェノールを含有する食品とその機能性

シ *Trapa japonica* からは，関連構造の4量体である trapanin B が得られ，これについては顕著なヒト免疫不全ウイルス（human immunodeficiency virus, HIV）に対する増殖抑制作用が認められている[21]。

　オオマツヨイグサ *Oenothera erythrosepala* から単離された oenothein B は，特異な大環状構造を有する加水分解性タンニン2量体である（図8）[22]。これについては前投与で移植腫瘍に対する生存延長効果が示されている。類似の作用は，キンミズヒキから得られた agrimoniin や，ドクウツギ *Coriaria japonica* から得られた coriariin A にも見出されている[23~25]。Oenothein B はその後，マツヨイグサ属の植物だけ

Oenothein B

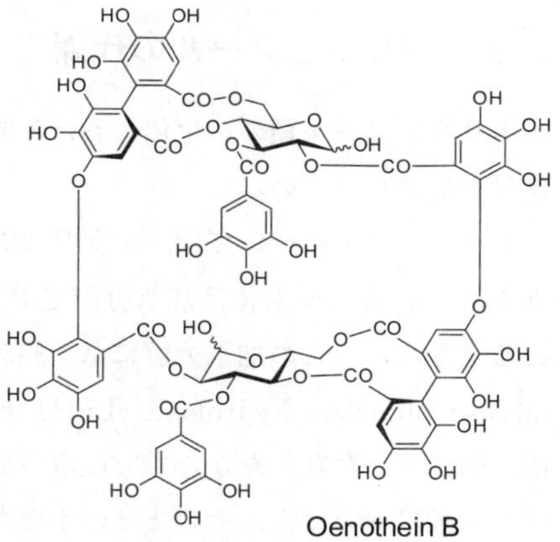

図8　Oenothein B の構造

でなく，ミソハギ *Lythrum anceps* をはじめとする多くのミソハギ科植物や，フトモモ科植物からも見出されている。

　クルミ *Juglans regia* の種皮は，ポリフェノールとして加水分解性タンニンを多量に含むが，このポリフェノールについては，糖質分解酵素抑制作用，肝細胞障害や高脂血症に関する効果などが示唆されている[26, 27]。

　グァバの葉は茶飲料の一つとして利用されており，血糖値が高い人に向けた特定保健用食品ともされている。このグァバ葉から調製された茶飲料に Vibrio，Aeromonas 両科の細菌に対する抗菌作用が見出された。Vibrio 科などの細菌の中には腸炎起因性細菌として知られるものがあることから，グァバ葉由来の茶飲料成分が精製された結果，数種のエラジタンニンが見出され，これらが Vibrio や Aeromonas 細菌に対する抗菌作用を有することが明らかになっている[28]。

6　ポリフェノールの種々の機能性

　ポリフェノールの機能性については，抗酸化作用や，それに関連した諸作用，変異原性抑制作用，発ガンプロモーション抑制作用など，種々の作用が見出されてきており，また，抗菌，抗ウイルス作用などについても多くの検討がある[29~31]。また，免疫系に対する作用や，寿命に対する効果，肥満に対する効果，ポリフェノール含有植物の記憶改善に対する寄与なども検討が期待されるところである。

　抗酸化物質の健康に対する効果については，ビタミンE（トコフェロール類）やビタミンC（アスコルビン酸）を中心に検討されてきているが，その健康に対するリスクも近年，示唆されるようになってきており，ポリフェノールの摂取による健康への効果についても，生体全体のバランスという観点からの検討が今後，重要と思われる。

7 ポリフェノールの代謝

ポリフェノール類の，生体における吸収や代謝については，近年，多くの研究グループによる検討が進められている。

フラボノイドについては，アグリコンとともに，モノ配糖体のかたちでも吸収されることが確立されている。配糖体は加水分解された後，非糖部についてグルクロン酸抱合やメチル化がおこるとされる。この加水分解には，腸管吸収の過程で小腸上皮細胞に存在する β-glucosidase や lactase-phlorizin hydrolase (LPH) の関与があるとされる[32,33]。アントシアニン類については，糖部分が存在したかたちで吸収されることが，確立されている[34]。カフェー酸誘導体のロズマリン酸についても，そのままのかたちでの吸収が知られる[35]。

プロアントシアニジン類については，低重合度のものは，そのまま吸収される。また，メチル化や，フェニルプロピオン酸誘導体への代謝が知られる[36,37]。加水分解性タンニンについては，消化管内で加水分解後，gallic acid のかたちで吸収され，4-O-methylgallic acid が形成される。また，加水分解性タンニンのうち，hexahydroxydiphenoyl (HHDP) 基部分を有するエラジタンニンについては，糖部分とのエステルが開裂して HHDP 基から形成される ellagic acid が，腸内細菌によって，urolithin 類に代謝されたのち，吸収される（図9）[38]。

このようにして生じる代謝産物についての機能性についての検討が今後，重要と思われる。

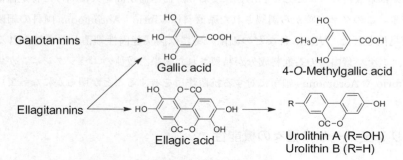

図9 加水分解性タンニンの代謝産物

文献

1) Wagner GR, Youngman RJ, Elstner EF (1988), Inhibition of chloroplast photo-oxidation by flavonoids and mechanisms of the antioxidative action, *Journal of Photochemistry and Photobiology B: Biology*, **1**, 451-460
2) 古前 恒 監修 (1996)，化学生態学への招待，三共出版，東京
3) Simmonds MSJ (2003), Flavonoid-insect interactions: recent advances in our knowledge, *Phytochemistry*, **64**, 21-30

第6章　タンニンおよび関連ポリフェノールを含有する食品とその機能性

4)　Salunkhe DK, Jadhav SJ, Kadam SS, Chavan JK（1982）, Chemical, biochemical, and biological significance of polyphenols in cereals and legumes, *Critical Reviews in Food Science and Nutrition*, **17**, 277-305

5)　菅野英二郎（1975）．皮革の実際知識，東洋経済新報社，東京

6)　Bate-Smith EC（1973）, Haemanalysis of tannins: The concept of relative astringency, *Phytochemistry*, **12**, 907-912

7)　Okuda T, Mori K, Hatano T（1985）, Relationship of the structures of tannins to the binding activities with hemoglobin and methylene blue, *Chemical and Pharmaceutical Bulletin*, **40**, 1705-1714

8)　Haslam E（1998）, Practical Polyphenolics: From Structure to Molecular Recognition and Physiological Action, Cambridge University Press, Cambridge, UK

9)　Kusuda M, Inada K, Ogawa T, Yoshida T, Shiota S, Tsuchiya T, Hatano T（2006）, Polyphenolic constituent structures of *Zanthoxylum piperitum* fruit and the antibacterial effects of its polymeric procyanidin on methicillin-resistant *Staphylococcus aureus*, *Bioscience, Biotechnology and Biochemistry*, **70**, 1423-1431

10)　Guyot S, Marnet N, Drilleau JF（2001）, Thiolysis-HPLC characterization of apple procyanidins covering a large range of polymerization states, *Journal of Agricultural and Food Chemistry*, **49**, 14-20

11)　Hatano T, Miyatake H, Natsume M, Osakabe N, Takizawa T, Ito H, Yoshida T（2002）, Proanthocyanidin glycosides and related polyphenols from cacao liquor and their antioxidant effects, *Phytochemistry*, **59**, 749-758

12)　Matsuo T, Ito S（1978）, Mechanisms of removing astringency in persimmon fruits by carbon-dioxide treatment. 2. Chemical structure of kaki-tannin from immature fruit of the persimmon（*Diospyros kaki* L.）, *Agricultural and Biological Chemistry*, **42**, 1637-1643

13)　Hatano T, Yamashita A, Hashimoto T, Ito H, Kubo N, Yoshiyama M, Shimura S, Itoh Y, Okuda T, Yoshida T（1997）, Flavan dimers with lipase inhibitory activity from *Cassia nomame*, *Phytochemistry*, **46**, 893-900

14)　吉田圭司郎，志村 進（2005）, *Food Style 21*, **9**, 51-54

15)　Li C, Leverence R, Trombley JD, Xu S, Yang J, Tian Y, Reed JD, Hagerman AE（2010）, High molecular weight persimmon（Diospyros kaki L.）proanthocyanidin: A hghly galloylated, A-linked tannin with an unusual flavonol terminal unit, myricetin, *Journal of Agriculture and Food Chemistry*, **58**, 9033-9042

16)　Hatano T, Hori M, Kusuda M, Ohyabu T, Ito H, Yoshida T（2004）, Characterization of the oxidation products of（−）-epigallocatechin gallate, a bioactive tea polyphenol, on incubation in neutral solution, *Heterocycles*, **63**, 1547-1554

17)　Hatano T, Kusuda M, Hori M, Shiota S, Tsuchiya T, Yoshida T.（2003）, Theasinensin A, a tea polyphenol formed from（−）-epigallocatechin gallate, suppresses antibiotic resistance of methicillin-resistant *Staphylococcus aureus*, *Planta Medica*, **69**, 984-989

18)　Taniguchi S, Kuroda K, Doi K, Tanabe M, Shibata T, Yoshida T, Hatano T（2008）, Dimeric flavans from gambir and their structural correlations with（+）-catechin, *Heterocycles*, **76**. 1171-1180

19)　Okuda T, Yoshida T, Hatano T（1982）, Constituents of *Geranium thunbergii* Sieb. et

83

Zucc. Part 12. Hydrated stereostructure and equilibration of geraniin, *Journal of the Chemical Society, Perkin Transanctions 1*, 9-14

20) Hatano T, Ogawa N, Kira R, Yasuhara T, Okuda T (1989), Tannins of cornaceous plants. I. Cornusiins A, B and C, dimeric, monomeric and trimeric hydrolyzable tannins from *Cornus officinalis*, and orientation of valoneoyl group in related tannins, *Chemical and Pharmaceutical Bulletin*, **37**, 2083-2090

21) Nakashima H, Murakami T, Yamamoto N, Sakagami H, Tanuma S, Hatano T, Yoshida T, Okuda T (1992), Inhibition of human immunodeficiency viral replication by tannins and related compounds, *Antiviral Research*, **18**, 91-103

22) Hatano T, Yasuhara T, Matsuda M, Yazaki K, Yoshida T, Okuda T (1990), Oenothein B, a dimeric, hydrolyzable tannin with macrocyclic structure, and accompanying tannins from *Oenothera erythrosepala*, *Journal of the Chemical Society, Perkin Transactions 1*, 2735-2743

23) Miyamoto K, Nomura M, Sasakura M, Matsui E, Koshiura R, Murayama T, Furukawa T, Hatano T, Yoshida T, Okuda T (1993), Antitumor activity of oenothein B, a unique macrocyclic ellagitannin, *Japanese Journal of Cancer Research*, **84**, 99-103

24) Miyamoto K, Nomura M, Murayama T, Furukawa T, Hatano T, Yoshida T, Koshiura R, Okuda T (1993), Antitumor activities of ellagitannins against sarcoma-180 in mice, *Biological and Pharmaceutical Bulletin*, **16**, 379-387

25) Miyamoto K, Murayama T, Nomura M, Hatano T, Yoshida T, Furukawa T, Koshiura R, Okuda T (1993), Antitumor activity and interleukin-1 induction by tannins, *Anticancer Research*, **13**, 37-42

26) 下田博司，菊池光倫 (2007)，肝保護作用を有するメタボリックシンドローム予防素材「クルミポリフェノール」，*Food Style 21*，**11**，52-53

27) 下田博司 (2007) クルミポリフェノールの高脂血症予防作用，*Food Style 21*，**11**，62.

28) Yamanaka F, Hatano T, Ito H, Taniguchi S, Takahashi E, Okamoto K (2008), Antibacterial effects of guava tannins and related polyphenols on *Vibrio* and *Aeromonas* species, *Natural Product Communications*, **3**, 711-720

29) Yoshida T, Hatano T, Ito H, Okuda T (2000), Chemical and biological perspectives of ellagitannin oligomers from medicinal plants, In: Attah-ur-Rahman (Ed.) Studies in Natural Products Chemistry, Vol. 23, Bioactive Natural Products (Part D), Elsevier, Amsterdam, pp. 395-453

30) Yoshida T, Hatano T, Ito H(2005), High molecular weight plant polyphenols(Tannins): Prospective functions. Romeo, J. T. (Ed.), Recent Advance in Phytochemistry, Vol. 39: Chemical Ecology and Phytochemistry of Forest Ecosystems, Elsevier Science, Amsterdam, pp. 163-190

31) Yoshida T, Hatano T, Ito H, Okuda T (2009), Structural diversity and antimicrobial activities of ellagitannins. In: Chemistry and Biology of Ellagitannins. An Underestimated Class of Bioactive Plant Polyphenols (Ed. by Quideau, S.), World Scientific Publishing Co. Pte Ltd., Hackensack, NJ, USA, pp. 55-93

32) Aziz AA, Edwards CA, Lean MEJ, Crozier A (1998), Absorption and excretion of conjugated flavonols, including quercetin-4'-*O*-β-glucoside and isorhamnetin-4'-*O*-β-glucoside by human volunteers after the consumption of onions, *Free Radical Research*,

第6章　タンニンおよび関連ポリフェノールを含有する食品とその機能性

29, 257-269

33）　東　敬子，室田佳恵子，寺尾純二（2006），野菜フラボノイドの生体利用性と抗酸化活性，ビタミン，**80**，403-410

34）　Kay CD（2006），Aspects of anthocyanin absorption, metabolism and pharmaco-kinetics in humans, *Nutrition Research Reviews*, **19**, 137-146

35）　Baba S, Osakabe N, Natsume M, Yasuda A, Muto Y, Hiyoshi K, Takano H, Yoshikawa T, Terao J（2005），*European Journal of Nutrition*, **44**, 1-9

36）　Shoji T, Masumoto S, Moriichi N, Akiyama H, Kanda T, Ohtake Y, Goda Y（2006），Apple procyanidin oligomers absorption in rats after oral administration: analysis of procyanidins in plasma using the porter method and high-performance liquid chromatography/tandem mass spectrometry, *Journal of Agricultural and Food Chemistry,* **54**, 884-892

37）　Gonthier MP, Donovan JL, Texier O, Felgines C, Remesy C, Scalbert A（2003），Metabolism of dietary procyanidins in rats, *Free Radical Biology and Medicine*, **35**, 837-844

38）　Ito H, Iguchi A, Hatano T（2008），Identification of urinary and intestinal bacterial metabolites of ellagitannin geraniin in rats, *Journal of Agricultural and Food Chemistry,* **56**, 393-400

第7章 パームシュガーのメタボリックシンドローム予防作用

中村誠宏[*]

1 はじめに

　花は古くから観賞用のほかに食用や薬用にも供されてきた。中国伝統医学（中医学）や漢方医学では花部由来の生薬が処方中に配剤されている。西洋ハーブとしても，メディシナルフラワー（薬用花）が数多く知られている。また，1930年頃にイギリス人医師のエドワード・バッチによって花エキスを用いた"フラワーレメディ"の考え方が提唱され，今日でも信奉する人も多い。しかし，花の機能について薬学的視点からの化合物レベルでの研究はほとんど認められない。著者らは，世界各地の伝承・伝統医学で用いられる重要なメディシナルフラワーを手初めに，花の生体機能の解明と活性成分の探索を進めている。ここでは，オウギヤシ（*Borassus flabellifer*）雄花序部の血糖値上昇抑制成分について報告するとともに，オウギヤシから砂糖の原料となる花序液を採取する際の発酵防止や腐敗防止のために使われている，フタバガキ科植物 *Cotylelobium melanoxylon* における含有成分の糖質および脂質吸収に及ぼす作用についても，あわせて報告する。

2 パームシュガー[1]

2.1 パームシュガーエキスの血糖値上昇抑制作用と含有成分

　サトウヤシの一種 *Borassus flabellifer* は，タイ，マレーシアなどの東南アジア，インド亜大陸および熱帯アフリカに広く分布しているヤシ科の熱帯性高木樹で，葉の形状が開いた扇に似ていることから「オウギヤシ」と呼ばれている。スリランカのアーユル・ヴェーダ医学において，その雄花序部から採取される糖蜜（パームシュガー）は糖尿病患者の甘味料として利用されている。また，タイ伝承薬として，皮膚炎，潰瘍，赤痢，淋病，呼吸疾患，肝臓不調などの治療に用いられている。これまでに，*B. flabellifer* の果実や種子，茎部からステロイドサポニン[2~4]，多糖類およびトリテルペン類[5]の単離報告がなされているが，花部の有効成分や薬理学的研究はほとんど行われていない。

　著者らは，タイ産 *B. flabellifer* 雄花序部および雌花序部をメタノールで熱時抽出し，得られたメタノール抽出エキスについてそれぞれショ糖負荷ラットにおける血糖値上昇抑制作用の検討を行った。その結果，表1に示すように，雄花序部の抽出エキスに糖負荷30分後において250

---

　*　Seikou Nakamura　京都薬科大学　生薬学分野　助教

第7章　パームシュガーのメタボリックシンドローム予防作用

表1　*B. flabellifer* 雄花序部および雌花序部エキスのショ糖負荷ラットにおける血糖値上昇抑制作用

| | Dose (mg/kg, *p.o.*) | N | Blood glucose（mg/dL） | | |
			0.5 hr	1.0 hr	2.0 hr
Normal	—	5	69.2 ± 4.6[**]	83.0 ± 7.9[**]	93.4 ± 12.5[**]
Control	—	6	175.8 ± 2.8	156.0 ± 6.3	134.9 ± 4.1
B. flabellifer	メタノール抽出エキス				
雄花序部	250	5	147.1 ± 6.6[*]	156.3 ± 3.4	135.6 ± 4.5
	500	5	123.6 ± 10.0[**]	128.7 ± 10.0[**]	142.5 ± 8.4
雌花序部	250	5	167.0 ± 7.4	149.1 ± 3.0	128.4 ± 2.6
	500	5	154.7 ± 5.1	140.1 ± 6.3	126.4 ± 4.0

Values represent the means ± S.E.M. Significantly different from the control group, [*] $p < 0.05$, [**] $p < 0.01$.

mg/kg（*p.o.*）および 500 mg/kg（*p.o.*）の用量で，1 時間において 500 mg/kg（*p.o.*）の用量で有意な血糖値上昇抑制作用を見出した。一方で，雌花序部の抽出エキスには活性が認められなかった。そこで，有意な血糖値上昇抑制作用が認められた雄花序部メタノール抽出エキスを用い活性成分の探索に着手した。雄花序部の抽出エキスを酢酸エチルおよび水で分配後，水層を 1-ブタノールにて分配した。活性の集約していた 1-ブタノール移行部について，各種カラムクロマトグラフィーおよび HPLC を用いて繰り返し分離精製を行い，6 種の新規スピロスタン型ステロイドサポニン borassoside A–F を単離・構造決定するとともに，主成分 dioscin（1，単離収率 0.17%）など 21 種の既知スピロスタン型およびフロスタン型ステロイドサポニンを単離した（図1，2）。

2.2　パームシュガー主成分 dioscin の血糖値上昇抑制作用とその作用様式の検討

　これまでに著者らは，オレアナン型トリテルペンサポニン成分がショ糖負荷ラットにおける血糖値上昇を抑制することやその活性発現に必須な部分構造および作用機序を明らかにしてきた[6]。一方，これまでにステロイド型サポニンの血糖値上昇抑制作用に関する報告はほとんど知られていない[7, 8]。そこで，*B. flabellifer* の主成分として単離されたスピロスタン型ステロイドサポニン dioscin（**1**）のショ糖負荷ラットおよびマウスにおける経口投与による血糖値上昇抑制作用について検討した。その結果，ラットで 25 mg/kg（*p.o.*），マウスで 100 mg/kg（*p.o.*）の用量で有意な血糖値上昇抑制作用が認められた（表2，3）。その効果は，インスリン分泌促進薬である tolbutamide[9] よりも弱かったが，末梢インスリン感受性を改善し，小腸からのグルコース吸収を遅延させるビグアナイド薬 metformin hydrochloride[10] よりも強いことが明らかになった。

　次に，グルコースを腹腔内投与（*i.p.*）したラットおよびマウスを用い，dioscin（**1**）の血糖値上昇抑制作用の検討を行った結果，**1** はラット，マウスともに有意な抑制作用を示さず，tolbutamide のように膵 β 細胞に直接作用することによるインスリン分泌の促進や末梢での糖

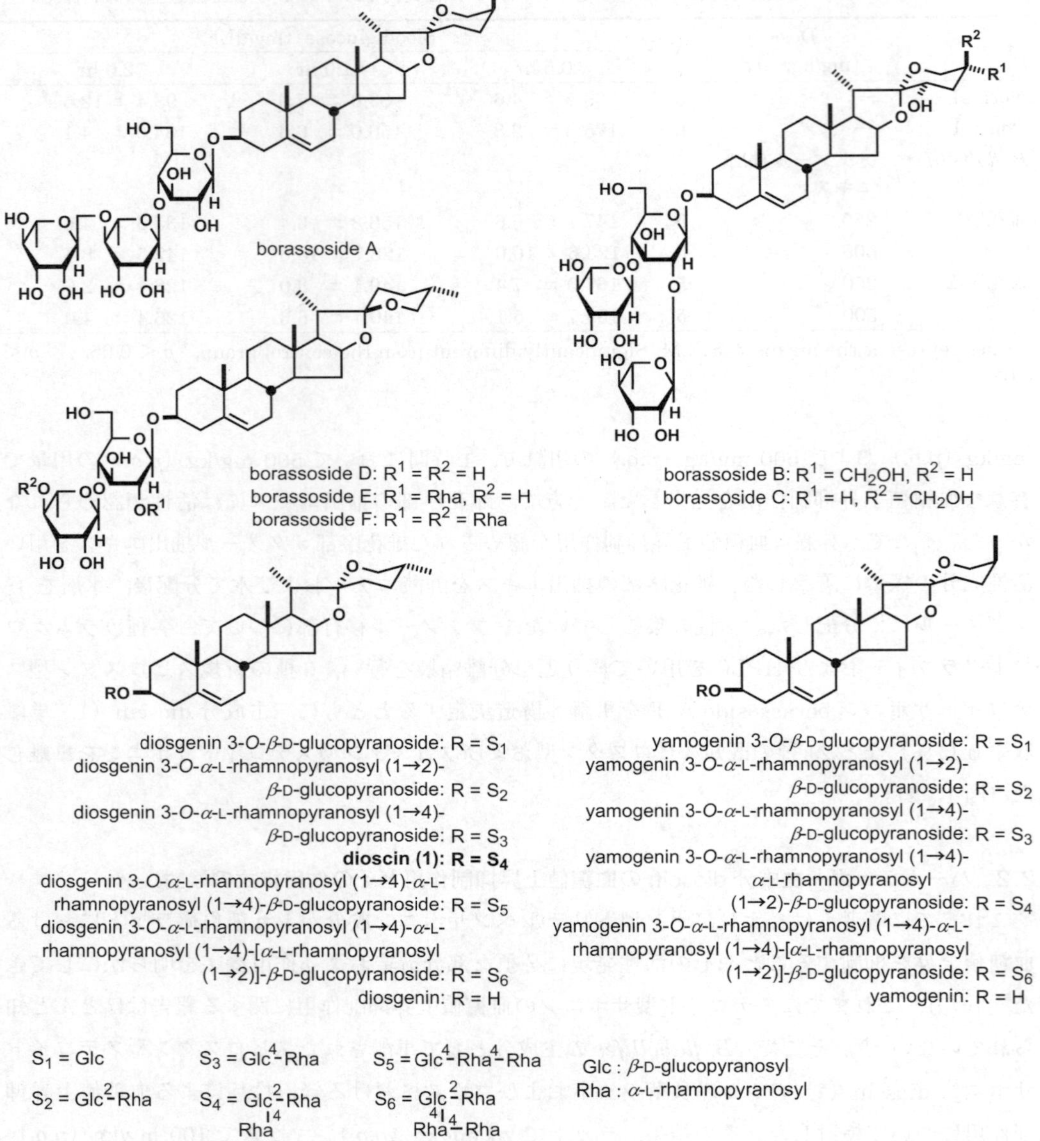

borassoside A

borassoside D: $R^1 = R^2 = H$
borassoside E: $R^1 = Rha$, $R^2 = H$
borassoside F: $R^1 = R^2 = Rha$

borassoside B: $R^1 = CH_2OH$, $R^2 = H$
borassoside C: $R^1 = H$, $R^2 = CH_2OH$

diosgenin 3-O-β-D-glucopyranoside: $R = S_1$
diosgenin 3-O-α-L-rhamnopyranosyl (1→2)-
    β-D-glucopyranoside: $R = S_2$
diosgenin 3-O-α-L-rhamnopyranosyl (1→4)-
    β-D-glucopyranoside: $R = S_3$
dioscin (1): R = S_4
diosgenin 3-O-α-L-rhamnopyranosyl (1→4)-α-L-
rhamnopyranosyl (1→4)-β-D-glucopyranoside: $R = S_5$
diosgenin 3-O-α-L-rhamnopyranosyl (1→4)-α-L-
rhamnopyranosyl (1→4)-[α-L-rhamnopyranosyl
(1→2)]-β-D-glucopyranoside: $R = S_6$
diosgenin: $R = H$

yamogenin 3-O-β-D-glucopyranoside: $R = S_1$
yamogenin 3-O-α-L-rhamnopyranosyl (1→2)-
    β-D-glucopyranoside: $R = S_2$
yamogenin 3-O-α-L-rhamnopyranosyl (1→4)-
    β-D-glucopyranoside: $R = S_3$
yamogenin 3-O-α-L-rhamnopyranosyl (1→4)-
    α-L-rhamnopyranosyl
    (1→2)-β-D-glucopyranoside: $R = S_4$
yamogenin 3-O-α-L-rhamnopyranosyl (1→4)-α-L-
rhamnopyranosyl (1→4)-[α-L-rhamnopyranosyl
(1→2)]-β-D-glucopyranoside: $R = S_6$
yamogenin: $R = H$

$S_1 = Glc$ $S_3 = Glc\overset{4}{-}Rha$ $S_5 = Glc\overset{4}{-}Rha\overset{4}{-}Rha$ Glc : β-D-glucopyranosyl

$S_2 = Glc\overset{2}{-}Rha$ $S_4 = Glc\overset{2}{\underset{4|}{-}}Rha$ $S_6 = Glc\overset{2}{\underset{4|}{-}}Rha$ Rha : α-L-rhamnopyranosyl
                Rha   Rha$\overset{4}{-}$Rha

図1

　の代謝促進にはほとんど影響を与えないことが明らかとなった。このことから，**1** の血糖値上昇抑制作用は消化管における作用であることが示唆された。

　一方，α-グルコシダーゼは糖質消化の最終段階に作用する二糖類水酸化酵素で，スクロースやマルトースなどの二糖類をグルコース（単糖類）に分解する。**1** の血糖値上昇抑制作用に α-グルコシダーゼの阻害が関与しているかどうかを明らかにするために，ラット空腸の刷子縁膜小

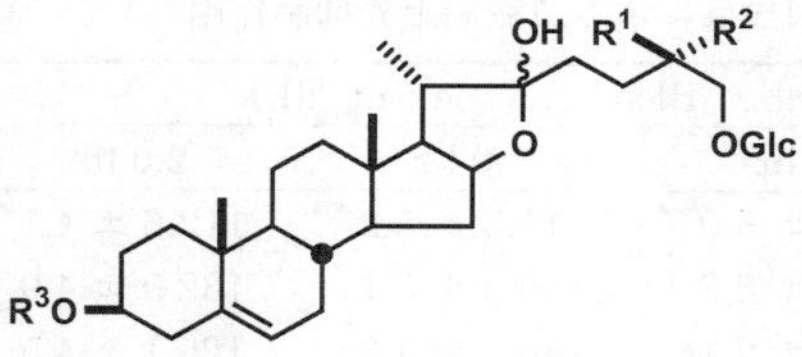

第 7 章　パームシュガーのメタボリックシンドローム予防作用

$R^1 = CH_3, R^2 = H, R^3 = S_1$
$R^1 = H, R^2 = CH_3, R^3 = S_1$
protodioscin: $R^1 = CH_3, R^2 = H, R^3 = S_4$
protoneodioscin: $R^1 = H, R^2 = CH_3, R^3 = S_4$

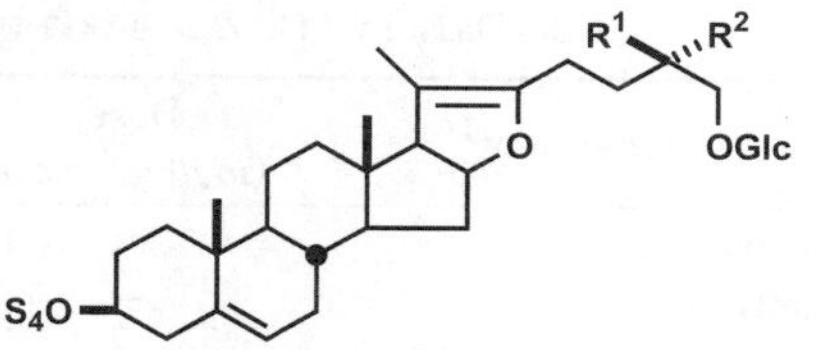

pseudoprotodioscin: $R^1 = CH_3, R^2 = H$
pseudoprotoneodioscin: $R^1 = H, R^2 = CH_3$

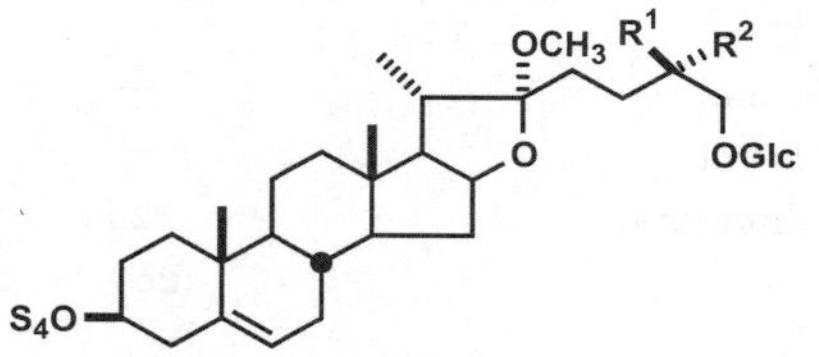

methyl protodioscin: $R^1 = CH_3, R^2 = H$
methyl protoneodioscin: $R^1 = H, R^2 = CH_3$

$S_1 = Glc$　　$S_4 = Glc\overset{2}{\underset{\underset{Rha}{|4}}{}}Rha$　　Glc : β-D-glucopyranosyl
　　　　　　　　　　　　　　　　Rha : α-L-rhamnopyranosyl

図2

表2　Dioscin（**1**）のショ糖負荷ラットにおける経口投与による血糖値上昇抑制作用

Treatment	Dose (mg/kg, *p.o.*)	n	Blood glucose（mg/dL）		
			0.5 hr	1.0 hr	2.0 hr
Normal	—	7	88.0 ± 2.7**	93.4 ± 3.2**	87.9 ± 4.7**
Control	—	7	177.7 ± 2.9	131.6 ± 4.9	118.9 ± 3.5
Dioscin（**1**）	12.5	6	167.1 ± 3.0	137.5 ± 2.1	126.0 ± 0.7
	25	6	150.9 ± 4.1**	139.0 ± 5.1	122.8 ± 3.8
	50	6	139.2 ± 7.1**	143.2 ± 5.0	129.8 ± 3.6
Normal	—	6	81.4 ± 3.3**	80.8 ± 2.2**	84.7 ± 2.4**
Control	—	7	169.6 ± 6.7	138.6 ± 3.7	118.5 ± 3.0
Tolbutamide	12.5	6	152.6 ± 2.8*	130.5 ± 4.0	114.9 ± 3.8
	25	6	138.1 ± 3.5**	106.3 ± 3.5**	99.5 ± 2.1**
Normal	—	7	95.4 ± 6.8**	96.0 ± 4.8**	92.7 ± 4.2**
Control	—	7	177.7 ± 2.9	149.0 ± 4.6	127.2 ± 3.0
Metformin hydrochloride	50	6	174.0 ± 5.6	138.2 ± 3.9	127.0 ± 4.0
	100	6	147.3 ± 1.6**	130.4 ± 4.2*	129.1 ± 3.3

Values represent the means ± S.E.M. Significantly different from the control group, *$p < 0.05$,　**$p < 0.01$.

胞から得られたα-グルコシダーゼ（スクラーゼおよびマルターゼ）を粗酵素として用い，**1**の影響について検討した。その結果，**1**はα-グルコシダーゼ阻害作用を示さないことが明らかになった（スクラーゼ阻害作用 $IC_{50} < 400$ μg/mL；マルターゼ阻害作用 $IC_{50} < 400$ μg/mL）。この結果により，**1**の血糖値上昇抑制作用はα-グルコシダーゼ阻害によるものではなく，腸内グ

薬用食品の開発Ⅱ

表3 Dioscin (**1**) のショ糖負荷マウスにおける経口投与による血糖値上昇抑制作用

Treatment	Dose (mg/kg, *p.o.*)	n	Blood glucose (mg/dL)		
			0.5 hr	1.0 hr	2.0 hr
Normal	—	12	112.3 ± 5.0[**]	111.3 ± 5.2[**]	112.6 ± 4.1[**]
Control	—	12	161.9 ± 3.8	139.5 ± 5.1	132.9 ± 4.9
Dioscin (**1**)	25	12	158.4 ± 7.1	148.4 ± 4.3	125.1 ± 4.5
	50	12	157.3 ± 5.2	152.5 ± 4.5	139.0 ± 3.3
	100	12	137.4 ± 5.3[**]	145.6 ± 4.7	137.6 ± 3.9
Normal	—	12	104.2 ± 4.1[**]	112.7 ± 4.4[**]	103.4 ± 5.8[**]
Control	—	11	174.8 ± 5.6	151.3 ± 4.9	126.3 ± 6.8
Tolbutamide	12.5	11	146.1 ± 6.1[**]	137.7 ± 6.4	121.4 ± 4.1
	25	11	118.3 ± 3.2[**]	111.2 ± 4.5[**]	102.5 ± 3.8[**]
Normal	—	12	108.6 ± 4.2[**]	124.1 ± 5.9[**]	119.6 ± 5.9
Control	—	13	167.2 ± 5.4	150.8 ± 4.7	126.9 ± 3.2
Metformin hydrochloride	50	11	164.0 ± 6.9	146.6 ± 4.5	138.4 ± 5.3
	100	11	141.8 ± 5.6[**]	133.4 ± 5.0[*]	120.8 ± 4.6

Values represent the means ± S.E.M. Significantly different from the control group, [*]$p < 0.05$, [**]$p < 0.01$.

ルコースの吸収抑制もしくはグルコースが胃からその吸収部位である小腸への移行を遅らせる，すなわち胃排出能を抑制することによると推察された。

　胃排出能の抑制は，糖尿病患者の食後の血糖値のコントロールに重要な役割を果たしている[11]。**1** の血糖値上昇抑制作用に胃排出能の抑制が関与しているかどうか明らかにするために，フェノールレッド法[12] を用いて胃排出能に及ぼす影響について検討した。その結果，*in vivo* 実験の過程において，開腹すると明らかな胃の膨張が観察され，表4，5に示すように **1** を投与したラットおよびマウスの胃の重量は用量依存的に増加することが明らかになった。胃排出能に関しては，ラットでは 25 mg/kg，マウスでは 50 mg/kg の用量で有意な抑制作用が認められ

表4 Dioscin (**1**) の20％ショ糖負荷ラットにおける胃排出能抑制作用

Treatment	Dose (mg/kg, *p.o.*)	n	Weight of stomach (g)	Gastric emptying (%)	Inhibition (%)
Control	—	8	1.49 ± 0.04	74.3 ± 1.7	—
Dioscin (**1**)	12.5	6	2.03 ± 0.05[**]	69.4 ± 2.0	6.6
	25	6	2.28 ± 0.15[**]	60.1 ± 2.7[**]	19.1
	50	6	2.66 ± 0.18[**]	44.0 ± 4.3[**]	40.8
Control	—	6	1.43 ± 0.05	72.9 ± 1.9	—
Atropine sulfate	12.5	6	1.82 ± 0.10[**]	63.9 ± 3.0[*]	12.3
	25	6	1.79 ± 0.05[**]	60.9 ± 1.6[**]	16.5

Values represent the means ± S.E.M. Significantly different from the control group, [*]$p < 0.05$, [**]$p < 0.01$.

第7章 パームシュガーのメタボリックシンドローム予防作用

表5 Dioscin（1）の10%ショ糖負荷マウスにおける胃排出能抑制作用

Treatment	Dose (mg/kg, *p.o.*)	n	Weight of stomach (g)	Gastric emptying (%)	Inhibition (%)
Control	—	6	0.38 ± 0.01	69.6 ± 2.7	—
Dioscin（1）	25	6	0.47 ± 0.03	61.8 ± 3.3	11.2
	50	6	0.58 ± 0.03*	54.4 ± 4.7*	21.8
	100	6	0.74 ± 0.08**	42.9 ± 2.8**	38.4
Control	—	8	0.42 ± 0.02	76.4 ± 2.0	—
Atropine sulfate	12.5	6	0.44 ± 0.05	63.5 ± 3.1**	16.9
	25	6	0.48 ± 0.04	60.6 ± 3.3**	20.7

Values represent the means ± S.E.M. Significantly different from the control group, *$p < 0.05$, **$p < 0.01$.

た。特にラットにおいて比較対照薬として用いた抗コリン作動薬で胃内容排出速度を低下させる atropine sulfate に相当する強い胃排出能抑制作用があることを見出した。

以上の結果から，糖負荷モデルにおいて，パームシュガー主成分 dioscin（1）による血糖値上昇抑制作用は，胃から空腸への糖類の移動遅延，つまり胃排出能を抑制することで生じることが示唆された。このように，パームシュガーは食後の急激な血糖値の上昇を抑制することによって，糖尿病の予防に有効ではないかと考えられる。

3 フタバガキ科植物 *Cotylelobium melanoxylon*[13)

3.1 *Cotylelobium melanoxylon* エキスのメタボリックシンドローム予防作用と含有成分

Cotylelobium melanoxylon は東南アジアに分布するフタバガキ科の広葉樹であり，タイではオウギヤシ（*B. flabellifer*）から砂糖の原料となる花序液を採取する際の発酵防止や腐敗防止のために使われている。また，タイ伝統医学において収斂，止瀉，血液凝固作用などを目的に使用されている。しかし，*C. melanoxylon* の含有成分や薬理学的な研究はほとんど行われていない。著者らは，*C. melanoxylon* エキスについて種々生物活性スクリーニングを行ったところ，*C. melanoxylon* の乾燥木部および樹皮のメタノール抽出エキスに膵リパーゼ阻害作用［IC_{50} = 25 μg/ml（木部エキス），40 μg/ml（樹皮エキス）］，オリーブ油負荷マウスでの血中中性脂質上昇抑制作用およびショ糖負荷ラットでの血糖値上昇抑制作用があることを見出した（表6，7）。

そこで，*C. melanoxylon* の乾燥木部および樹皮のメタノール抽出エキスについて各種カラムクロマトグラフィーおよび HPLC を用いて繰り返し分離精製を行ったところ，1種の新規レスベラトロール二量体 melanoxylin A および1種の新規レスベラトロール三量体 melanoxylin B を単離・構造決定するとともに，vaticanol G ［4，単離収率 28.0%（木部），7.3%（樹皮）］など8種の既知スチルベン誘導体を主成分として単離した（図3）。

薬用食品の開発 II

表6 *C. melanoxylon* エキスおよび主要成分のオリーブオイル負荷マウスにおける中性脂質上昇抑制作用

Treatment	Dose (mg/kg, *p.o.*)	n	Plasma Triglyceride (mg/dl)		
			2.0 h	4.0 h	6.0 h
Normal	—	11	$133.6 \pm 12.2^{**}$	$137.4 \pm 11.9^{**}$	$130.9 \pm 11.0^{**}$
Control	—	8	535.6 ± 39.5	474.1 ± 97.6	405.6 ± 91.1
メタノール抽出	250	11	$335.1 \pm 25.1^{**}$	461.7 ± 59.9	321.2 ± 34.1
エキス（木部）	500	11	$60.6 \pm 9.7^{**}$	$67.7 \pm 23.5^{**}$	$95.8 \pm 41.0^{**}$
Normal	—	6	$90.1 \pm 6.9^{*}$	$84.8 \pm 4.7^{**}$	$92.1 \pm 10.2^{**}$
Control	—	6	399.4 ± 43.3	309.4 ± 31.3	233.5 ± 13.1
メタノール抽出	250	6	418.0 ± 129.2	309.0 ± 37.1	193.5 ± 26.8
エキス（樹皮）	500	6	$91.9 \pm 11.7^{*}$	$105.3 \pm 27.8^{**}$	$120.8 \pm 32.5^{**}$
Normal	—	7	$134.2 \pm 15.2^{**}$	$116.8 \pm 17.4^{**}$	$82.3 \pm 12.1^{**}$
Control	—	11	587.9 ± 77.3	406.9 ± 42.7	253.3 ± 28.2
Vaticanol A (**2**)	100	9	605.8 ± 47.0	406.2 ± 46.3	256.8 ± 30.6
	200	9	$368.6 \pm 34.3^{*}$	365.6 ± 43.6	247.8 ± 29.4
Vaticanol E (**3**)	100	9	478.7 ± 57.8	301.6 ± 19.9	189.1 ± 15.1
	200	9	$326.3 \pm 54.6^{**}$	353.9 ± 42.4	211.2 ± 31.9
Normal	—	8	$111.3 \pm 11.6^{**}$	$109.5 \pm 9.7^{**}$	$99.1 \pm 11.7^{**}$
Control	—	9	416.0 ± 26.3	438.7 ± 31.1	398.4 ± 30.4
Vaticanol G (**4**)	50	10	516.2 ± 66.1	472.9 ± 62.9	268.5 ± 23.7
	100	10	403.2 ± 35.2	377.0 ± 46.6	$239.0 \pm 33.2^{*}$
	200	10	$245.7 \pm 41.5^{*}$	282.2 ± 41.7	269.4 ± 70.3
Normal	—	7	$91.9 \pm 9.4^{**}$	$97.3 \pm 7.4^{**}$	$90.6 \pm 9.4^{**}$
Control	—	9	440.3 ± 60.2	393.2 ± 60.1	263.3 ± 45.0
Orlistat	5	7	371.3 ± 41.5	297.0 ± 67.4	171.9 ± 24.9
	10	7	$203.8 \pm 52.1^{**}$	$160.4 \pm 47.7^{**}$	$129.1 \pm 16.6^{**}$
	20	7	$198.6 \pm 24.1^{**}$	$131.0 \pm 16.8^{**}$	$114.5 \pm 7.6^{**}$

Values represent the means ± S.E.M. Significantly different from the control group, $^{*}p < 0.05$, $^{**}p < 0.01$.

3.2 主成分 vaticanol A (**2**), E (**3**), G (**4**) のメタボリックシンドローム予防作用

Cotylelobium melanoxylon エキスにメタボリックシンドローム予防作用が認められたことから，その主成分であるレスベラトロール三量体 vaticanol A (**2**)，E (**3**) および G (**4**) について，オリーブオイル負荷マウスにおける血中中性脂質上昇抑制作用の検討を行った。その結果，**2**～**4** は，200 mg/kg, *p.o.* の用量で有意な抑制作用を示した（表6）。続いて，**2**～**4** について，膵リパーゼ阻害作用の検討を行った。膵リパーゼは，膵液中に分泌され脂肪の消化に寄与する酵素である。膵リパーゼを阻害することにより，摂取した脂肪の分解，吸収が抑制され食後の血中中性脂質の上昇が抑制されると考えられる。Vaticanol A (**2**, $IC_{50} = 52\ \mu M$)，E (**3**, 86 μM)，G (**4**, 59 μM) に有意な膵リパーゼ阻害作用が認められた。このことから，**2**～**4** の血中中性脂質上昇抑制作用には，少なくともリパーゼ阻害作用が関与することが推察された。

第7章　パームシュガーのメタボリックシンドローム予防作用

表7　*C. melanoxylon* エキスおよび主要成分のショ糖負荷ラットにおける血糖値上昇抑制作用

Treatment	Dose (mg/kg, *p.o.*)	n	Blood glucose (mg/dL)		
			0.5 h	1.0 h	2.0 h
Normal	—	6	70.4 ± 2.8**	81.5 ± 3.5**	80.3 ± 3.5**
Control	—	8	188.3 ± 6.4	146.1 ± 3.7	124.4 ± 2.7
メタノール抽出	125	6	103.9 ± 9.0**	127.4 ± 6.9	131.2 ± 2.7
エキス（木部）	250	6	103.4 ± 7.0**	125.2 ± 7.4*	131.2 ± 4.9
Normal	—	5	91.2 ± 5.3**	94.5 ± 3.7**	84.2 ± 10.5**
Control	—	10	182.6 ± 2.9	173.7 ± 4.5	127.7 ± 3.4
メタノール抽出	125	6	124.0 ± 4.4**	152.2 ± 4.3**	129.9 ± 4.1
エキス（樹皮）	250	6	110.5 ± 7.2**	139.5 ± 5.1**	127.5 ± 2.9
Vaticanol G（**4**）	12.5	6	175.8 ± 3.3	186.8 ± 3.2	128.5 ± 5.0
	25	6	169.5 ± 6.1	178.6 ± 4.8	135.0 ± 2.6
	50	6	127.2 ± 4.3**	150.1 ± 2.4**	145.6 ± 3.0
Normal	—	6	74.3 ± 2.7**	82.4 ± 2.5**	77.1 ± 2.8**
Control	—	8	178.1 ± 6.2	134.8 ± 3.6	108.0 ± 1.9
Vaticanol A（**2**）	25	6	163.8 ± 6.1	151.7 ± 6.1	120.0 ± 2.6
	50	6	147.3 ± 6.0*	152.0 ± 3.0	121.2 ± 2.0
Vaticanol E（**3**）	25	6	177.2 ± 8.7	152.3 ± 3.7	121.0 ± 2.7
	50	6	156.8 ± 12.2	155.7 ± 6.7	118.3 ± 3.1
Acarbose	2.5	6	138.5 ± 9.8**	135.5 ± 7.7	117.5 ± 3.4
	5	6	115.8 ± 3.3**	126.3 ± 3.8	114.7 ± 3.5
	10	6	114.8 ± 8.6**	117.2 ± 5.2	109.2 ± 2.5

Values represent the means ± S.E.M. Significantly different from the control group, $^*p < 0.05$, $^{**}p < 0.01$.

　さらに，vaticanol A（**2**），E（**3**）および G（**4**）の血糖値上昇抑制作用の検討を行ったところ，vaticanol A（**2**）および G（**4**）は 50 mg/kg, *p.o.* の用量で有意な抑制作用を示すことが分かった（表7）。一方で，vaticanol E（**3**）は，有意ではないが抑制傾向を示した。**2**〜**4**について，α-グルコシダーゼ阻害作用の検討を行ったところ，vaticanol A（**2**）および E（**3**）は弱い阻害作用（IC_{50} = 89〜342 μM）を示したが，vaticanol G（**4**）は阻害作用を示さないことが明らかになり，**4** の血糖値上昇抑制作用には他の作用機序の存在が示唆された。Vaticanol 類の血糖値上昇抑制作用の作用機序の解明を目的とし，小腸組織片を用いてグルコース取り込み抑制作用について検討した。比較対照薬としては phlorizin を用いた。Phlorizin は，小腸刷子縁膜に存在する Na^+/D-glucose 共輸送体（SGLUT）に特異的に結合することによってグルコースの取り込みを抑制することが知られている[14]。また，L-glucose を用いた予備試験により，phlorizin 1 mM 存在下におけるグルコースの取り込みは，SGLUT が関与しない，組織への非特異的な吸着または細胞間隙への浸透によるものなどであることが判明しており，phlorizin 1 mM 存在下における取り込み量を 0（inhibition = 100％）とし，阻害率を算出した。表8に示すように，

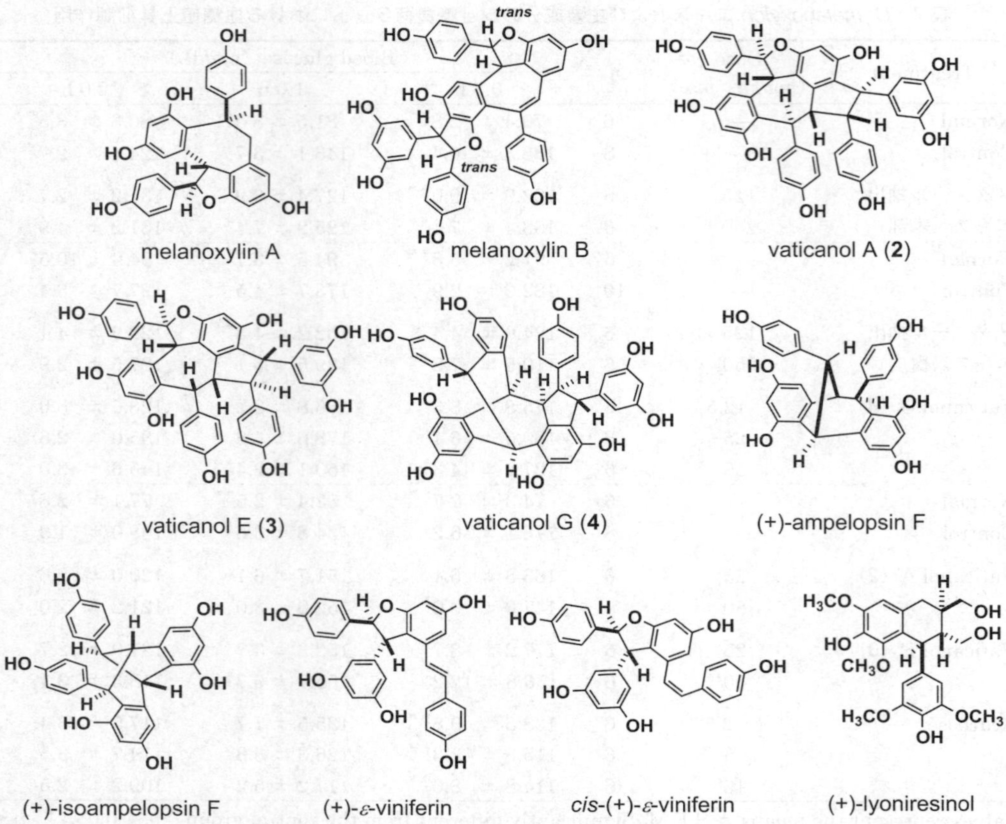

薬用食品の開発 II

melanoxylin A　melanoxylin B　vaticanol A (**2**)

vaticanol E (**3**)　vaticanol G (**4**)　(+)-ampelopsin F

(+)-isoampelopsin F　(+)-ε-viniferin　cis-(+)-ε-viniferin　(+)-lyoniresinol

図 3

表 8 *C. melanoxylon* 主要成分のグルコース取り込み抑制作用

Treatment	Conc. (mM)	n	Glucose uptake (dpm/100 mg tissue)	inhibition (%)
Control	—	9	3150 ± 281	0.0
Phlorizin	1	9	$1534 \pm 82^{**}$	100.0
	0.01	5	$1917 \pm 72^{**}$	76.3
Vaticanol A (**2**)	1	5	$1916 \pm 162^{**}$	76.4
	0.1	4	3193 ± 105	-2.7
Vaticanol E (**3**)	1	5	$2034 \pm 177^{**}$	69.0
	0.1	4	3674 ± 64	-32.4
Vaticanol G (**4**)	1	5	$1896 \pm 74^{**}$	77.6
	0.1	4	3178 ± 143	-1.7

2 mM Glucose + ^{14}C-U-glucose

100 μL : 11906 dpm

Values represent the means ± S.E.M.

Significantly different from the control group, $^{*}p < 0.05$, $^{**}p < 0.01$.

第7章 パームシュガーのメタボリックシンドローム予防作用

vaticanol A（**2**），E（**3**）およびG（**4**）は有意にグルコースの取り込みを抑制することが明らかになった。このことから，*C. melanoxylon* の血糖値上昇抑制作用のメカニズムの一つとして，グルコース輸送系の阻害による糖吸収抑制も関与することが推察された。

また，vaticanol A（**2**），E（**3**）およびG（**4**）の血中中性脂質上昇抑制および血糖値上昇抑制作用に胃排出能の抑制が関与しているかどうかを明らかにするために，フェノールレッド法を用いて胃排出能に及ぼす影響について検討した。その結果，**2**〜**4** は 100 mg/kg, *p.o.* の用量で

表9 *C. melanoxylon* エキスおよび主要成分のカルボキシメチルセルロースナトリウム（CMC-Na）負荷マウスにおける胃排出能抑制作用

Treatment	Dose (mg/kg, *p.o.*)	*n*	Gastric emptying (%)	Inhibition (%)
Control	—	9	88.9 ± 1.1	—
メタノール抽出	125	7	72.2 ± 2.9**	18.8
エキス（木部）	250	7	55.1 ± 4.9**	38.0
	500	7	38.3 ± 0.7**	56.9
Control	—	11	77.7 ± 4.0	—
メタノール抽出	125	7	69.8 ± 2.7	10.2
エキス（樹皮）	250	7	54.9 ± 3.2**	29.3
	500	7	44.9 ± 2.1**	42.2
Control	—	7	84.8 ± 2.6	—
Vaticanol A (**2**)	100	7	72.3 ± 2.7**	14.7
	200	7	59.4 ± 2.1**	30.0
Vaticanol E (**3**)	100	7	72.3 ± 2.1*	14.7
	200	7	64.9 ± 3.8**	23.4
Vaticanol G (**4**)	100	7	74.4 ± 1.4*	12.3
	200	7	56.1 ± 3.2**	33.8

Values represent the means ± S.E.M. Significantly different from the control group, *$p < 0.05$, **$p < 0.01$.

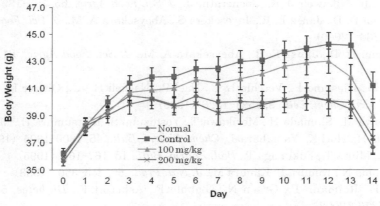

Each point represents the mean with S.E.M. of 7-9 animals
図4 高脂肪食摂取マウスにおける vaticanol G（**24**）の体重増加抑制作用

有意な抑制作用を示した（表9）。以上の結果から，*C. melanoxylon* の血中中性脂質上昇抑制作用には膵リパーゼ阻害作用や胃排出能抑制作用が，血糖値上昇抑制作用には α-グルコシダーゼ阻害作用，グルコース取り込み抑制作用や胃排出能抑制作用が関与していることが推察された。

　さらに，vaticanol G（**4**）について，高脂肪食摂取マウスにおける体重および内臓脂肪量に及ぼす影響について検討を行った。図4に示すように，vaticanol G（**4**）は体重の増加を抑制させ，内臓総脂肪および副睾丸脂肪については有意に増加を抑制し，腸管膜脂肪および腎周囲脂肪についても，増加抑制傾向が認められた。このことから，vaticanol G（**4**）は単回投与による血中中性脂質および血糖値の上昇抑制に寄与するだけでなく，短期間投与においても体重および脂肪の増加抑制に寄与するということが明らかとなった。

4　おわりに

　本稿において，メディシナルフラワーの一つであるオウギヤシ（*Borassus flabellifer*）の雄花序部およびその花序液を採取する際の発酵防止や腐敗防止のために使われている *Cotylelobium melanoxylon*（樹皮）の主成分がメタボリックシンドローム予防作用を有することを示した。今後，更に多数のメディシナルフラワーの伝承薬効や新しい生体機能が物質レベルで解明されることを期待したい。

文　　献

1) Yoshikawa M, Xu F, Morikawa T, Pongpiriyadacha Y, Nakamura S, Asao Y, Kumahara A, Matsuda H., *Chem. Pharm. Bull.*, **55**, 308-316（2007）
2) Jansz E. R., Nikawela J. K., Gooneratne J., *J. Sci. Food Agric.*, **65**, 185-189（1994）
3) Ariyasena D. D., Jansz E. R., Jayesekera S., Abeysekara A. M., *J. Sci. Food Agric.*, **80**, 1763-1766（2000）
4) Ariyasena D. D., Jansz E. R., Abeysekara A. M., *J. Sci. Food Agric.*, **81**, 1347-1352（2001）
5) Révész L., Hiestand P., Vecchia L. L., Naef R., Naegeli H. -U., Oberer L., Roth H. -J., *Bioorg. Med. Chem. Lett.*, **9**, 1521-1526（1999）
6) Yoshikawa M., Shimada H., Morikawa T., Yoshizumi S., Matsumura H., Murakami T., Matsuda H., Hori K., Yamahara J., *Chem. Pharm. Bull.*, **45**, 1300-1305（1997）
7) Kato A., Miura T., Fukunaga T., *Biol. Pharm. Bull.*, **18**, 167-168（1995）
8) Nakashima N., Kimura I., Kimura M., *J. Nat. Prod.*, **56**, 345-350（1993）
9) Proks P., Reimann F., Green N., Gribble F., Ashcroft F., *Diabetes*, **51**, **Suppl 3**, S368-S376（2002）
10) Ikeda T., Iwao K., Murakami H., *Biochem. Biotech. Biosci.*, **59**, 887-890（2000）

第 7 章 パームシュガーのメタボリックシンドローム予防作用

11) Horowitz M., Edelbroek M. A. L., Wishart J. M., Straathof J. W., *Diabetologia*, **36**, 857-862（1993）
12) Tache Y., Maeda-Hagiwara M., Turkelson C. M., *Am. J. Physiol.*, **253**, G241-G245 （1987）
13) Matsuda H., Asao Y., Nakamura S., Hamao M., Sugimoto S., Hongo M., Pongpiriyadacha Y., Yoshikawa M., *Chem. Pharm. Bull.*, **57**, 487-494（2009）
14) Alvarado F., Crane R. K., *Biochem. Biophys. Acta.*, **56**, 170-172（1962）

第8章　*Glycyrrhiza glabra* L. を基原とする甘草のメタボリックシンドロームに対する予防・改善効果と活性成分

黒田明平[*1], 三巻祥浩[*2]

1　はじめに

　日本において，死亡原因の 55.6％を占める三大疾病，すなわち悪性腫瘍，心疾患，脳血管疾患（平成 22 年人口動態統計，厚生労働省）の予防法の確立と改善・治療薬の開発は，医療上，極めて重大な課題である。虚血性心疾患や脳血管疾患の一大原因は動脈硬化症の発症であり，その発症基盤にメタボリックシンドローム（MS）があるといわれている。MS の重要な要因として，肥満によって肥大化し形質転換した脂肪細胞から分泌される腫瘍壊死因子（TNF)-α，プラスミノーゲン活性化抑制因子（PAI-1）などのアディポサイトカインがあげられる[1]。これらのいわゆる悪玉アディポサイトカインは，糖尿病，高脂血症，高血圧症の原因となり，動脈硬化症を発症しやすい状態である MS の病態を形成する。

　ペルオキシソーム増殖剤応答性受容体（PPAR)γ は，主に脂肪細胞中に発現しているリガンド応答性の核内レセプター型の転写因子であり，脂肪蓄積の主調節因子として働く。現在，経口糖尿病治療薬として使われている「ピオグリタゾン塩酸塩」は PPARγ アゴニストである。ピオグリタゾン塩酸塩は肥満を伴う 2 型糖尿病のインスリン抵抗性を改善する治療薬で，その作用機序として，前駆脂肪細胞から脂肪細胞への分化促進を介して正常な機能を有する小型脂肪細胞を増加させる一方，インスリン抵抗性惹起因子である TNF-α，PAI-1 などを過剰産生する肥大脂肪細胞をアポトーシスに誘導し，減少させることが提唱されている（図 1）。またインスリン抵抗性改善薬は血糖降下作用だけでなく，抗動脈硬化作用などもあると考えられていることから，MS に対する治療薬としても期待されている。

　先に著者らは，MS に対する予防・改善効果を有する機能性天然素材を探索することを目的に，70 種の生薬抽出物の PPARγ リガンド活性を評価した。その結果，甘草（カンゾウ；マメ科 *Glycyrrhiza uralensis* F. または *G. glabra* L. の根およびストロン)[2, 3]，鬱金（ウコン；ショウガ科 *Curcuma longa* L. の根茎)[4, 5]，丁子（チョウジ；フトモモ科 *Syzygium aromaticum* Merrill et Perry のつぼみ）抽出物[6] などに有意な活性を見い出した。*G. uralensis* を基原とする甘草抽出物からは，1 種の新規化合物 dehydroglyasperin D や 3-arylcoumarin 類である glycyrin を含む 6 種をリガンド活性化合物として単離した。同抽出物は自然発症 2 型糖尿病マウス KK-A^y に対して血糖値低下作用を，C57BL マウスに対して内臓脂肪減少作用を示

　＊1　Minpei Kuroda　東京薬科大学　薬学部　漢方資源応用学教室　講師

　＊2　Yoshihiro Mimaki　東京薬科大学　薬学部　漢方資源応用学教室　教授

第8章　Glycyrrhiza glabra L. を基原とする甘草のメタボリックシンドロームに対する予防・改善効果と活性成分

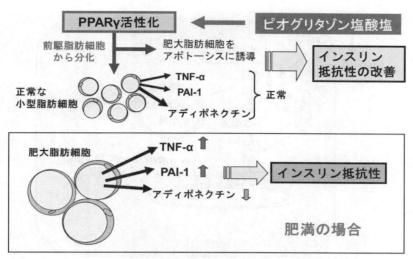

図1　脂肪細胞とインスリン抵抗性

した。また glycyrin は，KK-A^y マウスに対して血糖値低下作用を示した。鬱金抽出物からは curcuminoid 類の curcumin や sesqui-terpenoid 類の ar-turmerone をリガンド活性化合物として単離し，同抽出物が KK-A^y マウスの血糖値上昇を抑制することを認めた。丁子抽出物からは neo-lignan 類の dehydrodieugenol A および dehydrodieugenol B をリガンド活性化合物として単離し，同抽出物が KK-A^y マウスの血糖値上昇を抑制することを認めた。

本稿では，G. glabra を基原とする甘草の EtOH 抽出物について，PPARγ リガンド活性を指標とした成分検索，単離された化合物の構造決定とリガンド活性，フェノール性化合物（疎水性フラボノイド）を高い含有率で有する抽出物［LFO（Licorice Flavonoid Oil）：G. glabra の疎水性画分を中鎖脂肪酸トリグリセリドに溶解したもの］の高脂肪食負荷 KK-A^y マウスに対する血糖値上昇抑制効果について紹介する。

2　G. glabra を基原とする甘草の PPARγ リガンド活性を指標とした成分検索[7]

PPARγ リガンド活性試験は，CV-1 細胞に pM-PPARγ と UASg-luc をトランスフェクションし，GAL4-PPARγ キメラアッセイ法により行った（図2)[8]。抽出物の場合は 30 µg/mL におけるルシフェラーゼによる発光量が，化合物の場合は 10 µg/mL におけるルシフェラーゼによる発光量が陽性対照である「トログリタゾン（TRG）」0.5 µM におけるそれよりも多い場合に「リガンド活性あり」と判定した。リガンド活性の指標をルシフェラーゼによる発光量とし，ジメチルスルホキシドのみを加えた無処置対照群（コントロール）に対する比活性をサンプルの PPARγ リガンド活性とした。トログリタゾン（0.5 µM）の比活性 2.0 に対し，甘草の EtOH 抽出物（30 µg/mL）の比活性は 2.5 であった。

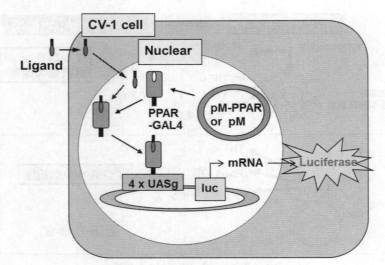

図2　GAL4-PPARγ キメラアッセイ法

　甘草（G. glabra の根およびストロン，乾燥粉末 4 kg）を 95% EtOH を用いて抽出した．得られた抽出物（121 g）をシリカゲルカラムクロマトグラフィー（CC）に付し，CHCl$_3$-MeOH（19：1，9：1，2：1），MeOH にて順次極性を上げながら溶出し，4つの画分［CHCl$_3$-MeOH（19：1）溶出画分（85.0 g），CHCl$_3$-MeOH（9：1）溶出画分（17.1 g），CHCl$_3$-MeOH（4：1）溶出画分（6.2 g），CHCl$_3$-MeOH（2：1）溶出画分（11.2 g）］に分画した．各画分のPPARγ リガンド活性を評価した結果，CHCl$_3$-MeOH（19：1）溶出画分に最も強いリガンド活性が確認されたため（図3），同画分について順相および逆相シリカゲル CC，逆相分取 HPLC により繰り返し精製を行い，化合物 **1**–**39** を単離した．

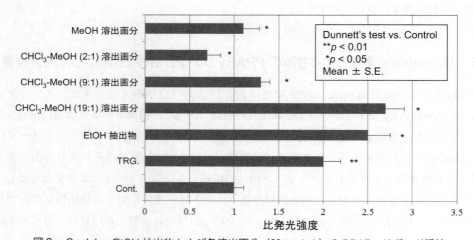

図3　G. glabra EtOH 抽出物および各溶出画分（30 μg/mL）の PPARγ リガンド活性

第 8 章　*Glycyrrhiza glabra* L. を基原とする甘草のメタボリックシンドロームに対する予防・改善効果と活性成分

　化合物 **11-39** は既知化合物であり，NMR を中心とした各種スペクトルデータの解析により，それぞれ echinatin（**11**），lichocalcone B（**12**），morachalcone A（**13**），2',3,4'-trihydroxy-3'-γ,γ-dimethylallyl-6'',6''-dimethylpyrano［2'',3''：4,5］chalcone（**14**），1-(2',4'-dihydroxyphenyl)-2-hydroxy-3-(4''-hydroxyphenyl)-1-propanone（**15**），kanzonol Y（**16**），(3*R*)-vestitol（**17**），(3*R*)-2',3',7-trihydroxy-4'-methoxyisoflavan（**18**），kanzonol X（**19**），glabridin（**20**），4'-*O*-methylglabridin（**21**），3'-hydroxy-4'-*O*-methylglabridin（**22**），hispaglabridin A（**23**），hispaglabridin B（**24**），glabrene（**25**），kanzonol W（**26**），glabrocoumarin（**27**），shinpterocarpin（**28**），*O*-methylshinpterocarpin（**29**），licoagrocarpin（**30**），licoflavanone A（**31**），glabrol（**32**），shinflavanone（**33**），euchrenone a5（**34**），xambioona（**35**），gancaonin L（**36**），glabrone（**37**），kanzonol U（**38**），8,8-dimethyl-3,4-dihydro-2*H*,8*H*-pyrano［2,3-*f*］-chromon-3-ol（**39**）と同定した。化合物 **13**，**15**，**17**，**18**，**36** の本植物からの単離はこれが初めてである（図 4）。

　新規化合物 **1** は褐色粉末として得られ，高分解能 ESI-MS により，その分子式を $C_{21}H_{22}O_6$ と決定した。IR スペクトルでは，水酸基（3375 cm^{-1}）およびカルボニル基（1699 cm^{-1}）に由来する強い吸収が認められた。化合物 **1** の分子式と ^{1}H-, ^{13}C-NMR スペクトルを **12** と比較すると，さらに 1 個の水酸基と 1 個のプレニル基［δ_H 3.43（2H，d，J = 7.3 Hz），1.77 and 1.75（each 3H，s）；δ_C 132.3（C），122.9（CH），25.4（CH$_3$），17.4（CH$_3$）］の存在が示された。化合物 **1** の ^{1}H-NMR，^{13}C-NMR，^{1}H-^{1}H COSY，HMQC，HMBC スペクトルを解析した結果，**1** は **12** の 3' 位に水酸基，5' 位にプレニル基が結合した構造であることが明らかとなり，その構造を 3,3',4,4'-tetrahydroxy-2'-methoxy-5'-prenylchalcone と決定した。同様の方法により，新規化合物 **2-10** の構造を 2,3',4,4'-tetrahydroxy-3,5'-diprenyl-chalcone（**2**），2,3',4,4',α-pentahydroxy-3,5'-diprenyl-dihydrochalcone（**3**），2,3',4,4',α-pentahydroxy-3-prenyl-dihydrochalcone（**4**），5'-formyl glabridin（**5**），4''-hydroxyglabridin（**6**），(2*R*,3*R*)-3,4',7-trihydroxy-3'-prenylflavanone（**7**），7,8-dihydroxy-4'-methoxy-6-prenylisoflavanone（**8**），2',3-dihydroxy-4'-methoxy-3'',3''-dimethyl-pyrano［2'',3''：7,8］isoflavanone（**9**），8-hydroxymethyl-8-methyl-3,4-dihydro-2*H*,8*H*-pyrano［2,3-*f*］-chromon-3-ol（**10**）と決定した（図 5）。化合物 **5** のように，isoflavan 骨格の B 環にアルデヒド基を有する化合物の天然からの単離はこれが初めてである。

　化合物 **1-39** の PPARγ リガンド活性を評価した結果，**5**，**7**，**11**，**18-20**，**26**，**28**，**31-33**，**36**，**37** に強力な PPARγ リガンド活性を認めた（図 6）。

　化合物 **20**（glabridin）の活性強度（比活性 5.62）と含有率（EtOH 抽出物に対して 0.16%）より，甘草の EtOH 抽出物のリガンド活性に本化合物が大きく寄与していることが示された。Isoflavan 類である **19**，**23**，**24** のリガンド活性を比較すると，6 員環エーテルが開環し，水酸基とプレニル基になることで活性が増加した（図 7）。Chalcone 類の **2** と **14**，pterocarpan 類の **29** と **30**，isoflavone 類の **32**，**33**，**35** においても，同様の構造活性相関が確認された。

101

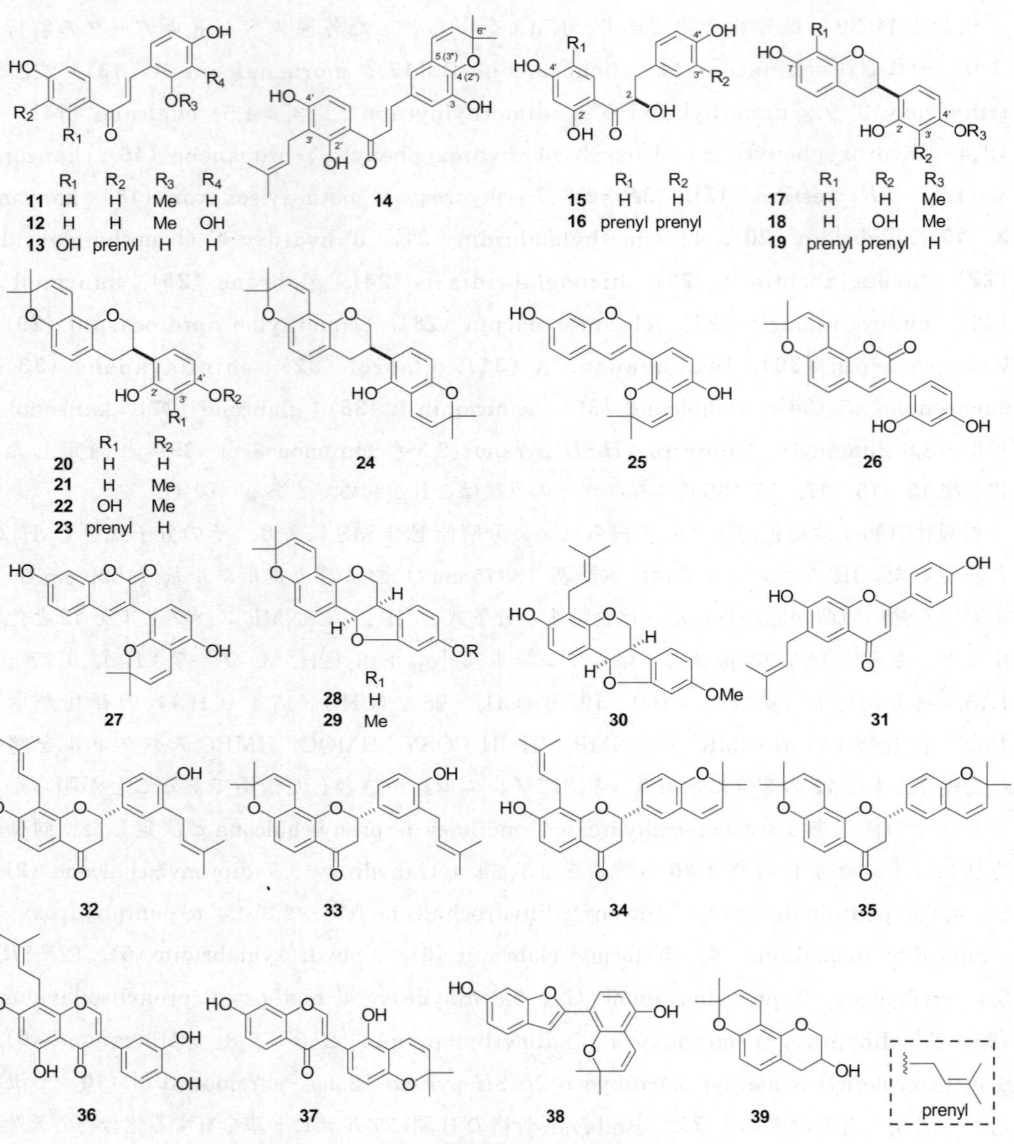

図4　既知化合物 11–39

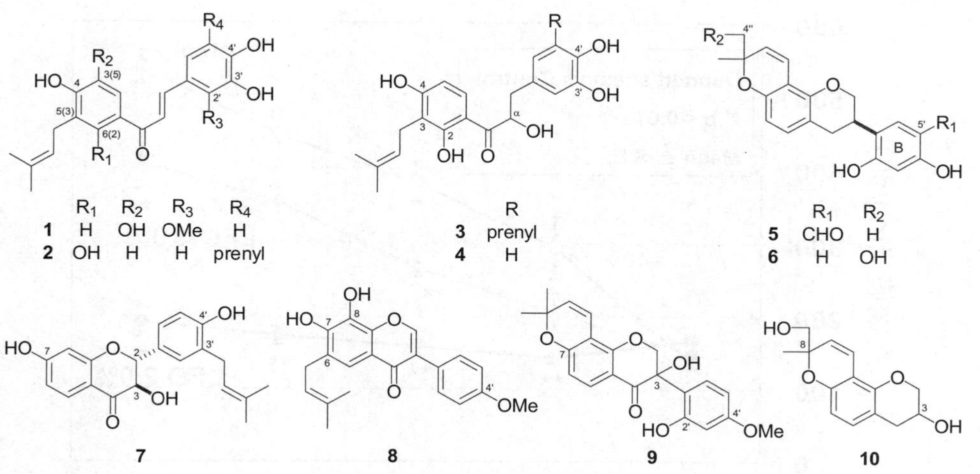

第8章　*Glycyrrhiza glabra* L. を基原とする甘草のメタボリックシンドロームに対する予防・改善効果と活性成分

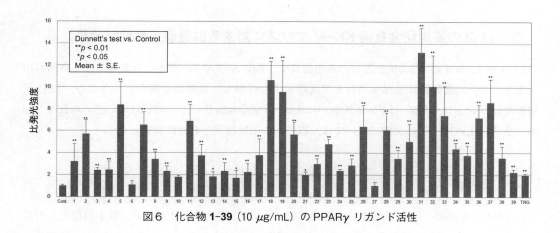

図5　新規化合物 **1–10**

図6　化合物 **1–39**（10 μg/mL）の PPARγ リガンド活性

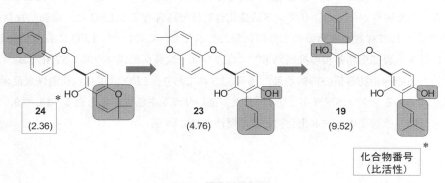

図7　構造活性相関

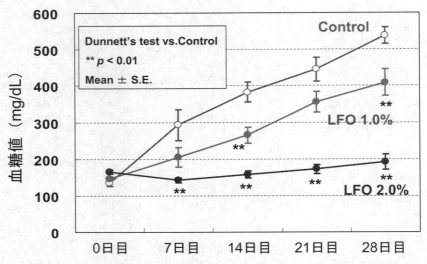

図8 LFO（1.0%，2.0%）の高脂肪負荷 KK-A^y マウスに対する血糖値上昇抑制効果

3 LFO の高脂肪食負荷 KK-A^y マウスに対する血糖値上昇抑制効果[9]

LFO を 1.0% または 2.0% 添加した高脂肪食を，KK-A^y マウス（雌性，6週齢）に4週間自由摂取させた。1週間毎に摂取4週目まで尾静脈より採血し，血糖値を測定したところ，LFO 摂取群ではコントロール群（LFO 未添加）に比べ，有意な血糖値の上昇抑制効果が認められた（図8）。さらに LFO 2.0% 添加群においては，腹腔内の脂肪蓄積を有意に抑制した。

4 まとめ

G. glabra を基原とする甘草の EtOH 抽出物について，PPARγ リガンド活性を指標とした成分検索を行い，10 種の新規化合物を含む計 39 種の化合物を単離した。そのうち，13 種の化合物が強いリガンド活性を示し，構造活性相関を考察することによりプレニル基が活性増強に寄与していることを明らかにした。リガンド活性化合物群を高含有する LFO は，高脂肪食負荷 KK-A^y マウスに対して有意な血糖値の上昇抑制効果を示した。このほか，LFO に高脂肪食負荷 SD ラットに対する腹部脂肪蓄積の抑制効果[10]，高カロリー食負荷肥満マウス C57BL に対する体重上昇抑制と腹腔内脂肪蓄積の抑制効果[11] も確認されており，LFO は現在，機能性食品素材として使用されている（グラボノイド™）[12]。また，強いリガンド活性を示した **5，18，19，31，32** は MS の予防・改善薬のシード化合物として期待されている。

第 8 章　*Glycyrrhiza glabra* L. を基原とする甘草のメタボリックシンドロームに対する予防・改善効果と活性成分

文　　献

1)　植木浩二郎，門脇　孝，医学のあゆみ，**213**，637（2005）
2)　Kuroda M. *et al.*, *Bioorg. Med. Chem. Lett.*, **13**, 4267（2003）
3)　Mae T. *et al.*, *J. Nutr.*, **133**, 3369（2003）
4)　Kuroda M. *et al.*, *Biol. Pharm. Bull.*, **28**, 937（2005）
5)　Nishiyama T. *et al.*, *J. Agric. Food Chem.*, **53**, 959（2005）
6)　Kuroda M. *et al.*, *J. Nat. Med.*, in press（2012）
7)　Kuroda M. *et al.*, *Bioorg. Med. Chem.*, **18**, 962（2010）
8)　Takahashi N. *et al.*, *FEBS Lett.*, **514**, 315（2002）
9)　Nakagawa K. *et al.*, *Biol. Pharm. Bull.*, **27**, 1775（2004）
10)　Kamisoyama H. *et al.*, *Biosci. Biotechnol. Biochem.*, **72**, 3225（2008）
11)　Aoki F. *et al.*, *Biosci. Biotechnol. Biochem.*, **71**, 206（2007）
12)　http://www.kanekaglavonoid.jp/study.html

第9章　昇圧系律速酵素レニン阻害による血圧対策食品の探索

堀　一之[*1]，高橋砂織[*2]

1　はじめに

血圧は加齢とともに高くなる傾向があると言われているが，上がり方が急激であったり，長期間にわたって高い状態が継続すると，多くの臓器，特に血管に対してダメージを与え，脳血管障害や虚血性心疾患などの発生率が高くなることが知られている。

秋田県は，長年にわたり不名誉な脳卒中死亡率日本一にあって，その根底に高血圧症があることから，昭和27年から県をあげての高血圧・脳卒中対策として食塩摂取量減少運動に取り組んでいる。

しかし，国民健康保険レセプトの分析（平成17年5月）による秋田県の医療費の現状は，高血圧疾患が件数，費用額で最も高く，件数では第2位の歯肉炎・歯周疾患の3倍以上，日数では第2位の精神分裂病の2倍以上，費用額ではトータルで10億5千万円（第2位の脳梗塞は約7億6千万円）と飛びぬけており，高血圧を招くような食生活の改善は，今日でも秋田県にとって重要な課題となっている。

そこで，私たちは昇圧系の律速酵素であるレニン阻害活性を指標とした血圧の降下効果を身近な食材から探索する研究を実施し，大豆に含まれるサポニン成分が有効であるという結果を得たので，その概要について紹介する。

2　高血圧症に用いる薬とは

現在，臨床に用いられている降圧薬は，その作用機序を大別すると以下の7種に分けられる。高血圧の薬物療法は長期にわたって一定以下の血圧値にコントロールしなければならず，体質や合併症の有無によって，各種降圧薬を患者に合わせて選択することになる。

(1)　利尿薬〈腎臓に作用〉
①サイアザイド系利尿薬（トリクロルメチアジド等）
②ループ系利尿薬（フロセミド等）
③カリウム保持系利尿薬（スピノロラクトン等）

[*1]　Kazuyuki Hori　秋田県総合食品研究センター　企画管理室　上席研究員
[*2]　Saori Takahashi　秋田県総合食品研究センター　食品加工研究所　所長

第9章　昇圧系律速酵素レニン阻害による血圧対策食品の探索

(2) 交感神経遮断薬〈中枢神経および神経筋接合部に作用〉
　①α受容体遮断薬（トラゾリン，プラゾシン等）
　②β受容体遮断薬（アテノロール，セリプロロール等）
　③$α_1β$遮断薬（カルベジロール等）
(3) $α_2$受容体刺激薬〈シナプス前膜に存在しアドレナリン放出を抑制的に制御〉
　クロニジン，メチルドパ等
(4) カルシウム拮抗薬〈血管平滑筋細胞膜上のカルシウムイオンチャンネルに作用〉
　①ジヒドロピリジン系（アムロジピン，ニフェジピン等）
　②ベンゾチアゼピン系（ジルチアゼム）
(5) アンジオテンシン変換酵素阻害薬（ACEI）〈作用点は後述〉
　カプトプリル，エナラプリル，イミダプリル等
(6) アンジオテンシン受容体拮抗薬（ARB）〈作用点は後述〉
　バルサルタン，ロサルタン，カンデサルタン等
　※（6）は，（1）利尿薬や（4）カルシウム拮抗薬との混合製剤としても用いられる。
(7) 直接的レニン阻害薬〈作用点は後述〉
　アリスキレン

3　レニン−アンジオテンシン系と関係する降圧薬

レニン−アンジオテンシン系（図1）は，動物における重要な昇圧系血圧調節システムとして

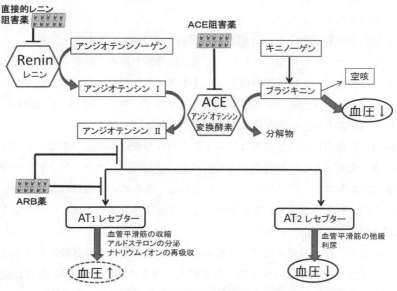

図1　レニン−アンジオテンシン系と関係する降圧薬の作用点

知られている。このうち，レニンは腎臓皮質の傍糸球体細胞で産生されるアスパルティックプロテアーゼで各種刺激によって血液循環に放出される。レニンは，肝臓産生タンパクであるアンジオテンシノーゲンのN末端10残基を切断し，アンジオテンシンIを遊離するが，このレニンによるアンジオテンシノーゲン切断がレニン－アンジオテンシン系の律速段階となっており，レニンの阻害はすなわちレニン－アンジオテンシン系による昇圧の抑制となる（上述（7）の作用点）。

レニンによって切り出されたアンジオテンシンIは不活性であるが，活性中心に亜鉛を有するメタロプロテアーゼの一種であり細胞膜上に存在するアンジオテンシン変換酵素（ACE）によって，C末端の2残基が切断され，8残基となったアンジオテンシンIIを生成させる。このアンジオテンシンIIは活性型ペプチドであり，アンジオテンシン変換酵素阻害（ACEI）は昇圧抑制に働く（上述（5）の作用点）。

さらに，アンジオテンシンIIにはAT$_1$レセプター，AT$_2$レセプターという2つの受容体の存在が知られており，前者はアルドステロン分泌やNa$^+$イオン再吸収など血圧上昇に，後者は利尿など血圧抑制に作用することが解明されている。そこで，主にAT$_1$レセプター選択アンタゴニストにより昇圧系を抑制する薬物がアンジオテンシン受容体拮抗（ARB）薬である（上述（6）の作用点）。

4　昇圧系律速酵素レニン阻害をターゲットに

レニン－アンジオテンシン系において律速酵素はレニンであり，レニン阻害薬の研究はアンジオテンシン受容体拮抗（ARB）薬やアンジオテンシン変換酵素阻害（ACEI）薬より古くから行われてきたと推測される。

しかし，直接的かつ特異的なレニン阻害薬は平成12（2000）年のアリスキレンの発見を待たなければならなかった。その理由は，レニンの基質特異性が極めて厳密なため，阻害剤の設計が困難なことや，候補物質の生物学的利用率（バイオアベイラビリティー）が低くなるためであった。アリスキレンは，平成19（2007）年にはアメリカで，さらに平成21（2009）年には日本で発売が開始された新しい作用機序による降圧薬[1]である。

一方，食品由来の抗高血圧成分探索においては，活性の測定が容易であるアンジオテンシン変換酵素の阻害活性を対象とした研究が主流であった。これは，レニン－アンジオテンシン系において律速酵素であるレニン（特にヒトレニン）を取得するため，大腸菌によるヒトレニン発現が試みられたものの，封入体を形成してしまうこと，さらにリフォールディングができないなど困難を極めたことが大きな理由である。

このような状況下，我々のグループでは秋田大学工学資源学部後藤猛教授らとの共同研究により，ヒトレニン遺伝子をバキュロウイルスに組換え，ヨトウガ由来のSf-9昆虫細胞で発現させると，培養液中に活性型のヒトレニンが大量に分泌されることを見いだした[2]。

第9章　昇圧系律速酵素レニン阻害による血圧対策食品の探索

さらに，図2に示す分子内での消光性を有し，アンジオテンシノーゲンのレニン切断部位を模した蛍光基質を開発[2]し，活性型ヒトレニンとの組み合わせによるヒトレニン阻害スクリーニング系を開発し，ヒトレニンそのものをターゲットとした食品由来の抗高血圧成分探索へのブレークスルーを成し遂げることができた。

5　食品成分によるヒトレニン阻害の探索

ヒトレニン阻害活性の評価系を確立できたことから，私ども秋田県総合食品研究センターとして，秋田県産の主な食品成分についての検討を開始した。

その中で，活性が認められたものとして雑豆類があげられる。すなわち，15種類の市販雑豆類の熱水抽出物について逆相系固相抽出カートリッジ（Sep-Pac Vac C18：Waters）による脱塩処理を行った分画を一定濃度の蒸留水で希釈したサンプルを対象に，ヒトレニン阻害活性を測定した。結果は，15種類全てに活性が確認されたが，比較的強いヒトレニン阻害活性を有するグループであるアズキ，ササゲ類と，弱い阻害活性を有するエンドウ，ソラマメ類に大別できることが判明した[3]。

そこで，豆類に活性が認められることから，より身近な豆類である大豆を利用した地域食品の代表である味噌について検討することとした[4]。ヒトレニン阻害活性を測定したのは，原料である大豆，味噌仕込みに使う蒸し大豆および米麹と，仕込み7日目と，30日目の味噌の5種類についてであり，上記同様に脱塩処理を行った分画をエキス濃度2 ml/mlに設定した試験区および対照の蒸留水について，ヒトレニン阻害活性を測定した。その結果を表1に示す。結果はヒトレニン活性は大豆含有成分に由来していること，また味噌醸造の過程で分解を受け減少する成分であることが強く示唆された。

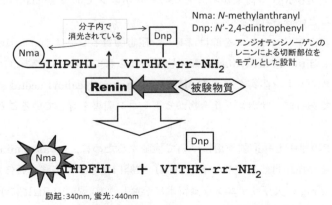

図2　蛍光消光基質によるヒトレニン阻害活性測定法

薬用食品の開発Ⅱ

表1　味噌および関連物質のヒトレニン阻害活性

物質名	レニン活性（%）		検体数
	平　均	標準偏差	
対照	100.23	4.68	9
味噌（仕込み7日目）	67.10	13.28	5
味噌（仕込み30日目）	83.52	4.87	5
米麹	90.01	3.70	5
大豆	49.42	3.16	5
蒸し大豆	37.38	3.78	5

6　大豆に含有されるサポニンがレニン阻害活性成分

　味噌関連物質の結果を受けて，大豆に含まれる何がレニン阻害活性を示すのかを突き止めるため，活性を指標としたいわゆる物取りを以下に示す方法で行った[5]。

　すでに予備実験で，大豆の胚軸部と子葉部についての活性は前者が後者の3倍の阻害活性を有していたことから，胚軸部を一晩吸水させたのち，オートクレーブを用いて121℃，15分加熱抽出した。その後フードプロセッサーで粉砕後，10,000 g で30分遠心分離させ，得られた上清について Sep-Pac Vac C_{18} に吸着させ，蒸留水，50%メタノール，100%メタノールで順次溶出した。100%メタノール溶出分画に阻害活性が移行していることを確認し，溶媒留去後10%エタノール水溶液に100%メタノール分画残渣を溶解させ，非溶解部を除いた後の溶液を Bio-Gel P-2（Bio-Rad）ゲルろ過カラムクロマトグラフィーに付し10%エタノール水溶液を流下溶媒として分画を行った。各分画についてレニン阻害活性を測定し活性を有する分画を集め，溶媒を留去した。得られた活性物質については，水－メタノールの2液グラジェントによる ODS 逆相 FPLC（Pharmacia）を UV 215 nm でモニターしながら各分画のレニン阻害活性測定を指標として精製を行い，最終的に活性物質を単離することができた。

　大豆ヒトレニン阻害活性物質の化学構造については，^{1}H および ^{13}C NMR スペクトルの詳細な解析と negative FAB-MS の結果から，大豆の主サポニンである soyasaponin Ⅰ（図 3-1 左上の化合物）であると確認された。

　Soyasaponin Ⅰは，アリスキレンを除けばレニン阻害物質としては pepstatin およびその関連ペプチド化合物と sodium houttuyfonate 類縁物質が知られているだけであり，阻害活性についても最も強いレベルのレニン阻害を有する SHA-C14（teteradecanoyl acetal sodium sulfate）とほぼ同等の強さであって，サポニン化合物がヒトレニン阻害を有していることは世界で初めての知見である。

　さらに in vivo での血圧上昇抑制作用について検証するために，soyasaponin Ⅰを主に含む市販の大豆サポニンを高血圧自然発症ラット（SHR）に経口投与する実験を行った[6]。すなわち，体重1 kg あたり80 mg の大豆サポニンを蒸留水に溶解し，10週齢の SHR に1日1回強制的に経口投与して8週飼育したところ，蒸留水を投与した対照群に対して収縮期血圧に対して有意

第9章　昇圧系律速酵素レニン阻害による血圧対策食品の探索

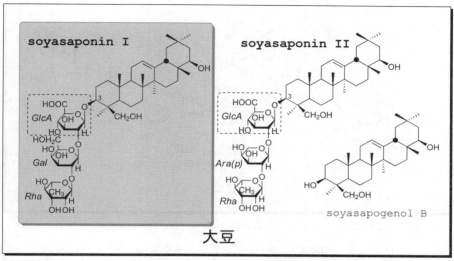

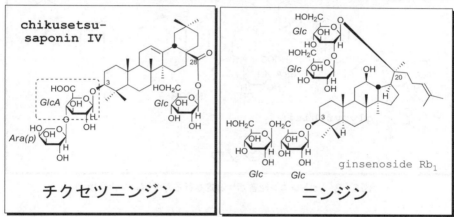

図3-1　ヒトレニン阻害活性測定を行ったサポニン化合物

な上昇抑制が認められ，in vivo における効果が確認された。ただし，大豆サポニンの小腸透過性や体内動態など不明な点が多く，果たしてレニン阻害活性によって血圧上昇が抑制されているのかについては，今後追求していかなければならない。

7　どのサポニン化合物がレニン阻害活性を持つのか

　レニン阻害活性を有するサポニンとして soyasaponin I が確認されたことから，この活性はサポニンに共通する活性なのかどうかを確認するため，図3-1～3-3に示した soyasaponin I を含む13種のサポニンおよびサポゲノールについてレニン阻害活性を測定した[7]。入手方法としては主に市販されているものを求めたが，カンゾウ（甘草）由来 glycyrrhizin（グルグロン

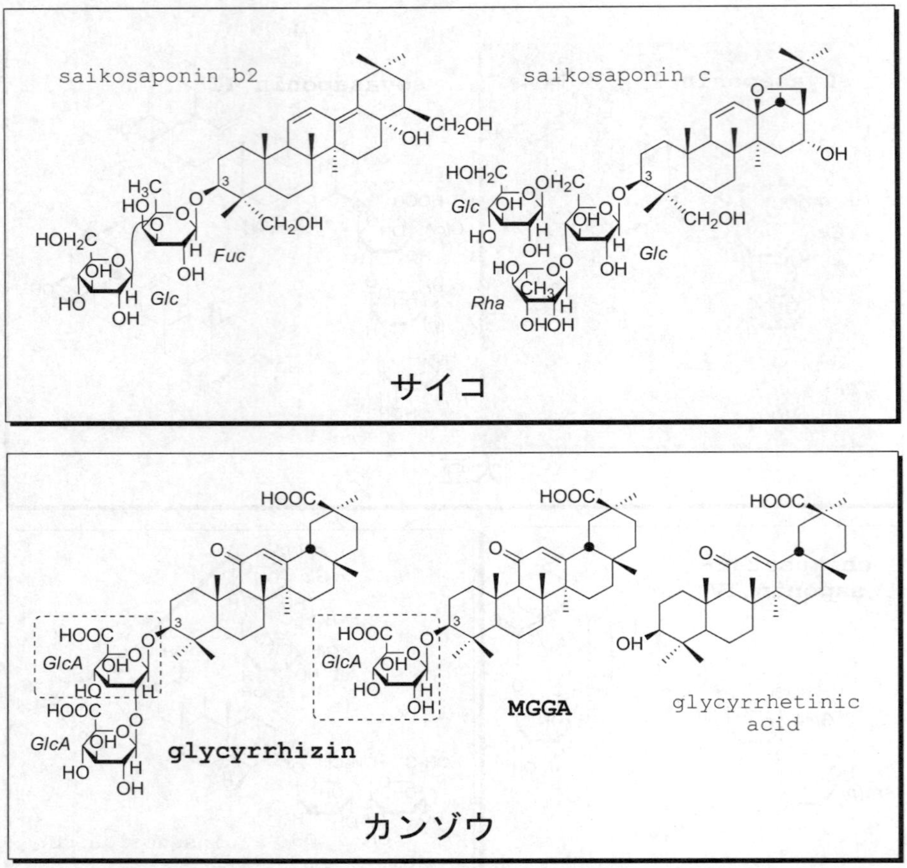

薬用食品の開発 II

saikosaponin b2　　　　saikosaponin c

サイコ

glycyrrhizin　　MGGA　　glycyrrhetinic acid

カンゾウ

図3-2　ヒトレニン阻害活性測定を行ったサポニン化合物

酸が2つ糖鎖として付いている）を，酵素分解で末端のグルグロン酸を除去した化合物である monoglucuronyl glycyrrhetic acid（MGGA）については丸善製薬の田村幸吉博士より，またホウキグサ（トンブリ）に含有される4種のサポニン化合物については，本書の監修をなさっている京都薬科大学の吉川雅之教授より御恵与いただいた。

　各サポニンおよびサポゲノール化合物のレニン阻害活性の IC_{50} 値を表2に示した。得られた結果によると，サポゲノールでは活性は有さないこと，また図3-1～3-3において点線で囲んでいるサポゲノールの3β位水酸基に結合している糖がグルグロン酸である，いわゆるグルグロニドサポニンのみがレニン阻害活性を有することが判明した。

　思い出話で恐縮だが，筆者の一人（KH）が昭和58年大学院生として門を叩いた研究室は，北川勲先生が主宰され吉川雅之先生が助教授で活躍されていた大阪大学薬学部生薬学講座であった。その昔サポニンをきれいに単離すること，ましてやグルグロニドサポニンの糖鎖構造を解析することなどは不可能といわれていた。しかし，北川研では，この3β水酸基に結合しているグ

112

第9章　昇圧系律速酵素レニン阻害による血圧対策食品の探索

図3-3　ヒトレニン阻害活性測定を行ったサポニン化合物

表2　ヒトレニンに対する各種サポニンのIC$_{50}$

由　来	化合物名	IC$_{50}$（μM）
大豆	soyasaponin I	33.6
	soyasaponin II	30.3
	soyasapogenol B	＞200
チクセツニンジン	chikusetsusaponin IV	77.4
ニンジン	ginsenoside Rb$_1$	＞200
サイコ	saikosaponin b2	＞200
	saikosaponin c	＞200
カンゾウ	glycyrrhizin	57.1
	MGGA	42.2
	glycyrrhetinic acid	＞200
ホウキグサ（トンブリ）	momordin I c	25.9
	momordin II c	46.8
	2'-O-glucosyl momordin I c	19.4
	2'-O-glucosyl momordin II c	38.4

ルグロン酸糖鎖を選択的に開裂する4つの方法をキーメソッドとして，次々に複雑なサポニン化合物の化学構造を解き明かしていた。KH が右も左もわからない中でただ先輩諸氏の後ろを追いかけ回していた往時から30年が経過しグルグロニドサポニンという懐かしい言葉に研究者として再会することになったわけである。時代の経過を感じるとともに，恩師である北川，吉川両先生の先見性と偉大さを改めて感じている。

8　おわりに

レニンは1898年にカロリンスカ研究所の Robert Tigerstedt によって発見され，世界的激烈な競争の中，1983年筑波大学の村上和雄教授によってヒトレニンの遺伝子解読がなされた。

しかし，昇圧系であるレニン－アンジオテンシン系の律速酵素であるにも関わらず基質特異性が高く，また封入体を形成しやすいなど研究対象として極めてハードルの高い研究対象であった。村上先生の薫陶を受けた筆者の一人（ST）は，ライフワークとしてレニンにこだわり続け，ついには昆虫細胞発現（バキュロウイルス発現系）による活性型レニン産生技術と蛍光消光基質の開発によりレニン阻害活性評価系を確立し，グルグロニドサポニンがレニン阻害活性を有することを明らかにすることができた。

今後もこの技術を基盤として，血圧上昇を抑止する機能を有する食品成分の探索を続け，秋田県イコール高血圧というイメージが払拭される日が来ることを期待している。

文　献

1) 田中基晴，赤堀千紀，後藤展見，日本薬理学雑誌，**135**，159（2010）

2) S. Takahashi, K, Hata, K. Kikuchi, T. Gotoh, *Biosci. Biotechnol. Biochem.*, **71**, 2610 (2007)

3) S. Takahashi, K. Hori, M.Kumagai, S. Wakabayashi, *J. Biol. Macromol.*, **7**, 49（2007）

4) S. Takahashi, H. Ogasawara, T. Watanabe, M. Kumagai, H. Inoue, K. Hori, *Biosci. Biotechnol. Biochem.*, **70**, 2913 (2006)

5) S. Takahashi, K. Hori, M. Shinbo, K. Hiwatashi, T. Gotoh, S. Yamada, *Biosci. Biotechnol. Biochem.*, **72**, 3232 (2008)

6) K. Hiwatashi, H. Shirakawa, K. Hori, Y. Yoshiki, N. Suzuki, M. Hokari, M. Komai, S. Takahashi, *Biosci. Biotechnol. Biochem.*, **74**, 2310 (2010)

7) S. Takahashi, K. Hori, M. Hokari, T. Gotoh, T. Sugiyama, *Biomedical Research*, **31**, 155 (2010)

第10章　アーユルベーダ生薬"サラシア"の新規活性成分とその定量

田邉元三*

1　はじめに

　デチンムル科（Hippocrateaceae）*Salacia*（サラキア）属植物は，インド・スリランカをはじめタイやインドネシアなどの東南アジアおよびブラジルなどの熱帯地域に広く自生するつる性の多年生木本（写真1）で，その種は約120種類と多岐にわたる。成木は幹の太さが20 cmを超えるものもあり，その根や幹部は，インド・スリランカのアーユルヴェーダ医学あるいはタイ，ブラジル，中国の伝統医学などにおいて，天然の薬物として利用されてきた。例えば，スリランカでは，*Salacia*（*S.*）*reticulata* の根皮は，リウマチ，淋病および皮膚病の治療に用いられ，糖尿病の初期の治療には特に有効であると伝承されている。また，食事の際に，根や幹をくり抜いて作ったマグカップに一夜放置した湯冷ましを飲むと，糖尿病の予防になると伝えられている。インドでは，主として *S. prinoides*, *S. reticulata*, *S. oblonga*, *S. fruticosa*, *S. malabarica* などの根や茎がリウマチ，淋病，皮膚病および糖尿病の治療に用いられてきた。*S. prinoides* は，*S. chinensis* と同一植物であるといわれており，糖尿病のほかに，墜胎，通経，性病の治療などに用いられている。一方，中国の伝統医学では，*S. prinoides* はサラツボク（枓拉木）と称され，リュウマチ性関節炎，腰痛の疲労，体力の虚脱や無力感の改善に用いられている。タイにおいては，*S. chinensis* の幹の煎じ液に緩下や筋肉痛の緩和，強壮作用が伝承され，単味で用いられるほか，種々の処方薬に配剤されている[1]。

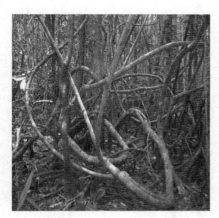

写真1　*Salacia chinensis*

　Salacia 属植物は生育する地域によって異なる名称をもち，*S. reticulata* はインド南部やスリランカで使用されているタミル語では "Koranti（コランチ）"，スリランカのシンハラ語では "Kothala Himbutu（コタラヒンブツ）"，さらに，*S. oblonga* はタミル語で "Ponkoranti（ポンコランチ）" とよばれている。これら地域名は，*Salacia* 属植物を構成素材とした健康食品の呼称によく用いられている。また，*Salacia* 属植物を用いた健康食品の総称に，その属名 *Salacia* の日本語読みにあたる "サラシア" が使われている[1]。

　近年，メタボリックシンドローム（内臓脂肪症候

---

*　Genzoh Tanabe　近畿大学　薬学部　准教授

群) なる概念が導入され，その予防と改善が，生活習慣病の予防のため強く推奨されている。メタボリックシンドロームは，内臓脂肪型肥満を共通の要因として高血糖，脂質異常，高血圧が引き起こされる状態で，それぞれが重複した場合は命にかかわる病気を招く。中でも，糖尿病は脳卒中や心臓病の重大な危険因子のひとつで，重症化すると神経障害，網膜症，腎臓障害などの合併症を引き起こし，生活の質（QOL）の低下の大きな原因になっている。

現在，糖尿病患者の数は急激に増加しており，2007 年に行われた最新の国民健康・栄養調査（表1）によると，糖尿病が強く疑われる患者は 890 万人，また，その可能性が否定できない人を合わせると 2210 万人にのぼることが判明している。この数字は 10 年前（1997 年）と比べて約 1.7 倍に増えており，今後もその増加ペースは加速するものと予測されている。

著者らは 1997 年に Salacia 属植物の根および幹の抽出エキスに食後過血糖の是正に有効な血糖上昇抑制作用（α-グルコシダーゼを阻害作用）を見出した[2]。さらに，同エキスには糖尿病性合併症の白内障や末梢神経障害の治療に有効なアルドース還元酵素阻害作用[3]，抗肥満に有効とされる強力な脂肪分解作用[4]，脂肪蓄積抑制作用[5]，肝保護[6]，抗酸化作用[6]も明らかになっている。また，最近では，肥満，高血糖，高トリグリセリド血症，高コレステロール血症が原因で引き起こされ，新しい生活習慣病として関心が高まっている非アルコール性脂肪性肝炎（NASH）の予防効果[7]や免疫活性化作用[8]，腎保護作用[9]を備えていることも明らかにされている。その結果，Salacia 属植物は糖尿病のみならず，その他のメタボリック症候群にも有効な薬理作用を備えた天然素材としての有用性がさらにクローズアップされている。

以上のように，Salacia 属植物の抽出エキスには多様な薬理作用が認められているが，ここでは特に血糖上昇抑制作用に着目し，抽出エキス中の α-グルコシダーゼ阻害活性を示す新規活性成分およびそれらの構造活性相関について紹介する。また，Salacia 属植物は，産地や種の違い，あるいは生育環境および部位の違いによって薬理活性が著しく異なることも明らかになっている。そこで，サラシアの新規活性成分を指標とした各種エキスの品質評価法についても併せて紹介する。

表1　厚生労働省「2007 年国民健康・栄養調査」より

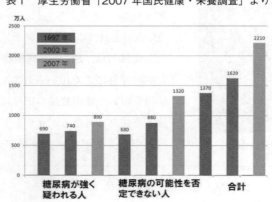

第 10 章　アーユルベーダ生薬 "サラシア" の新規活性成分とその定量

2　*Salacia* 属植物由来新規 α-グルコシダーゼ阻害活性成分

1995 年までに，*Salacia* 属植物抽出エキスの抗糖尿病作用に関して数種の研究報告がある
が[10]，いずれも比較的緩和な作用であり，伝承薬効を裏付けるような生物活性評価とは言い難い
ものであった。1997 年，著者らは，スリランカ産 *S. reticulata* の根や幹のメタノール抽出エキ
スに，麦芽糖あるいはショ糖負荷ラットにおいて，50 mg/kg の経口投与で有意な血糖上昇抑制
作用を認めた。一方，ブドウ糖負荷モデルにおいては，200 mg/kg の投与量でも抑制効果を認
めず，同エキスが α-グルコシダーゼによる二糖類の加水分解を阻害していることを明らかにし
た[2]。

S. reticulata の根および幹部のメタノール抽出エキスに良好な α-グルコシダーゼ阻害活性が
認められたことから，本阻害活性を指標にして同抽出エキス中の活性成分を探索し，当初，特
異な構造を有する salacinol（**1**）[2] および kotalanol（**2**）[11] を単離同定した。Salacinol（**1**）お
よび kotalanol（**2**）の α-グルコシダーゼ阻害活性は，表 2 に示すように，同作用機序に基づく
経口糖尿病治療薬，acarbose や voglibose に匹敵し，しかも，isomaltase に対する阻害活性は
acarbose よりもはるかに強力である。Salacinol（**1**）についてはその特異な構造が単離当初に X
線構造解析により明らかにされたが[2]，kotalanol（**2**）の立体構造は 2011 年になって全合成[12a]
あるいは 2 の分解反応[12b] により初めて明らかになった。

類縁化合物として 2008 年に ponkoranol[13]（**3**），salaprinol[13a, 14]（**4**）および脱硫酸エステル
体，neosalacinol[15]（**5**），neokotalanol[13, 16]（**6**），neoponkoranol[17]（**7**）および neosaraprinol[17a]
（**8**）が相次いで単離されている（図 1）。これらのうち，**4** および **8** 以外は強いグルコシダーゼ
阻害作用を有することが判明している。

3　新規 α-グルコシダーゼ阻害活性成分の構造活性相関

Salacinol（**1**）は特異な構造をもち，経口糖尿病治療薬 acarbose や voglibose に匹敵する強
力な α-グルコシダーゼ阻害活性を示したことから，新しい糖尿病治療薬開発における重要な医
薬先導物質（seed）としてその構造と活性に関する研究が国内外の研究者により活発に行われ，
これまでに多くの知見が得られている[18]。

図 2 に示すように，α-グルコシダーゼには，二糖類（例えば maltose）の還元末端と非還元末
端の極性官能基を認識する部位が存在する。*Salacia* 属植物由来の新規スルホニウム塩（一般構

表 2　IC$_{50}$（μM, *in vitro*）against Rat Small Intestinal α-Glucosidases

Enzyme	1	2	3	4	5	6	7	8	voglibose	acarbose
Maltase	5.2	7.2	3.2	> 329	8.0	4.8	5.1	> 384	1.2	2.0
Sucrase	1.6	0.8	0.3	> 329	1.3	4.5	1.0	90	0.2	1.7
Isomaltase	1.3	5.7	2.6	14.0	0.3	1.8	1.4	6.5	2.1	155

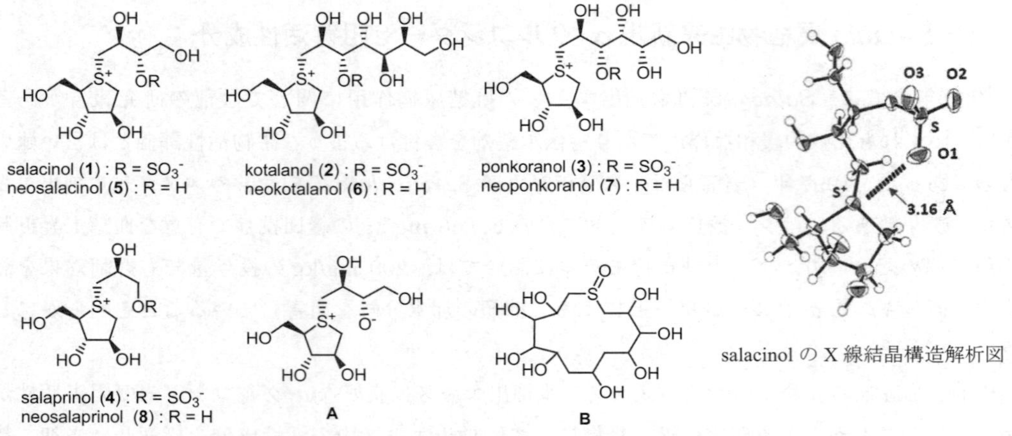

薬用食品の開発Ⅱ

salacinol (**1**) : R = SO₃⁻
neosalacinol (**5**) : R = H

kotalanol (**2**) : R = SO₃⁻
neokotalanol (**6**) : R = H

ponkoranol (**3**) : R = SO₃⁻
neoponkoranol (**7**) : R = H

salacinol の X 線結晶構造解析図

salaprinol (**4**) : R = SO₃⁻
neosalaprinol (**8**) : R = H

A

B

図 1　*Salacia* 属植物由来新規 α-グルコシダーゼ阻害活性成分

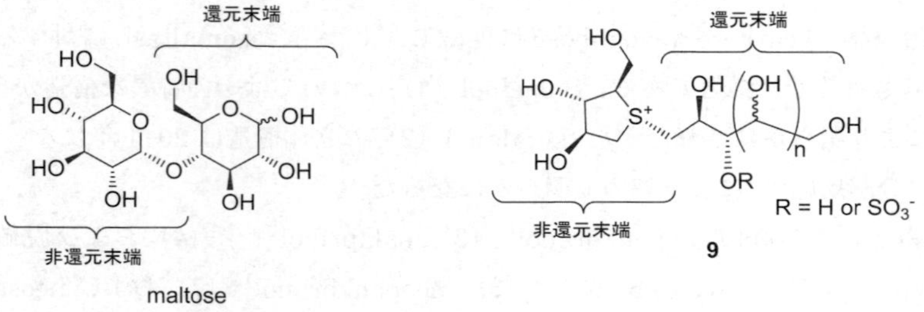

還元末端

非還元末端

maltose

還元末端

非還元末端

9　R = H or SO₃⁻

図 2

造式 **9**）では，5 員環チオ糖構造が非還元末端に，また，ポリオール側鎖部が還元末端に相当すると考えられている。

　非還元末端部の構造活性相関では，*in vitro* で強い阻害活性を示す非環状アザ化合物[19]（**10**）をモデルにして合成した非環状スルホニウム塩（**11**，**12**，**13**）の活性がいずれも低くとどまるので，活性発現には環状構造が必要であることが判明している[18a]。また，6 および 7 員環チオ糖構造をもつ化合物（**14**[18b]，**15**[18c]）の活性も低く，5 員環チオ糖構造の必要性が確認された。さらに，5 員環上の水酸基の立体化学に関する研究も行われ，数種の置換基の立体異性体（**16**[18d]，**17**[18d]，**18**[18e]）やその関連化合物（**19**[18c]）などが合成されたが，いずれの化合物の活性も低くとどまり，salacinol（**1**）の 5 員環チオ糖部にあたる 1,4-dideoxy-1,4-epithio-D-arabinitol 構造が強い阻害活性発現に必須であることを支持する結果が得られている。なお，5 員環チオ糖の硫黄原子をセレンに置換（化合物 **20**[18f]）しても強い活性を示すが，窒素原子への置換（化合物 **21**[18g, 18h]）では阻害活性が低下することも判明している（図 3）。

　一方，還元末端に相当するポリオール側鎖に関しては，2'-deoxysalacinol[14a]（**22**）および 2'-deoxysalaprinol[14a]（**23**）が阻害能の消失を招いた。また，salacinol（**1**）とは 2'位の立

118

第 10 章　アーユルベーダ生薬"サラシア"の新規活性成分とその定量

体化学が反対の化合物[18e]（**24**）も低い阻害活性にとどまっている。これに，阻害活性が弱い salaprinol[13a, 14]（**5**）の評価結果を合わせて考察すると，salacinol（**1**）の 2'S 配置の水酸基の除去および 3'位 CH_2OH の欠損は阻害活性を著しく低下させることより，強い阻害活性の発現には 2'位および 4'位の水酸基の酵素との相互作用の相乗効果が大きくかかわっている可能性が示唆された。さらに，salacinol 型化合物 **1**，**2**，**3** と neosalacinol 型化合物 **5**，**6**，**7** の活性にほとんど差が認められないことから，3'位硫酸エステル基（SO_3^-）は活性発現に関与していないことも判明している[15b]（図 4）。

　さらに，salacinol（**1**）より長いポリオール側鎖をもつ，ponkoranol（**3**）のジアステレオマー（**3a**[18i]，**3b**[13b, 18j]，**3c**[18i, 18k]），kotalanol（**2**）のジアステレオマー（**2a**[18l]，**2b**[18m]，**2c**[18m]，**2d**[18n]，**2e**[18n]，**2f**[18n]，**2g**[18n]，**2h**[18o]，**2i**[18o]，**2j**[18o]，**2k**[23o]）およびその関連物質（**25a**[13b]，

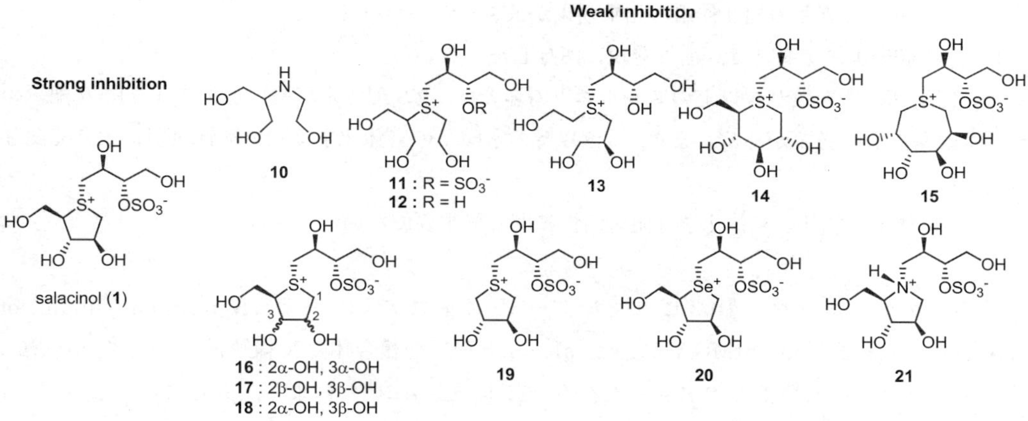

図 3

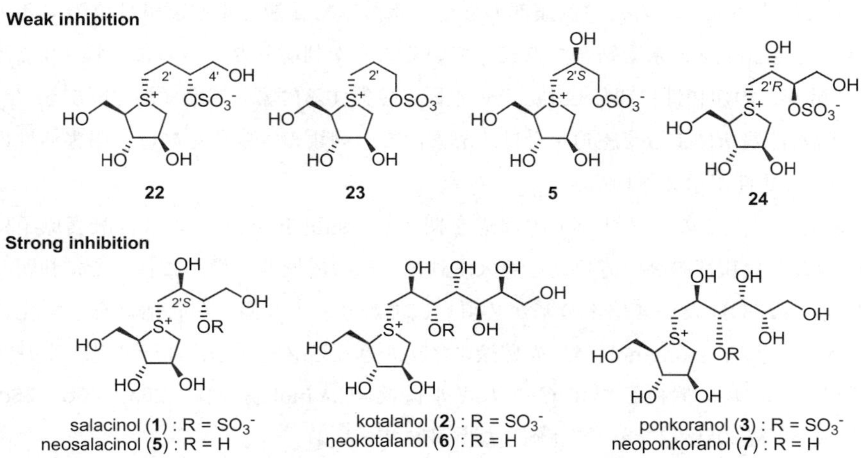

図 4

25b[13b]）が合成され，これらの阻害活性評価が行われた。その結果，側鎖部に $2'S,4'R$ 配置の水酸基をもつ化合物 **2a**，**2b**，**2c**，**3a**，**3b**，**24a** は alditol 側鎖の炭素数の違いにかかわらず，いずれも kotalanol（**2**）や ponkoranol（**6**）に匹敵する強力な α-glycosidase 阻害作用を示すが，$2'S,4'S$ 配置の化合物 **2d**，**2e**，**2f**，**2g**，**2h**，**2i**，**2j**，**2k**，**24b** あるいは $2'R,4'R$ 配置の化合物 **3c** の阻害作用が著しく低下することが判明した。さらに，硫酸分子内塩 **2a**，**2b**，**2c**，**3a**，**3b** の脱硫酸エステル体 **6a**[18p]，**6b**[18p]，**6c**[18p]，**7a**[17a, 17b]，**7b**[17a] の阻害活性も強力であった。これらの結果から，先に判明している側鎖部置換基の要件①，②が支持されるとともに，さらに水酸基の立体化学に関する新たな要件③および④が明らかになった（図5）。

側鎖部に関する構造要件

① 炭素数 4 以上のポリオール側鎖が必要。側鎖部 $2'S$ 配置の水酸基の存在と 2'位および 4'位の水酸基の酵素との相互作用の相乗効果が大きくかかわっている。

② 3'位硫酸エステル基は，活性発現に関与していない。

③ 側鎖部の炭素数が 5 以上のスルホニウム塩では，$2'S$ 配置水酸基に加えて 4'位に R 配置の水酸基をもつ必要がある。また，5'位以降の水酸基の立体化学は強い活性発現に大きく関与しない。

④ 3'位酸素官能基の立体化学は阻害活性に関して重要でない。

近年，クローニングされたヒトマルターゼ-グルコアミラーゼ［N-terminal subunit of maltase-glucoamylase（ntMGAM）］と salacinol（**1**）の複合体の X 線解析[18q] および *in silico* 計算化学を用いた同酵素とのドッキングシュミレーション[18r] により，図6に示すように，**1** の 5 員環チオ糖の水酸基とアミノ酸残基（His-600，Asp327 および Asp542）との水素結合およびスルホニウムイオンと Asp443 との塩橋により，5 員環チオ糖が酵素の二糖類の非還元末端認識部位に固定され，さらに，側鎖部の 2 つの水酸基も非還元末端認識部位のアミノ酸残基 Asp203 および Asp542 と水素結合を形成していることが判明した。さらに，**1** の 3'位硫酸エステル部は，酵素との親和性に関与せず，その近隣に位置する酵素のアミノ酸 Phe575，Tyr299，Trp406 の疎水性残基によって圧迫を受け，酵素内での側鎖の安定化を妨げ，阻害活性の低下に関与している可能性が示唆された。

そこで著者らは，このデメリットの回避を期待し，salacinol（**1**）の 3'位酸素原子に Phe，Tyr，Trp 残基と親和性の高い置換基を導入すれば，その置換基効果がこれまでに判明している必須要件 ①（$2'S$-OH 及び 4'位水酸基が必須）に加わり，より高い阻害活性を示す化合物の創製につながると考え，salacinol（**1**）の硫酸エステル基を，メチル基，エチル基，トリデシル基あるいはベンジル基に置換した 3'-O-アルキル置換 salacinol 誘導体（**26a**，**26b**，**26c** および **26d**）を合成し，その活性について評価した[18s]（図7，表3）。

その結果，いずれの合成品も isomaltase 対して，neosalacinol（**5**）に匹敵するほど顕著な阻

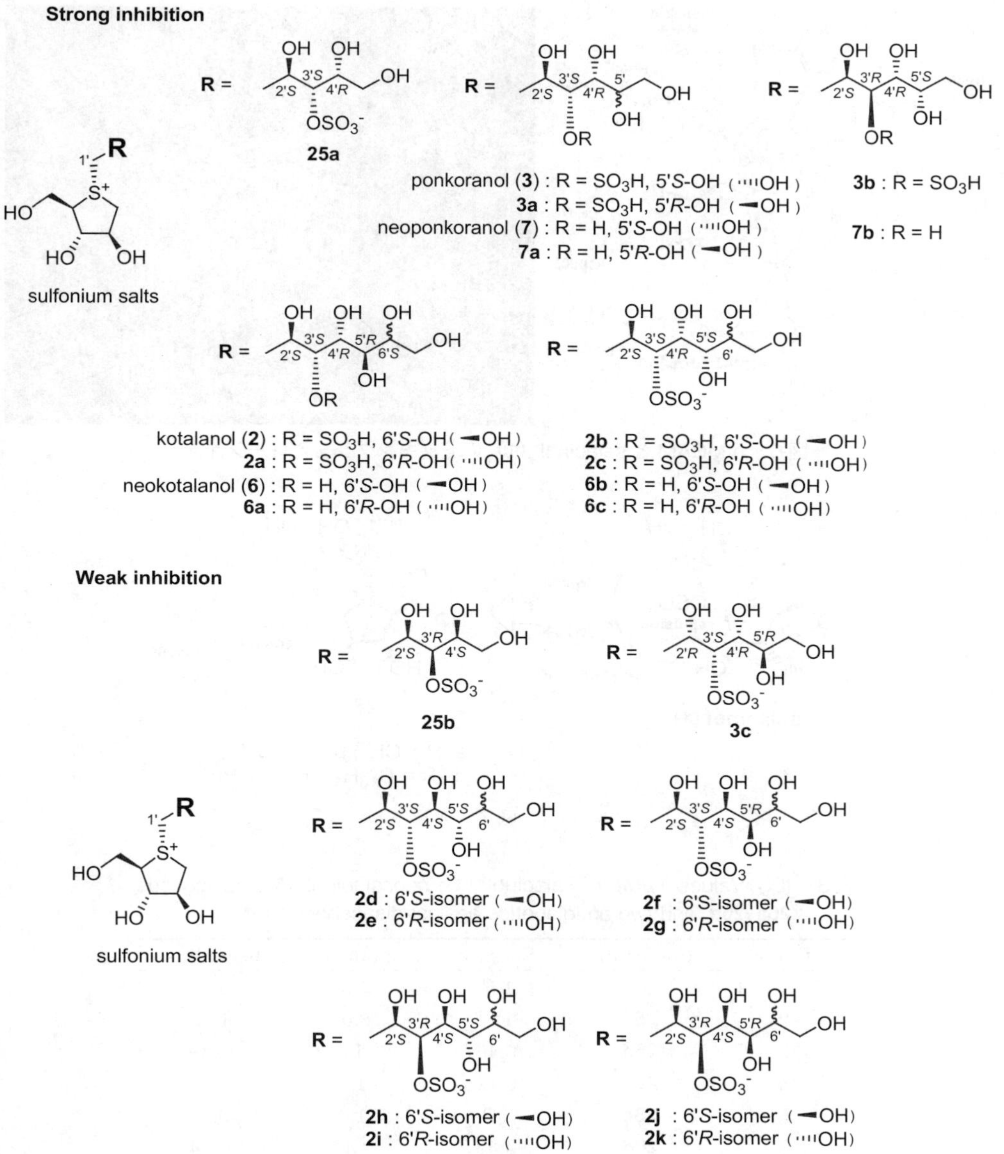

第 10 章　アーユルベーダ生薬"サラシア"の新規活性成分とその定量

Strong inhibition

25a

ponkoranol (**3**) : R = SO₃H, 5'S-OH (·····OH)
3a : R = SO₃H, 5'R-OH (━OH)
neoponkoranol (**7**) : R = H, 5'S-OH (·····OH)
7a : R = H, 5'R-OH (━OH)

3b : R = SO₃H
7b : R = H

sulfonium salts

kotalanol (**2**) : R = SO₃H, 6'S-OH(━OH)
2a : R = SO₃H, 6'R-OH(·····OH)
neokotalanol (**6**) : R = H, 6'S-OH (━OH)
6a : R = H, 6'R-OH (·····OH)

2b : R = SO₃H, 6'S-OH (━OH)
2c : R = SO₃H, 6'R-OH (·····OH)
6b : R = H, 6'S-OH (━OH)
6c : R = H, 6'R-OH (·····OH)

Weak inhibition

25b

3c

sulfonium salts

2d : 6'S-isomer (━OH)
2e : 6'R-isomer (·····OH)

2f : 6'S-isomer (━OH)
2g : 6'R-isomer (·····OH)

2h : 6'S-isomer (━OH)
2i : 6'R-isomer (·····OH)

2j : 6'S-isomer (━OH)
2k : 6'R-isomer (·····OH)

図 5

　害作用を示した。また，sucrase に対する阻害能も顕著で，**26a**，**26b**，および **26d** が，いずれ
も salacinol（**1**）および neosalacinol（**5**）より強力な阻害活性を示した。中でも，3'位にエト
キシ基をもつ **25b** の阻害活性が最も強く，**1** や **5** の約 11〜13 倍強力で，3'-O-アルキル化は，
sucrase 阻害効果発現に有効であることが証明された。Maltase 阻害活性に関しては，3'位にメ
トキシ基をもつ **26a** の阻害活性は **1** および **5** と同程度にとどまり，3'-O-メチル化による阻害能

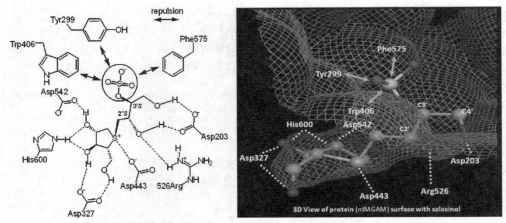

図6　ntMGAM と salacinol（1）のドッキングシュミレーション

salacinol (1)　　　　**26**

a: R = CH_3, **b** : R = C_2H_5
c : R = $C_{13}H_{17}$, **d** : R = Bn

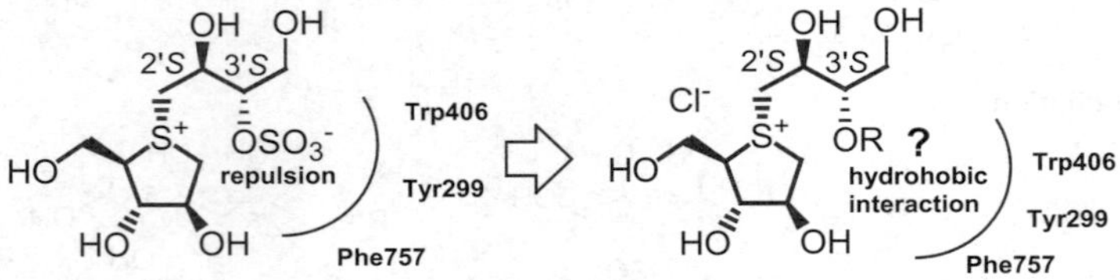

図7

表3　IC_{50} Values（μM）of salacinol（**1**）, neosalacinol（**5**）, compounds **26a**–**26d**, and two antidiabetics against disaccharidases.

Entry	Compound	Sucrase	Maltase	Isomaltase
1	**1**	1.6^a	5.2^a	1.3^a
2	**5**	1.3^a	8.0^a	0.3^a
3	**26a**	0.46	5.3	0.39
4	**26b**	0.12	1.7	0.27
5	**26c**	1.3	1.0	0.95
6	**26d**	0.32	0.44	0.14
7	voglibose	0.2	1.2	2.1
8	acarbose	1.5^b	1.7^b	646^b

[a]lit.[13a],　[b]lit.[22a]

の改善は認められなかった。しかし，同位にエトキシ基をもつ基質 **26b** およびベンジルオキシ基あるいはトリデシルオキシ基をもつ基質 **26c**，**26d** の阻害活性は良好であった。特に **26d** の阻害活性増強の程度は著しく，**1** の約 12 倍で，**5** と比較すると約 18 倍にまで増強された。これにより，3'位酸素原子上に嵩高いアルキル基をもつ化合物ほど maltase を効果的に阻害すること

第10章 アーユルベーダ生薬"サラシア"の新規活性成分とその定量

が判明した。

以上のように，天然スルホニウム塩の阻害活性をひと桁上回る化合物の創製に成功するとともに，**26d** が，試験に用いた3種類の酵素に対して医薬品 voglibose を上回る優れた阻害活性能を示すことが明らかになった。

4 チオ糖スルホニウム塩を指標とした *Salacia* 属植物エキスの評価法

Salacia 属植物の抽出エキスの生物活性評価試験として，α-glucosidase 阻害活性あるいはポリオール代謝系律速酵素であるアルドース還元酵素阻害活性などが実施され，*Salacia* 属植物が糖尿病や肥満の予防のみならず，他のメタボリック症候群にも有効な薬理作用を兼ね備えた天然薬物であることが科学的に証明された[4~9]。また，モルモットやラットを用いた抽出エキスの安全性試験においても，抗原性，光毒性，催奇形性は認められず，安全性に関する多くの知見も得られている[20]。最近では，水抽出エキスの食後血糖上昇抑制効果について，糖尿病境界型および空腹時血糖値正常高値の被験者による米飯負荷試験をクロスオーバー法による二重盲検試験により，有意な血糖値および血中インスリン濃度の上昇抑制効果を有することも報告された[21]。このような背景の中，*Salacia* 属植物を素材とした数多くの機能性食品素材が開発されてきた。一方，*Salacia* 属植物の活性成分を指標にしたエキス評価法として mangiferin の定量分析が報告されている[3]。本節では，我々が最近開発した α-グルコシダーゼ阻害活性成分としての salacinol（**1**），kotalanol（**2**），neosalacinol（**5**），neokotalanol（**6**）の定量による *Salacia* 属植物エキス評価法[22] について述べる。

4.1 α-グルコシダーゼ阻害活性成分，Salacinol（**1**），Kotalanol（**2**），Neosalacinol（**5**）および Neokotalanol（**6**）のLC/MS分析条件の検討

Salacinol（**1**）および kotalanol（**2**）は UV 発色団を有さない為，MS による検出を行った。MS 検出モードには，エレクトロスプレーイオン化によるネガティブモード（Negative-ESI）を用いた。得られた **1** および **2** の MS スペクトルでは，擬似分子イオンピーク（**1**：m/z 333 および **2**：m/z 423）およびチオ糖部の脱離し脱離による特徴的なフラグメントイオンピーク（**1**：m/z 183 および **2**：m/z 273）が観測された。一方，スルホニウム塩 neosalacinol（**5**）および neokotalanol（**6**）はカチオン性の化合物であるため，検出にポジティブモード（ESI-MS）を用いたところ，スルホニウムイオン構造の質量に相当するピーク（**5**：m/z 255 および **6**：m/z 345）が良好に観測された（図8）。

LC 分析による分離では，スルホニウム硫酸分子内塩 salacinol（**1**）および kotalanol（**2**）とカチオン性化合物 neosalacinol（**5**）および neokotalanol（**6**）の化合物群の挙動が全く異なった。Salacinol（**1**）および kotalanol（**2**）については，分離能および保持時間の観点からポリアミン系カラム（Asahipak NH2P-50）が最適で，サラシアエキス中の主要糖アルコール成分

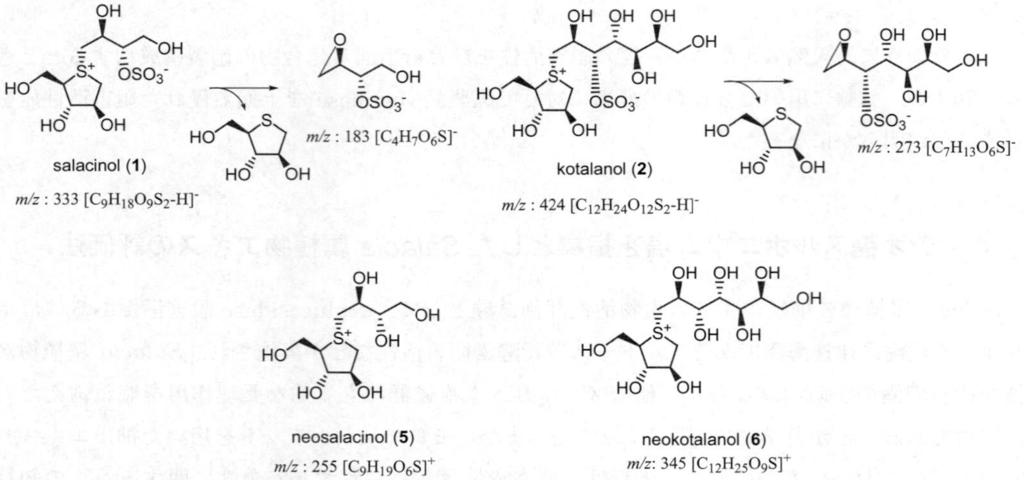
salacinol (1)
m/z : 333 [C9H18O9S2-H]-
m/z : 183 [C4H7O6S]-
kotalanol (2)
m/z : 424 [C12H24O12S2-H]-
m/z : 273 [C7H13O6S]-
neosalacinol (5)
m/z : 255 [C9H19O6S]+
neokotalanol (6)
m/z: 345 [C12H25O9S]+

図8

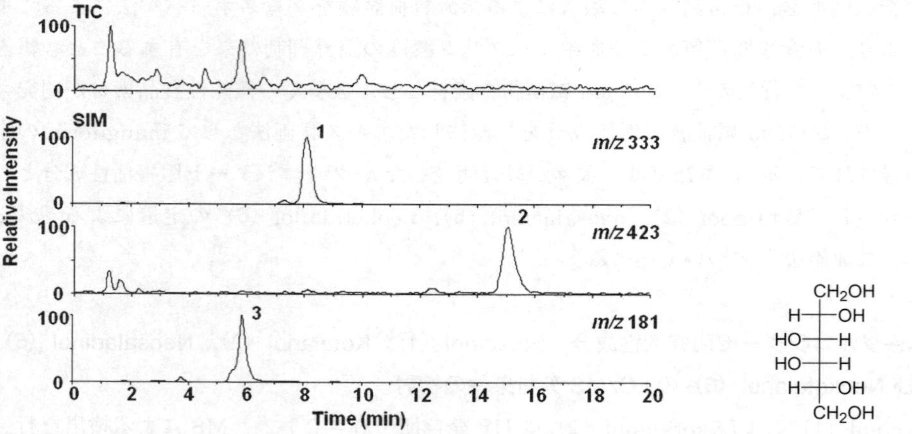
TIC
SIM
Relative Intensity
m/z 333
m/z 423
m/z 181
Time (min)
dulcitol (3)
m/z: 181 [C6H14O6-H]-

m/z 333 for salacinol (**1**, t_R 8.0 min), *m/z* 423 for kotalanol (**2**, t_R 14.8 min)
m/z 181 for dulcitol (**3**, t_R 5.8 min)

図9　Typical TIC and SIM chromatograms (negative-ESI-MS) of a water extract from roots of *S. reticulata*

Instruments: Shimadzu LC-MS-2010EV + Prominence; Column: Asahipak NH2P-50 (2.0 mm i.d. × 150 mm); Mobile phase: CH_3CN-H_2O (78 : 22, v/v); Flow Rate: 0.2 mL/min; Column Temp.: 40℃; Ionization mode: Negative-ESI; Neburizing Gas Flow: 1.5 L/min; Drying Gas Pressure: 0.15 MPa; CDL Temp.: 250℃; Block Heater Temp.: 200℃; CDL Voltage: Constant mode (-25 V); Q-array DS&RF Voltage: Scan mode; SIM: *m/z* 333 for **1**, *m/z* 423 for **2**, *m/z* 181 for **3**; Injection: 1 μL.

dulcitol (**3**) ともよく分離した（図9）。

一方，脱硫酸エステル neosalacinol (**5**) および neokotalanol (**6**) は極めて極性が高く，そのため通常の糖質分析に用いるポリアミン系カラムでは保持されなかった。そこで，イオンペア

第 10 章 アーユルベーダ生薬"サラシア"の新規活性成分とその定量

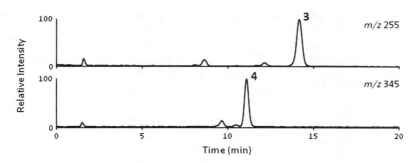

m/z 255 for neosalacinol (**3**, t_R 13.9 min)
m/z 345 for neokotalanol (**4**, t_R 11.0 min)

図10 Typical SIM chromatograms (positive-ESI-MS) of a water extract from stem of S. chinensis
Instruments: Shimadzu LC-MS-2010EV + Prominence; Column: Inertsil ODS-3（3 μm particle size, 2.1 mm i.d. × 100 mm）; Mobile phase: 5 mM UFHA-MeOH（99：1, v/v）; Flow Rate: 0.2 mL/min; Column Temp.: 40℃; Ionization mode: Positive-ESI; Neburizing Gas Flow: 1.5 L/min; Drying Gas Pressure: 0.15 MPa; CDL Temp.: 250℃; Block Heater Temp.: 200℃; CDL Voltage: Constant mode(-25 V); Q-array DS&RF Voltage: Scan mode; SIM: m/z 255 for **5**, m/z 345 for **6**; Injection: 1 μL.

試薬に undecafluorohexanoic acid（UFHA）を用いたイオンペアクロマト法（IPC）により分析を行った（図10）。

4.2 検量線作成，繰り返し精度試験および添加回収試験

Salacinol（**1**），kotalanol（**2**），neosalacinol（**5**）および neokotalanol（**6**）の標準品 2.0 mg を正確に秤量し，20 mL 容のメスフラスコに水にてメスアップしたものをメンブランフィルター（0.45 μm）でろ過した後，50％メタノールを加え，5種類の標準溶液（0.5，1.0，1.5，2.5，5.0 mg/mL）を調製した。これらの標準溶液を用い，検量線を作成したところ，表4に示す検量線式が求められ，測定した濃度域において良好な直線性が確認された（**1**：$R^2 = 0.9979$，**2**：$R^2 = 0.9992$，**5**：$R^2 = 0.9986$，**6**：$R^2 = 0.9987$）。Salacinol（**1**）および kotalanol（**2**）の検出限界（S/N 比が3倍以上検出された濃度）は，それぞれ 0.015 および 0.030 ng で，定量限界（S/N 比が10倍以上検出された濃度）は，それぞれ 0.050 および 0.01 ng であった。また，neosalacinol（**5**）および neokotalanol（**6**）の検出限界および定量限界は，いずれも 0.025 および 0.075 ng であった。次に，検量線式を用い，S. chinensis 幹部の抽出エキスについて繰り返し精度試験を実施し，日内および日間変動を検討した結果，それぞれの標準偏差（RSD，n = 5）は **1**（4.6，6.7％），**2**（6.8，8.5％），**3**（5.2，3.1％），**4**（3.3，1.8％）であった。また，S. chinensis 幹部の抽出エキスを用い，サンプル標準溶液の添加回収試験も実施したところ，いずれも良好な回収率を示した［**1**（85.8-112.6％），**2**（99.7-106.1％），**5**（105.2-107.9％），**6**（97.5-100.4％）］。

薬用食品の開発 II

表4 Linearities, detection and quantitation limits, and precisions of salacinol (**1**) and kotalanol (**2**)

Analyte	Regression Equation[a]	Correlation Coefficient (R^2)	Detection Limit[b] (ng)	Quantitation Limit[b] (ng)	Precision[c] (RSD, %)	
					Intra-day	Inter-day
salacinol (**1**)	$y = 525115x + 34981$	0.9979	0.015	0.050	4.6	6.7
kotalanol (**2**)	$y = 164713x - 10070$	0.9992	0.030	0.10	6.8	8.5
neosalacinol (**5**)	$y = 882204x + 111453$	0.9986	0.025	0.075	5.2	3.1
neokotalanol (**6**)	$y = 662587x + 91332$	0.9987	0.025	0.075	3.3	1.8

[a]In the regression equation, x is the concentration of analyte solution (μg/mL), and y is the peak area of analyte.
[b]Values are the amount of analyte injected on-column.
[c]Precision and accuracy of the analytical method were tested using the water extract from stems of *S. chinensis* ($n = 5$).

4.3 *Salacia* 属植物原料中の salacinol (**1**), kotalanol (**2**), neosalacinol (**5**) および neokotalanol (**6**) の LC/MS 定量分析

前述のように, *Salacia* 属植物エキス中の活性成分 salacinol (**1**), kotalanol (**2**), neosalacinol (**5**) および neokotalanol (**6**) の定量に関する条件が確立できたので, スリランカ産 *S. reticulata*, インド産 *S. oblonga* の根部およびタイ産 *S. chinensis* の根, 幹, 葉および果実部から調製した抽出エキス中の α-グルコシダーゼ阻害活性成分 salacinol (**1**), kotalanol (**2**), neosalacinol (**5**) および neokotalanol (**6**) の定量分析を検討した。

試料溶液の調製：*Salacia* 属植物原料をミルミキサーにて粉砕後, 18号をふるいにかけ粉末試料を得た。得られた粉末試料について, 日本薬局方の乾燥減量法の項に準拠し乾燥減量（105℃, 4-8時間, 恒量になるまで乾燥）を測定した。別に乾燥減量を換算した粉末試料 2.0 g を正確に秤量し, 10倍量の水を加え, 沸騰水浴下 120分加熱抽出した。抽出後, 遠心分離（3,000 rpm, 5分）にて抽出液と残渣に分け, 残渣についてさらに10倍量の水を加え, 同様に加熱抽出, 遠心分離を行った。抽出液を合わせ, 100 mL 容メスフラスコに水にてメスアップしたものをメンブランフィルター（0.45 μm）でろ過し試料溶液とした。

定量分析の結果を表5に示した。スリランカ産 *S. reticulata*, インド産 *S. oblonga* およびタイ産 *S. chinensis* の根部および幹部において全ての活性成分が確認されたが, 根部の抽出エキスでは硫酸分子内塩 salacinol (**1**) の割合が高い傾向にあり, *S. reticulata* (SRR-1) は 0.562% と最も多く **1** を含んでいた。一方, 採取地や採取時期の違う13種類の *S. chinensis* の幹部（SCS-1-SCS-13）から抽出したエキスでは, いずれも脱硫酸塩 neokotalanol (**6**) の割合が増

第 10 章　アーユルベーダ生薬 "サラシア" の新規活性成分とその定量

表5　Contents of **1, 2, 5** and **6** in extracts from stems of *Salacia chinensis* and other parts of Salacia species, and their α-glucosidase inhibitory activities

Stems of *S. chinensis*	Source	Collection date	Extraction yield（%）	Content（% from extract）				IC_{50}（μg/ml）	
				1	**2**	**5**	**6**	Maltase	Sucrase
SCS-1	Nakhon Si Thammarat	January 2008	10.0	0.238	0.069	0.022	0.257	81.1	36.5
SCS-2	Nakhon Si Thammarat	January 2007	7.8	0.117	0.018	0.065	0.218	97.9	60.6
SCS-3	Nakhon Si Thammarat	November 2007	9.0	0.022	0.108	$-^{a}$	0.727	31.6	26.7
SCS-4	Nakhon Si Thammarat	January 2007	9.4	0.239	0.088	0.024	0.273	79.1	42.2
SCS-5	Nakhon Si Thammarat	September 2007	9.9	0.194	0.072	0.024	0.244	82.4	46.0
SCS-6	Nakhon Si Thammarai	May 2008	9.3	0.261	0.062	0.036	0.233	58.8	38.3
SCS-7	Nakhon Si Thammarat	May 2008	13.0	0.174	0.043	0.020	0.185	78.5	51.7
SCS-8	Surat Thani	October 2007	9.8	0.190	0.075	0.027	0.272	79.5	46.3
SCS-9	Surai Thani	March 2008	10.1	0.050	0.085	$-^{a}$	0.370	52.4	31.7
SCS-10	Surat Thani	June 2008	9.7	0.253	0.069	0.028	0.202	66.5	39.4
SCS-11	Sonelkla	July 2008	9.5	0.238	0.059	0.02S	0.189	76.8	42.6
SCS-12	Krabi	November 2008	9.7	0.222	0.078	0.025	0.261	76.9	44.8
SCS-13	Trang	May 2008	4.4	0.018	0.057	$-^{a}$	0.652	36.4	34.1
Mean			9.3	0.170	0.068	0.030	0.314	69.1	41.6
SD			1.9	0.089	0.022	0.013	0.174	19.2	8.8

	Species	Part	Extraction yield（%）	Concent（% from extract）				IC_{50}（μg/ml）	
				1	**2**	**5**	**6**	Maltase	Sucrase
SCR-1	*S. chinensis*	Root	17.3	0.205	0.037	0.006	0.020	154.8	55.9
SCL-1	*S. chinensis*	Leaf	13.5	0.032	0.034	$-^{a}$	0.003	＞500	＞200
SCF-1	*S. chinensis*	Fruit	57.0	0.015	0.013	$-^{a}$	$-^{a}$	＞500	＞200
SRR-1	*S. reticulata*	Root	11.1	0.562	0.086	0.020	0.074	89.4	36.6
SOR-1	*S. oblonga*	Root	19.7	0.172	0.064	0.012	0.052	162.1	59.8

^{a} : Below quantitation limit

加していた。多いものでは 0.652-0.727％に達する検体（SCS-3，SCS-13）があり，根部および幹部で活性成分の割合に大きな違いが認められた。また，*S. chinensis* の葉部（SCL-1）および果実部（SCF-1）中の**1**，**2**の含量は低く，**5**，**6**においては殆ど含まれていないことも判明した。このように，部位の違いでα-グルコシダーゼ阻害活性成分の含有量に著しい違いがあることが判明し，機能性食品原料としての *Salacia* 属植物は根および幹部が有用であることが支持された（表5）。

　次に，*S. chinensis* の幹部から抽出した13種類の抽出エキス中の活性成分含量とα-グルコシダーゼ阻害活性についての相関について検討を加えた。表5に示した活性成分**1**，**2**，**5**のマ

表6 IC$_{50}$ Values of **1, 2, 5, 6** against rat small intestinal α-glucosidases

Compound	IC$_{50}$ (μg/ml) Maltase	Sucrase
Salacinol (**1**)	2.0	0.42
Kotalanol (**2**)	0.86	0.18
Neosalacinol (**5**)	5.65	0.65
Neokotalanol (**6**)	0.54	0.53

ルターゼおよびスクラーゼ阻害活性のIC$_{50}$値（mg/mL）に基づいて，表6に示したエキス中の**1, 2, 5**の含量を以下の式1に基づいてneokotalanol（**6**）の含量として補正した．その合計含量を横軸に，また表5に示した抽出エキスの活性強度（IC$_{50}$ μg/ml）を縦軸にプロットしたところ，図11に示すような良好な正の相関が認められた．このように，本定量分析法がサラシアエキスの評価法として有用であることが示唆された．

Neokotalanol（**6**）含量への補正式・・・・・式1

Total content（%）as neokotalanol（**6**）= [（content（%）of **1**）× (IC$_{50}$ of **6**)/(IC$_{50}$ of **1**)] +
[（content（%）of **2**）× (IC$_{50}$ of **6**)/(IC$_{50}$ of **2**)] +
[（content（%）of **5**）× (IC$_{50}$ of **6**)/(IC$_{50}$ of **5**)] +
[（content（%）of **6**）]

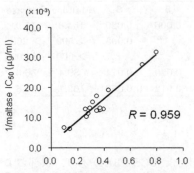
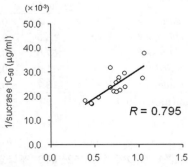

図11 Correlations between α-glucosidase inhibitory activities and total content of four sulfonium salts

Total contents（%）of the four sulfonium salts are presented in reduced values to the content of neokotalanol（**6**），calculated based on the ratio of IC$_{50}$ values（μg/ml）of **1, 2, 5** and **6** against [a]maltase or [b]sucrase.

第 10 章　アーユルベーダ生薬 "サラシア" の新規活性成分とその定量

5　おわりに

　Salacia 属植物抽出エキスは，α-グルコシダーゼ阻害作用，脂肪分解作用，脂肪蓄積抑制作用，肝保護，抗酸化作用，非アルコール性脂肪性肝炎（NASH）の予防効果や免疫活性化作用，腎保護作用など，極めて多様な作用を有する。しかし，有効部位が根，幹のため，節度のない乱獲は貴重な天然資源の枯渇と環境破壊をもたらす。現在，スリランカ，インド，タイなどにおいて栽培化が試みられある程度の成果を挙げている。今後，本定量法の活用による優良品種の選別に基づいた優良品種のより一層の栽培化が望まれる。また，salacinol（**1**）をはじめとするスルホニウム塩類は糖尿病や他のメタボリックシンドローム関連の疾病に対する医薬 seed としての可能性を秘めている。今後これらに関する研究のより一層の発展が期待されるところである。

文　　　献

1)　(a) 北川勲，吉川雅之編，食品薬学ハンドブック，講談社サイエンティフィク（東京），pp. 110-112（2005）；(b) 吉川雅之，*FOOd Style 21*, **6**, 72（2002）；(c) 吉川雅之，ファルマシア，**34**, 555（1998）；(d) 吉川雅之，食品と開発，**34**, 4（1999）；(e) 吉川雅之，フレグランスジャーナル，**29**, 13（2001）；(f) 吉川雅之，薬用植物・生薬開発の最前線（佐竹元吉 監修），シーエムシー，p. 184（2001）；(g) 吉川雅之，化学と生物，**40**, 172（2002）；(h) Chuakul, W.; Saralamp, P.; Paonil, W.; Temsiririrkkul, R.; Clayton, T. "Medicinal Plants in Thailand," Vol. Ⅱ, Department of Pharmaceutical Botany Faculty of Pharmacy, Mahidol University, Bangkok, pp. 192-193（1997）

2)　(a) Yoshikawa, M.; Murakami, T.; Shimada, H.; Matsuda, H.; Yamahara, J.; Tanabe, G.; Muraoka, O. *Tetrahedron Lett.*, **38**, 8367（1997）；(b) Yoshikawa, M.; Morikawa, T.; Matsuda, H.; Tanabe, G.; Muraoka, O. *Bioorg. Med. Chem.*, **10**, 1547（2002）

3)　(a) 吉川雅之，西田典永，下田博司，高田美紀，河原有三，松田久司，薬学雑誌，**121**, 371（2001）；(b) 吉川雅之，Pongpiriyadacha, Y., 來住明宣，蔭裏禎士，王涛，森川敏生，松田久司，薬学雑誌，**123**, 871（2003）；(c) Morikawa, T.; Kishi, A.; Pongpiriyadacha, Y.; Matsuda, H.; Yoshikawa, M. *J. Nat. Prod.*, **66**, 1191（2003）；(d) Li Y.; Huang T. H.-W.; Yamahara J. *Life Sci.*, **82**, 1045（2008）

4)　Yoshikawa, M.; Shimoda, H.; Nishida, N.; Takada, M.; Matsuda, H. *J. Nutr.*, **132**, 1819（2002）

5)　(a) Akase, T.; Harasawa, Y.; Tashiro, S.; Shimada, T.; Aburada, M.; Akase, T., *Jpn. Pharmacol. Therapeut.*, **36**, 39（2008）；(b) Kishino, E.; Ito, T.; Fujita, K.; Kiuchi, Y. *J. Nutr.*, **136**, 433（2006）；(c) Shimada T.; Nagai E.; Harasawa Y.; Watanabe M.; Negishi K.; Akase T.; Sai Y.; Miyamoto K.; Aburada M. *J. Ethnopharmacol.*, **136**, 67（2011）；(d) Shimada T.; Nagai E.; Harasawa Y.; Akase T.; Aburada T.; Iizuka S.; Miyamoto K.; Aburada M. *J. Nat. Med.*, **64**, 266（2010）

薬用食品の開発 II

6) (a) Yoshikawa, M.; Ninomiya, K.; Shimoda, H.; Nishida, N.; Matsuda, H. *Biol. Pharm. Bull.*, **25**, 72（2002）; (b) Nakamura, S.; Zhang, Y.; Matsuda, H.; Ninomiya, K.; Muraoka, O.; Yoshikawa, M. *Chem. Pharm. Bull.*, **59**, 1020（2011）

7) Watanabe, M.; Shimada, T.; Iiduka, S.; Iida, N.; Kojima, K.; Ishizaki, J.; Sai, Y.; Miyamoto, K.; Aburada, M. *J. Trad. Med.*, **28**, 73（2011）

8) Oda Y.; Ueda F.; Kamei A.; Kakinuma C.; Abe K. *BioFactors*, **37**, 31（2011）

9) Palani, S.; Raja, S.; Kumar, S. Nirmal; Kumar, B. Senthil *Nat. Prod. Res.*, **25**, 1876 (2011)

10) (a) Karunanayake, E. H.; Welihinda, J.; Sirimanne, S. R.; Sinnadorai, G. *J. Ethnopharmacol.*, **11**, 223（1984）; (b) Serasinghe, S.; Serasinghe, P.; Yamazaki, H.; Nishiguchi, K.; Hombhanje, F.; Nakanishi, S.; Sawa, K.; Hattori, M.; Namba, T. *Phytother. Res.*, **4**, 205（1990）; (c) Venkateswarlu, V.; Kokate, C. K.; Rambhau, D.; Veeresham, C. *Planta Med.*, **59**, 391（1993）

11) Yoshikawa, M.; Murakami, T.; Yashiro, K.; Matsuda, H. *Chem. Pharm. Bull.*, **46**, 1339 (1998)

12) (a) Jayakanthan, K.; Mohan, S.; Pinto, B. M. *J. Am. Chem. Soc.*, **131**, 5621（2009）; (b) Muraoka, O.; Xie, W., Osaki, S., Kagawa, A., Tanabe, G., Amer, M. F. A., Minematsu, T., Morikawa, T., Yoshikawa, M. *Tetrahedron*, **66**, 3717（2010）

13) (a) Yoshikawa, M.; Xu, F.; Nakamura, S.; Wang, T.; Matsuda, H.; Tanabe, G.; Muraoka, O. *Heterocycles*, **75**, 1397（2008）; (b) Johnston, B. D.; Jensen, H. H.; Pinto, B. M. *J. Org. Chem.*, **71**, 1111（2006）; (c) Tanabe, G.; Sakano, M.; Muraoka, O., unpublished data（2008）

14) (a) Muraoka, O.; Yoshikai, K.; Takahashi, H.; Minematsu, T.; Lu, G.; Tanabe, G.; Wang, T.; Matsuda, H.; Yoshikawa, M. *Bioorg. Med. Chem.*, **14**, 500（2006）; (b) Tanabe, G.; Sakano, M.; Minematsu, T.; Matusda, H.; Yoshikawa, M.; Muraoka, O. *Tetrahedron*, **64**, 10080（2008）

15) (a) Ozaki, S.; Oe H.; Kitamura, S. *J. Nat. Prod.* **71**, 981（2008）; (b) Oe, H.; Ozaki, S. *Biosci. Biotechnol. Biochem.*, **72**, 1962（2008）; (c) Tanabe, G.; Yoshikai, K.; Hatanaka, T.; Yamamoto, M.; Shao, Y.; Minematsu, T.; Muraoka, O.; Wang T.; Matsuda H.; Yoshikawa M. *Bioorg. Med. Chem.*, **15**, 3926（2007）; (d) Tanabe, G.; Xie, W.; Ogawa, A.; Cao, C.; Minematsu, T.; Yoshikawa, M; Muraoka, O. *Bioorg. Med. Chem. Lett.*, **19**, 2195（2009）

16) Minami, Y.; Kuriyama, C.; Ikeda, K.; Kato, A.; Takebayashi, K.; Adachi, I.; Fleet, W. J. G.; Kettawan, A.; Okamoto, T.; Asano, N. *Bioorg. Med. Chem.*, **16**, 2734（2008）

17) (a) Xie, W.; Tanabe, G.; Akaki, J.; Morikawa, T.; Ninomiya, K.; Minematsu, T.; Yoshikawa, M.; Wu, X.; Muraoka, O. *Bioorg. Med. Chem.*, **19**, 2015（2011）; (b) Eskandari, R.; Kuntz, D. A., Rose, D. R.; Pinto, B. M. *Org. Lett.*, **12**, 1632（2010）; (c) Tanabe, G.; Sakano, M.; Muraoka, unpublished data（2010）

18) (a) 田邉元三, 長山麻衣子, 赤木淳二, 峯松敏江, 吉川雅之, 村岡修, 日本薬学会 第129回年会（京都）,（2009）; (b) Szczepina, M. G.; Johnston, B. D.; Yuan, Y.; Svensson, B.; Pinto, B. M. *J. Am. Chem. Soc.*, **126**, 12458（2004）; (c) Gallienne, E.; Benazza, M.; Demailly, G.; Bolte, J.; Lemaire, M. *Tetrahedron*, **61**, 4557（2005）; (d) Kumar, N. S.; Pinto, B. M. *Carbohydr. Res.*, **340**, 2612（2005）; (e) Ghavami, A.; Johnston, B.

第 10 章　アーユルベーダ生薬"サラシア"の新規活性成分とその定量

D.; Maddess, M. D.; Chinapoo, S. M.; Jensen, M. T.; Svensson, B.; Pinto, B. M. *Can. J. Chem.*, **80**, 937 (2002)；(f) Johnston, B. D.; Ghavami, A.; Jensen, M. T.; Svensson, B.; Pinto, B. M. *J. Am. Chem. Soc.*, **124**, 8245 (2002)；(g) Ghavami, A.; Johnston, B. D.; Jensen, M. T.; Svensson, B.; Pinto, B. M. *J. Am. Chem. Soc.*, **123**, 6268 (2001)；(h) Muraoka, O.; Ying, S.; Yoshikai, K.; Matsuura, Y.; Yamada, E.; Minematsu, T.; Tanabe, G.; Matsuda, H.; Yoshikawa, M. *Chem. Pharm. Bull.*, **49**, 1503 (2001)；(i) Nasi, R.; Sim, L.; Rose, D. R.; Pinto, B. M. *J. Org. Chem.*, **72**, 180 (2007)；(j) Liu, H.; Nasi, R.; Jayakanthan, K.; Sim, L.; Heipel, H.; Rose, D. R.; Pinto, B. M. *J. Org. Chem.*, **72**, 6562 (2007)；(k) Liu, H.; Sim, L.; Rose, D. R.; Pinto, B. M. *J. Org. Chem.*, **71**, 3007 (2006)；(l) Eskandari, R.; Jayakanthan, K.; Kuntz, D. A.; Rose, D. R.; Pinto, B. M. *Bioorg. Med. Chem.*, **18**, 2829 (2010)；(m) Nasi, R.; Patrick, B. O.; Sim, L.; Rose, D. R.; Pinto, B. M. *J. Org. Chem.,*, **73**, 6172 (2008)；(n) Tanabe, G, Matsuoka, K.; Minematsu, T.; Morikawa, T.; Ninomiya, K.; Matsuda, H.; Yoshikawa, M.; Murata, H.; Muraoka, O. *J. Pharm. Soc. Jpn*, suppl. 4, 129 (2007)；(o) Xie, W.; Tanabe, G.; Matsuoka, K.; Mumen F. A. A.; Minematsu, T.; Wu, X.; Yoshikawa, M.; Muraoka, O. *Bioorg. Med. Chem.*, **19**, 2252 (2011)；(p) Mohan, S.; Jayakanthan, K.; Nasi, R.; Kuntz, D. A.; Rose, D. R.; Pinto, B. M. *Org. Lett.*, **12**, 1088 (2010)；(q) Sim, L.; Jayakanthan, K.; Mohan, S.; Nasi, R.; Johnston, B. D.; Pinto, B. M.; Rose, D. R. *Biochemistry*, **49**, 443 (2010)；(r) Nakamura, S.; Takahira, K.; Tanabe, G.; Morikawa, T.; Sakano, M.; Ninomiya, K.; Yoshikawa, M.; Muraoka, O.; Nakanishi, I. *Bioorg. Med. Chem. Lett.*, **20**, 4420 (2010)；(s) Tanabe, G.; Otani, T.; Cong, W.; Minematsu, T.; Ninomiya, K.; Yoshikawa, M.; Muraoka, O. *Bioorg. Med. Chem. Lett.*, **21**, 3159 (2010)；(t) Mohan S.; Pinto B. M. *Carbohydr. Res.*, **342**, 1551 (2007)

19) Fowler, P. A.; Haines, A. H.; Taylor, R; J. K.; Chrystal, E. J. T.; Gravestock, M. B. *J. Chem. Soc., Perkin Trans.* **1**, 2229 (1994)

20) (a) 下田博司，浅野育子，山田恭史，食品衛生学雑誌，**42**，144 (2001)；(b) 下田博司，藤村高志，牧野浩平，吉島賢一，内藤一嘉，伊保田尋美，三輪芳久，食品衛生学雑誌，**40**，198 (1999)；(c) Ratnasooriya, W. D.; Jayakody, J. R .A. C.; Premakumara, G. A. S.; *Brazilian J. Med. Biol. Res.*, **36**, 931 (2003)；(d) Wolf, B. W.; Weisbrode, S. E.; *Food and Chem. Toxicol.*, **41**, 867 (2003)；(e) Flammang, A. M.; Erexson, G. L.; Mecchi, M. S.; Murli, H. *Food Chem. Toxicol*, **44**, 1868 (2006)

21) 小林正和，赤木淳二，山下耕作，森川敏生，二宮清文，吉川雅之，村岡 修，薬理と治療，**38**，545 (2010)

22) (a) Muraoka, O.; Morikawa, T.; Miyake, S.; Akaki, J.; Ninomiya, K.; Pongpiriyadacha, Y.; Yoshikawa, M. *J Nat. Med.*, **65**, 142 (2011)；(b) Muraoka O., Morikawa T., Miyake S., Akaki J., Ninomiya K., Yoshikawa M., *J. Pharm. Biomed. Anal.*, **52**, 770 (2010)

第11章　デイジーフラワーの血中中性脂質上昇抑制サポニン成分

森川敏生*

1　はじめに

キク科 (Asteraceae) 植物デイジー (*Bellis perennis*) は，和名をヒナギク (雛菊)，チョウメイギク (長命菊) およびエンメイギク (延命菊) などと称される西ヨーロッパ原産の多年生草本である。日本には明治初期に伝えられたとされ，チョウメイギクやエンメイギクといった和名は，花期が長いことに由来すると言われており，現在ではおもに園芸品種として親しまれている植物である[3]。西欧諸国においては，古くからその開花時の全草や根部を打撲傷，出血，筋肉痛および皮膚病やリウマチの治療に用いられているとともに，その若葉や蕾，花弁などをサラダに加えて生食するなど，食用としても供されている[4]。デイジーの含有成分について，これまでに根部から種々のサポニンが報告されている[5~12]。一方，エディブルフラワーとして，またハーブティーとして利用される花部については，その花弁の色素成分としてアントシアニン[13]やフラボノイド類[14]が報告されているのみであった。

本稿では，デイジーフラワーに含有される血中中性脂質上昇抑制作用を示すサポニン成分について紹介する。

2　デイジーフラワーの血中中性脂質上昇抑制作用成分の探索

食の欧米化の進展により日本人の脂肪摂取量は著しく増加し，近年の生活習慣病およびメタボリックシンドロームの罹患者数の増加の一因になっている。生活習慣病のひとつである脂質異常症は，血液中のコレステロールや中性脂質 (おもにトリグリセライド，TG)，リン脂質および遊離脂肪酸などの脂質量がうまく調節できなくなった状態で，血中濃度の異常値を示す脂質の種類によって「高 LDL コレステロール血症」，「低 HDL コレステロール血症」および「高 TG 血症」に大別される。

我々は脂質異常症の予防や初期症状の改善に資する機能性食品素材の探索研究の一環として，種々の和漢生薬や西洋ハーブなどの天然素材抽出エキスについて，マウスを用いたオリーブ負荷モデルにおける血中 TG 上昇抑制作用試験 (図 1) を実施し，これまでにアーティチョーク (*Cynara scolymus*)[15]から cynaropicrin などのセスキテルペン，セージ (*Salvia officinalis*)[16]から carnosic acid などのジテルペン，チャ (*Camellia sinensis*) の花部[17]か

---

*　Toshio Morikawa　近畿大学　薬学総合研究所　食品薬学研究室　准教授

第11章　デイジーフラワーの血中中性脂質上昇抑制サポニン成分

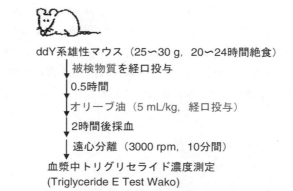

図1　オリーブ油負荷マウスを用いた血中中性脂質上昇抑制作用試験

ら floratheasaponin A-C およびタイ天然薬物 *Sapindus rarak* の果皮[18, 19]から hederagenin 3-O-(3,4-di-O-acetyl-α-L-arabinopyranosyl)-(1→3)-α-L-rhamnopyranosyl-(1→2)-α-L-arabinopyranoside などのサポニンを活性成分として見い出している。今回，デイジーフラワー抽出エキスに 500 mg/kg の経口投与において有意な血中 TG 上昇抑制作用が認められたことから，その活性寄与成分の探索研究に着手した。活性を指標に分画したところ，配糖体分画に活性が集約され，200 mg/kg の用量において有意な作用が認められた（図2）。

配糖体分画について各種カラムクロマトグラフィーおよび HPLC により含有成分を精査したところ，これまでに25種の新規サポニン perennisoside I-XII[20, 21] (**1-12**) および perennisaponin A-M[22, 23] (**13-25**) を単離・構造決定するとともに，計8種の既知サポニ

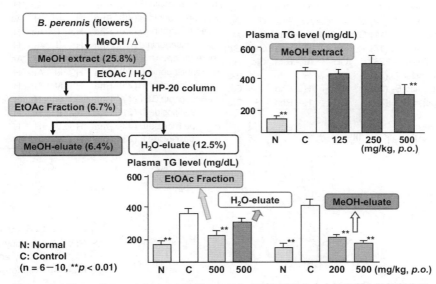

図2　デイジーフラワーメタノール抽出エキスおよび分画の血中中性脂質上昇抑制作用

ン (**26-33**) を単離・同定した（図3）。いずれのサポニン成分も bayogenin (**1a**) あるいは polygalacic acid (**13a**) をアグリコンとした 3-モノデスモシドあるいは 3,28-ビスデスモシド型トリテルペンサポニンであり，アグリコンの 23 位にアセチル基あるいは 28 位にエステル結合した糖鎖部にアシル基を有するものが多く，とりわけ特徴的な化学構造を有する化合物として，3-ヒドロキシブチリル基が連続したアシル基を有するサポニンが得られた。今回，これらの様

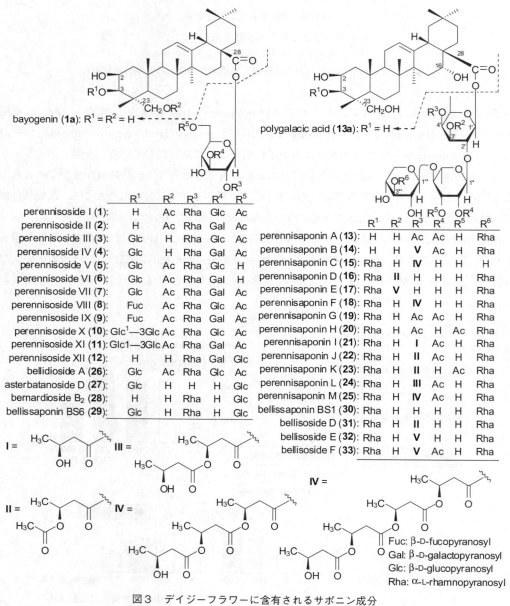

図3 デイジーフラワーに含有されるサポニン成分

第 11 章　デイジーフラワーの血中中性脂質上昇抑制サポニン成分

なアシル基の種類あるいは結合位置などの微妙に異なるサポニン類の詳細な分離・精製については，親水性相互作用クロマトグラフィー（HILIC，Hydrophilic Interaction Chromatography）カラムを用いた HPLC 分取が奏効し，良好な分離が可能であった。近年，HILIC カラムを用いた高極性塩基性化合物の HPLC あるいは LCMS 分析が報告されているが，これまでにサポニン類での適用例は殆どなく，HILIC カラムの活用法として期待できるのではと考える。

　得られたデイジーフラワーのサポニン成分のうち，比較的高含量で得られた化合物について，エキスおよび分画と同様にオリーブ油負荷試験を実施した[20]。その結果，新規化合物として得られた perennisoside I（**1**）および II（**2**）に 25-50 mg/kg，また，デイジーフラワーの根部からの単離報告もある既知化合物の bellisoside E（**32**）に 100 mg/kg の経口投与において有意な血中 TG 上昇抑制作用が認められたが，asterbatanoside D（**27**），bernardioside B$_2$（**28**）および bellissaponin BS6（**29**）について，200 mg/kg の経口投与においても有意な作用は認められなかったことから，その活性の発現にはアグリコン部や 28 位糖鎖部のアシル基の存在が重要であることが示唆された（表 1）。

3　デイジーフラワー含有サポニン成分のトリグリセライド吸収に及ぼす影響

　食事中の TG は，消化管内に分泌される胆汁とコレステロールとともに複合ミセルを形成し，そこに膵臓から分泌されるリパーゼによって一旦加水分解され，小腸細胞内に吸収された後，細胞内で TG に再合成される。そこで，血中 TG 上昇抑制作用の作用点のひとつとして，まず，膵リパーゼ阻害活性について検討した（図 4）ところ，デイジーフラワー抽出エキス（IC$_{50}$ = 455 μg/mL）に活性が認められた。含有サポニン成分についても同様に検討したところ，上述したオリーブ油負荷マウスにおける血中 TG 上昇抑制作用の認められた化合物 **1**，**2**，**32** および perennisaponin G-M（**19-25**）において，IC$_{50}$ 値として 41.4-223 μM の濃度において活性が認められた[23]。その活性強度は強力な膵リパーゼ阻害物質として知られている orlistat[23]（IC$_{50}$ = 56 nM）の活性強度と比較すると弱いものであったが，これまでに本活性が報告されているチャ種子由来サポニンの theasaponin E$_1$[25]（IC$_{50}$ = 270 μM）と比較して強い活性を示した。一方，オリーブ油負荷モデルにおいて作用の認められなかった化合物 27-29 においては，膵リパーゼ阻害活性が認められず（IC$_{50}$ > 800 μM），in vivo モデルでの結果と同様にアシル基の存在が活性発現に重要であることが示唆された（表 2）。

　Orlistat の経口投与によるオリーブ油負荷マウスにおける血中 TG 上昇抑制作用は，6.25-25 mg/kg の用量において有意な作用が認められている（表 1）が，in vitro 試験でのリパーゼ阻害活性における orlistat の活性強度を鑑みると，化合物 **1**，**2** および **32** などのアシル基を有するデイジーフラワー由来のサポニン成分は，比較的 in vivo モデルにおいて強い作用を示すため，膵リパーゼ阻害活性とは異なる作用点による TG 吸収阻害作用も考えられる（図 5）。そこで，オリーブ油負荷時の胃排出能に及ぼす影響について検討した。一般的に胃内容物は，胃の蠕動運

135

表1 デイジーフラワー含有サポニン成分の血中中性脂質上昇抑制作用

Treatment	Dose (mg/kg, p.o.)	N	Plasma Triglyceride (mg/dL)		
			2.0 h	4.0 h	6.0 h
Normal	—	6	141.4 ± 9.1**	101.6 ± 10.7	81.7 ± 9.3
Control	—	6	501.5 ± 64.0	239.0 ± 58.6	167.2 ± 26.6
perennisoside I (**1**)	25	6	337.0 ± 47.7	357.7 ± 65.6	222.7 ± 41.3
	50	6	326.9 ± 50.5*	355.8 ± 67.5	203.7 ± 30.7
	100	6	135.7 ± 33.5**	278.7 ± 78.2	208.2 ± 31.4
Control	—	6	338.5 ± 61.9	207.0 ± 26.3	142.1 ± 18.4
perennisoside II (**2**)	25	6	204.6 ± 25.5*	147.0 ± 31.2	87.0 ± 9.5**
	50	6	232.5 ± 31.8	180.4 ± 33.4	104.6 ± 7.5
	100	6	179.4 ± 15.3**	155.6 ± 24.5	80.6 ± 7.5**
Control	—	6	405.1 ± 42.6	350.5 ± 27.3	224.0 ± 22.6
perennisoside XII (**12**)	25	6	440.3 ± 57.8	327.0 ± 42.4	290.2 ± 66.9
	50	6	415.8 ± 64.4	344.9 ± 68.0	245.4 ± 36.6
	100	6	383.5 ± 50.7	355.6 ± 39.1	266.0 ± 40.4
Control	—	6	294.0 ± 46.7	215.1 ± 10.9	107.7 ± 7.6
asterbatanoside D (**27**)	25	6	233.2 ± 61.7	262.2 ± 39.6	183.8 ± 44.4
	50	6	247.8 ± 67.0	199.2 ± 27.9	165.4 ± 39.0
	100	6	267.9 ± 34.5	155.6 ± 13.5	156.6 ± 12.5
Control	—	6	519.1 ± 60.5	429.8 ± 24.9	271.8 ± 21.5
bernardioside B2 (**28**)	25	6	361.0 ± 52.7	302.0 ± 35.0	209.9 ± 27.1
	50	6	417.5 ± 50.5	415.7 ± 29.6	280.2 ± 38.6
	100	6	352.0 ± 48.6	335.4 ± 57.6	259.5 ± 55.9
Control	—	6	511.0 ± 65.3	542.8 ± 102.8	362.2 ± 57.0
bellissaponin BS6 (**29**)	25	6	450.2 ± 34.3	411.4 ± 25.1	273.9 ± 15.9
	50	6	409.6 ± 45.5	441.4 ± 74.4	270.4 ± 39.4
	100	6	468.6 ± 83.1	455.1 ± 32.0	325.7 ± 23.0
Control	—	6	425.2 ± 28.7	336.7 ± 31.4	243.7 ± 32.0
bellisoside E (**32**)	25	6	365.8 ± 67.5	382.5 ± 35.5	249.2 ± 40.6
	50	6	368.1 ± 51.6	389.5 ± 80.4	274.0 ± 55.5
	100	6	127.3 ± 10.4**	294.6 ± 72.8	276.1 ± 54.2
Normal	—	10	154.3 ± 9.3**	138.0 ± 9.8**	138.1 ± 12.3**
Control	—	10	387.1 ± 39.2	320.4 ± 61.3	276.5 ± 35.1
orlistat	6.25	10	266.4 ± 31.1*	179.3 ± 17.2*	155.6 ± 13.2**
	12.5	10	187.9 ± 25.5**	176.0 ± 29.5**	189.7 ± 28.8*
	25	10	158.9 ± 28.7**	132.2 ± 10.5**	140.1 ± 13.7**

Values represent the means ± S.E.M.
Significantly different from the control group, *$p < 0.05$, **$p < 0.01$

第11章 デイジーフラワーの血中中性脂質上昇抑制サポニン成分

トリオレイン (Triorein) 溶液
- トリオレイン (Triolein, 80 mg)
- ホスファチジルコリン (Phosphatidyl choline, 10 mg)
- タウロコール酸ナトリウム (Sodium taurocholate, 5 mg)
- in 0.1 M NaCl 含有0.1 M Tris-HCl 緩衝液 (pH 7.0, 9.0 mL)

トリオレイン (Triorein) 溶液 (100 μL)
↓ 被検物質 (5 μL), Tris-HCl 緩衝液 (95 μL)
↓ プレインキュベーション (37°C, 3分間)
↓ 膵リパーゼ溶液 (ブタ由来, Type-II, 250 μg/mL, 50 μL)
↓ インキュベーション (37°C, 30 分間)
↓ 沸騰水浴中にて失活 (2分間)
遊離脂肪酸濃度測定
(NEFA C-Test Wako)

図4 膵リパーゼ阻害活性試験

表2 デイジーフラワー含有サポニン成分の膵リパーゼ阻害活性

Treatment	Conc. (μg/mL)[a]					IC$_{50}$ (μg/mL)
	0	100	200	400	800	
MeOH ext.	0.0 ± 0.6	8.3 ± 1.8	21.4 ± 2.1[c]	43.8 ± 1.9[c]	71.6 ± 4.5[c]	455
	Conc. (μM)[a]					IC$_{50}$ (μM)
	0	50	100	200	400	
perennisoside I (**1**)	0.0 ± 14.9	21.3 ± 3.9	47.0 ± 2.3[c]	48.1 ± 16.4[c]	95.2 ± 2.0[c]	145
perennisaponin G (**19**)	0.0 ± 2.8	−18.8 ± 10.4	21.3 ± 5.8	58.9 ± 3.7[c]	85.5 ± 1.7[c]	163
perennisaponin H (**20**)	0.0 ± 1.5	−33.5 ± 12.2	14.7 ± 9.3	71.9 ± 3.1[c]	87.4 ± 1.3[c]	137
perennisaponin I (**21**)	0.0 ± 1.1	−17.0 ± 18.9	27.5 ± 8.9	60.2 ± 2.4[c]	85.2 ± 4.1[c]	147
perennisaponin J (**22**)	0.0 ± 3.0	16.6 ± 13.6	38.3 ± 10.0[b]	55.9 ± 5.1[c]	55.2 ± 8.6[c]	148
perennisaponin K (**23**)	0.0 ± 3.8	35.0 ± 5.0[c]	47.1 ± 5.0[c]	43.1 ± 10.1[c]	55.6 ± 6.5[c]	223
perennisaponin L (**24**)	0.0 ± 4.2	26.9 ± 7.2[b]	55.3 ± 2.8[c]	52.7 ± 5.1[c]	68.5 ± 6.9[c]	81.4
perennisaponin M (**25**)	0.0 ± 5.7	22.6 ± 12.0	28.5 ± 11.3	53.9 ± 3.8[c]	67.2 ± 5.6[c]	195
asterbatanoside D (**27**)	0.0 ± 1.7	−1.8 ± 2.4	8.6 ± 3.5	14.4 ± 3.4[c]	27.1 ± 2.1[c]	
bernardioside B$_2$ (**28**)	0.0 ± 1.7	4.2 ± 2.4	9.1 ± 5.0	12.1 ± 3.3[b]	29.2 ± 1.1[c]	
bellissaponin BS6 (**29**)	0.0 ± 1.7	5.4 ± 3.6	8.1 ± 1.0	10.0 ± 2.1	24.1 ± 1.6[c]	
bellissoside E (**32**)	0.0 ± 4.4	33.2 ± 8.5	49.1 ± 1.8[c]	59.7 ± 15.1[c]		110
	Conc. (μM)[a]					IC$_{50}$ (μM)
	0	12.5	25	50	100	
perennisoside II (**2**)	0.0 ± 2.4	16.1 ± 2.5	26.9 ± 5.1b	56.1 ± 5.5[c]	73.0 ± 6.4[c]	41.4
bellissaponin BS1 (**30**)	0.0 ± 3.7		27.7 ± 2.9[c]	44.9 ± 2.4[c]	55.1 ± 3.5[c]	77.8
	Conc. (μM)[a]					IC$_{50}$ (μM)
	0	100	200	400	800	
theasaponin E$_1$	0.0 ± 2.2	24.4 ± 4.3 b	39.2 ± 7.9[c]	57.4 ± 9.1[c]	88.6 ± 2.6[c]	270

[a]Values represent the means ± S.E.M (N = 4)
Significantly different from the control group, [b]$p < 0.05$, [c]$p < 0.01$

薬用食品の開発 II

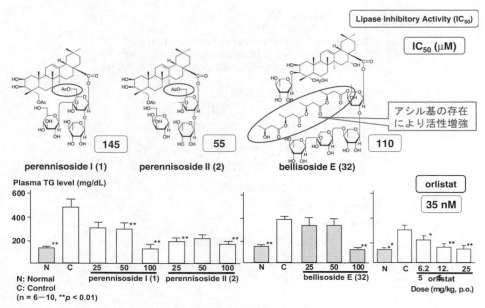

図5 デイジーフラワー由来血中中性脂質上昇抑制作用サポニン成分

動が強まり，胃内圧が幽門部の括約筋の収縮力や十二指腸の内圧より大きくなったときに十二指腸へ移送される．胃内容物の排出速度は血糖値や血中 TG 濃度などの調節に大きく関与し，糖尿病や肥満症患者においては健常人と比較して排出速度が速いとされるなど，その調節は栄養物の消化吸収において重要な調節機構のひとつである[26〜29]．すなわち，胃排出速度を抑制し，食後の血中 TG 濃度を調節することは，高 TG 血症などの生活習慣病の予防や改善につながると考えられる．そこで，デイジーフラワーメタノール抽出エキスの配糖体分画について，オリーブ油負荷マウスにおける胃排出速度に及ぼす影響をフェノールレッド法にて検討したところ，200 mg/kg の用量において有意な胃排出能抑制作用が認められた（表3）[21]．以上の結果から，デイジーフラワーの含有サポニン成分の血中 TG 上昇抑制作用は，膵リパーゼ阻害活性および胃排出能抑制作用の双方が関与していることが示された．

表3 デイジーフラワーメタノール抽出エキス配糖体分画のオリーブ油負荷マウスにおける胃排出速度抑制作用

Treatment	Dose (mg/kg, p.o.)	n	Weight of stomach (g)	Gastric emptying (%)	Inhibition (%)
Control	—	5	0.57 ± 0.05	64.3 ± 4.5	—
MeOH-eluted Fraction	100	5	0.53 ± 0.04	54.6 ± 4.2	9.9
	200	5	0.72 ± 0.07*	44.9 ± 5.8*	30.1

Each value represents the mean ± S.E.M.
Significantly different from the control : *$p < 0.05$, **$p < 0.01$

第 11 章　デイジーフラワーの血中中性脂質上昇抑制サポニン成分

4　おわりに

　薬用食品素材に新たな生体機能を見い出し，その機能性成分を明らかにするとともに活性発現の必須構造や構造活性相関に関する知見やその作用機序の解明研究などの成果の蓄積は，新たな創薬シーズの提案に繋がるとともに，機能性食品素材開発の基盤研究としても有用であると考えられる。

　今回我々が見い出した結果から，機能性食品素材としてデイジーフラワーおよびその抽出エキスや含有サポニン成分に血中中性脂質上昇抑制作用を見い出し，高 TG 血症予防などに有用であることが示された。加えてその作用点は，膵リパーゼ阻害活性のみならず胃排出能抑制作用により消化管からの TG 吸収を抑制していることが明らかとなった。

　高齢化社会を迎え，アンチエイジングや健康長寿への関心が高まり，より予防医学的なニーズが高まっている昨今，マテリアルサイエンスを基盤とした薬用食品の生体機能解明および機能性成分の探索研究である食品薬学が，実学であるべき薬学領域においてますます進展することを期待したい。

文　　献

1)　北川勲，吉川雅之編，食品薬学ハンドブック，講談社サイエンティフィク（東京），pp. 3　（2005）
2)　Morikawa T., *J. Nat. Med.*, **61**, 112（2007）
3)　牧野富太郎著，原色牧野植物大圖鑑，北隆館（東京），p. 553（1982）
4)　Thomson Healthcare U.S.A. ed., PDR for Herbal Medicines 3rd. Edition, Thomson（Montvale），pp. 877（2004）
5)　Li W., *et al.*, *Tetrahedron*, **61**, 2921（2005）
6)　Hiller K., *et al.*, *Pharmazie*, **43**, 850（1988）
7)　Schöpke T., *et al.*, *Pharmazie*, **45**, 870（1990）
8)　Schöpke T., *et al.*, *Phytochemistry*, **30**, 627（1991）
9)　Schöpke T., *et al.*, *Phytochemistry*, **31**, 2555（1992）
10)　Schöpke T., *et al.*, *J. Nat. Prod.*, **57**, 1279（1994）
11)　Schöpke T., *et al.*, *Sci. Pharm.*, **64**, 663（1996）
12)　Glensk M., *et al.*, *Sci. Pharm.*, **69**, 69（2001）
13)　Toki K., *et al.*, *Phytochemistry*, **30**, 3769（1991）
14)　Gudej J., *et al.*, *Fitoterapia*, **72**, 839（2001）
15)　Shimoda H., *et al.*, *Bioorg. Med. Chem. Lett.*, **13**, 223（2003）
16)　Ninomiya K., *et al.*, *Bioorg. Med. Chem. Lett.*, **14**, 1943（2004）
17)　Yoshikawa M., *et al.*, *J. Nat. Prod.*, **68**, 1360（2005）

18) Morikawa T., *et al.*, *Phytochemistry*, **70**, 1166（2009）
19) Asao Y., *et al.*, *Chem. Pharm. Bull.*, **57**, 198（2009）
20) Morikawa T., *et al.*, *J. Nat. Prod.*, **71**, 828（2008）
21) Morikawa T., *et al.*, *Chem. Pharm. Bull.*, **59**, 889（2011）
22) Yoshikawa M., *e al.*, *Chem. Pharm. Bull.*, **56**, 559（2008）
23) Morikawa T., *et al.*, *Helv. Chim. Acta*, **93**, 573（2010）
24) McNeely W., *et al.*, *Drugs*, **56**, 241（1998）
25) Han L.-K., *et al.*, *BMC Compl. Alternative Med.*, **25**, 1459（2005）
26) Phillips W. T., *et al.*, *J. Nucl. Med.*, **33**, 1496（1992）
27) Horowitz M., *et al.*, *Diabetologia*, **36**, 857（1993）
28) Tosetti C., *et al.*, *Int. J. Obes. Relat. Metab. Disord.*, **20**, 200（1996）
29) Green G. M., *et al.*, *Diabetologia*, **40**, 136（1997）
30) Yoshikawa M., *et al.*, *Chem. Pharm. Bull.*, **55**, 1308（2007）

第12章　ローズヒップに含有される
内臓脂肪蓄積低減作用成分

二宮清文[*]

1　はじめに

　我が国におけるメタボリックシンドロームの罹患状況や成因については，本稿において改めて詳述するまでもなく，本シンドロームの発症および進展には体脂肪，特に内臓脂肪の過剰な蓄積が関与していることがよく知られている[1, 2]。また，2007年の国民健康・栄養調査では，メタボリックシンドロームの患者は1,070万人，肥満者（BMI > 25 kg/m^2）は2,300万人であることが報告されていることからも，本病態の改善および予防は保健の観点からも重要な問題であることは明らかである。過剰な内臓脂肪の蓄積は肥満症を呈するのみではなく，糖および脂質代謝や血圧等の制御の破綻を助長し，一連の生活習慣病の発症をきたす。従って，内臓脂肪の減量や蓄積を抑制することで，上記の病態の改善に資する素材を見い出せると考えられた。

　既に体内に蓄積されている脂肪の代謝を促進させるためには，エネルギー枯渇時（絶食時など）の脂質代謝が参考になる。体内におけるグルコース供給源（グリコーゲンなど）が低下すると，生命活動の維持に資するために脂肪組織に蓄えられている中性脂肪（TG）の利用が亢進する。飢餓状態では，交感神経の興奮などを介して脂肪組織において脂肪分解（TGから遊離脂肪酸が遊離すること）が亢進し，血中へと脂肪酸が供給される。血中へと移行した脂肪酸は，肝臓や筋肉においてβ-酸化の過程を経てアセチルCoAを供給するとともにTCA回路によりATPを産生することで生命活動を維持している。これら脂肪酸の代謝に関わる酵素群の発現調節を担う転写因子がPPAR（peroxisome proliferator-activated receptor）-αであり，脂肪酸の代謝に重要な役割を担っている[3~5]。PPAR-αは，核内受容体型転写因子であり，脂肪酸などがアゴニストとして作用して脂肪酸の代謝を調節している。また，本受容体のアゴニストとして代表的なものに，クロフィブラート[6]やフェノフィブラート[7]などがあり，主に高TG血症の治療薬として利用されている。一方，PPAR-αホモ欠損マウスでは，絶食により顕著な脂肪肝と同時に激しい低血糖，低体温の状態を呈することが示されており，PPAR-αの欠損が肝臓での脂肪代謝に著しい障害を招くことを示している。これらのことから，PPAR-αが蓄積された脂肪の利用に重要な役割を担っていることが示されている[8~10]。本稿では，内臓脂肪の低減を達成するために肝臓の機能に着目して行ったローズヒップからの内臓脂肪蓄積低減作用成分の探索について概説する。

　＊　Kiyofumi Ninomiya　近畿大学　薬学総合研究所　食品薬学研究室　講師

2　ローズヒップについて

ローズヒップとは，主にバラ属バラ科（Rosaceae）に属する植物であるヨーロッパノイバラ（イヌノイバラ，*Rosa canina* L.）またはノイバラ（*R. multiflora* Thunb.），の他にテリハノイバラ（*R. wichuraiana* Crep.），ヤマハマナス（カラフトノイバラ，*R. davurica* P.）の果実（偽果，false fruit）を総称したものである。*R. canina* は 3 m に達する多年生植物であり，ヨーロッパ，アジアおよび北アフリカが原産であり，流通しているものの多くはチリで栽培されている。いわゆるバラ（Rose, *Rosa gallica*）の使用部位が花であるのに対し，*R. canina* は偽果が使用される（図1）。ローズヒップは多量のビタミンCを含有することが古くから知られており，貴重なビタミン源として果汁やマーマレードにされ食された。また，ローズヒップをお湯で煮出し，アーモンド，クリーム，砂糖を加えたローズヒップスープなる一品としても食されていた[11]。薬用としてヨーロッパでは，利尿，抗痛風，緩下，抗リウマチを目的に幅広く用いられている。これまでに，*R. canina* の薬理活性としては，偽果に多形核（PMN）白血球走化抑制活性[12]や抗変異活性[13]などが報告されており，根部からは炎症性サイトカインであるIL-1やTNF-α の産生抑制活性[14]などが報告されているに過ぎなかった。一方，含有成分としては，偽果からはantocyaninやフラボノール配糖体，セスキテルペン配糖体や数種のカロテノイドが報告されている[15, 16]。

3　ローズヒップ抽出エキスの肝臓内中性脂肪代謝促進活性

前記したように，肝臓内での脂肪代謝促進を検討する目的でマウス初代培養肝細胞を用いて肝細胞内のTG含量に与える影響ついて，種々のハーブからの抽出エキスの作用を検討した。その結果，ローズヒップ偽果（種子を含む）から得た抽出エキスは 3 μg/mL 以上の濃度で有意な肝細胞内TGの減少を惹起することが観察された（表1）。また，良好な濃度依存性を示すとともに，100 μg/mL での試験結果では，対照群と比較して細胞内TG量が約半分になっていることから，陽性対照薬として使用したフィブラート系薬物（PPAR-α アゴニスト）と比較しても活性強度が強いことが示唆された（表2）。

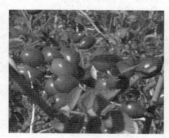
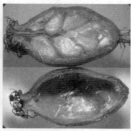
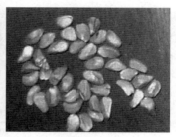

図1　*R. canina* 偽果（false fruit），果皮（pericarp）および種子

第 12 章　ローズヒップに含有される内臓脂肪蓄積低減作用成分

表 1　*R. canina* 偽果抽出エキスの肝細胞内中性脂肪代謝促進活性

Conc.（μg/mL）	TG in the Cells（% of Control）				
	1	3	10	30	100
R. canina 偽果抽出エキス	87 ± 10	79 ± 3*	76 ± 5*	63 ± 4**	51 ± 2**

Each value represents the mean ± SEM（N = 4）．Significantly different from the control group，
*$p < 0.05$，**$p < 0.01$

表 2　フィブラート系薬物の肝細胞内中性脂肪代謝促進活性

Conc.（μM）	TG in the Cells（% of Control）				
	0.1	0.3	1	3	10
Clofibrate	74 ± 7**	72 ± 5**	65 ± 4**	72 ± 1**	68 ± 3**
Fenofibrate	70 ± 4**	72 ± 4**	74 ± 3**	70 ± 2**	68 ± 3**
Ciprofibrate	70 ± 3**	84 ± 3**	77 ± 1**	67 ± 1**	67 ± 5**

Each value represents the mean ± SEM（N = 4）．Significantly different from the control group，
**$p < 0.01$.

表 3　*R. canina* 偽果抽出エキスの肝臓内中性脂肪含量に与える影響

	投与量 （mg/kg, *p.o.*）	肝臓内 TG 量（mg/g wet tissue） % of control	肝臓内 TG 量（mg/liver） % of control
R. canina 偽果抽出エキス	500	78 ± 11	78 ± 11
	1000	61 ± 16	58 ± 19
Clofibrate	100	67 ± 9	74 ± 13
	200	68 ± 29	78 ± 30

Each value represents the mean ± SEM（N = 5-7）．Significant difference was not observed.

　上記に示したように，*R. canina* 偽果から得た抽出エキスは *in vitro* の試験において，有効性が確認出来たことから，次に *in vivo* での有効性を確認するため以下の試験を行った。即ち，ddY 系雄性マウス（7 週齢）を約 1 週間飼育した後，約 20 時間絶食して本実験に供した。絶食下の動物に対し，各被験物質を経口投与した。その後，飲水を与え 24 時間放置した後，肝臓を採取し重量を記録した後，得られた肝臓中の TG 含量を測定した。表 3 に示した結果から，*R. canina* 偽果抽出エキスおよびクロフィブラートでは，肝臓内 TG 含量に有意な変化は観察されなかったが，ともに TG 含量が低下する傾向が観察された。また，結果は示していないが，単回投与では体重，肝重量，内臓脂肪重量，血糖値，血清 TG，総コレステロールおよび遊離脂肪酸濃度に有意な変化は観察されなかった。本実験により，*R. canina* 偽果抽出エキスの経口投与は，飢餓状態における肝臓内での TG 代謝を亢進させる可能性が示唆された。

4　ローズヒップ抽出エキスの内臓脂肪蓄積低減作用[17]

　前項において，マウスへの単回投与の実験で肝臓内 TG 含量が低下する傾向が観察されたことから，内臓脂肪量に与える影響を検討すべく以下の実験を行った。即ち，ddY 系雄性マウス（10

週齢）を1週間馴化飼育した後，果皮（pericarp）の抽出エキスを2週間連続投与して，体重，摂餌量等を観察した．その結果，図2に示すように高用量（500 mg/kg/day）において有意な体重増加抑制が観察されたものの，表3に示した単回投与での実験結果から期待された活性よりも，体重変化に与える影響は弱いものであった．

そこで，種子を含む偽果および種子抽出エキスの値重推移に及ぼす影響を同様の実験により検討した．その結果，図3に示すように種子を含む偽果抽出エキスは，図2に示した果皮の結果と比較して，10分の1の投与量（50 mg/kg/day）で有意な体重増加抑制が観察されることが明

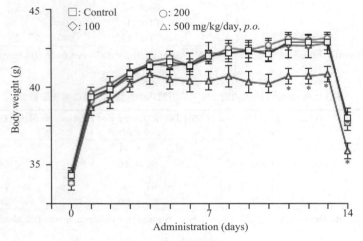

図2　*R. canina* 果皮抽出エキスの体重増加に与える影響
Mean with SEM（N = 6-8），Significantly different from the control group，$^*p < 0.05$

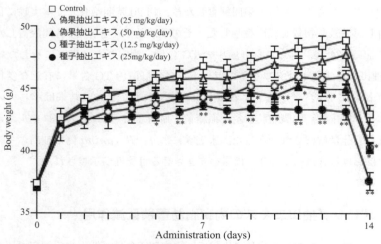

図3　*R. canina* 偽果および種子抽出エキスの体重増加に与える影響
Mean with SEM（N = 5-7），Significantly different from the control group, $^*p < 0.05$, $^{**}p < 0.01$

第 12 章　ローズヒップに含有される内臓脂肪蓄積低減作用成分

らかになった。さらに，種子抽出エキスにおいては，より低用量で体重増加抑制活性が観察された。また，投与期間終了後に 20 時間絶食した時の，臓器重量および血清パラメーターの測定結果を表 4 および 5 に示す。図 3 に示した偽果および種子抽出エキスの体重推移に与える影響は，図 2 に示した果皮抽出エキスの結果と比較して，明らかに活性の上昇が観察された。偽果抽出エキスでは 50 mg/kg/day，種子抽出エキスでは 12.5 mg/kg/day の投与量で有意な体重増加抑制活性が観察された。一方，表 4 および 5 に示した結果から，両抽出エキスは摂餌量に有意な変動を与えることなく，体重の増加を抑制することが示唆された。また，種子抽出エキス投与群では，有意な内臓脂肪重量の低減と肝臓内 TG 量に有意な減少が観察されるとともに，血漿中性脂肪および遊離脂肪酸濃度についても有意な低下が観察された。以上の結果より，*R. canina* 偽果に含まれる体重増加抑制活性成分は，主に種子中に含まれていることが強く示唆された。

5　ローズヒップ種子の含有成分

　前項までの実験において，*R. canina* 種子中に活性成分が含まれていることが示唆されたことから，チリ産 *R. canina* 種子から含有成分の探索を行い，6 種の含有成分，即ち *trans*-tiliroside[18, 19] (**1**, 0.013 %（種子からの単離収率），*cis*-tiliroside[19] (**2**, 0.00089 %)，buddlenoid A[20] (**3**, 0.00034)，buddlenoid B[20] (**4**, 0.00038 %)，dihydrodehydrodiconiferyl alcohol[21] (**5**, 0.014 %) および urolignoside[22] (**6**, 0.0077 %) を単離・同定した。これら，得られた含有成分の化学構造式を図 4 に示す。

表 4　*R. canina* 偽果および種子抽出エキスの内臓脂肪重量および肝臓内脂肪量に与える影響

	投与量 (mg/kg/day, *p.o.*)	N	摂餌量 (g/mouse/d)	副睾丸脂肪[a] (mg)	腸間膜脂肪[b] (mg)	腹後膜脂肪[c] (mg)	内臓脂肪[(a+b+c)] (mg)	肝重量 (mg)	肝臓内 TG (mg/liver)
Control	—	7	5.6 ± 0.2	1093 ± 61	917 ± 54	442 ± 27	2451 ± 128	1626 ± 56	72.5 ± 4.5
偽果抽出エキス	25	5	5.4 ± 0.2	918 ± 94	738 ± 48	394 ± 60	2049 ± 184	1588 ± 30	63.7 ± 4.0
	50	5	5.0 ± 0.2	811 ± 60	812 ± 44	330 ± 39	1953 ± 136	1557 ± 79	63.9 ± 4.0
種子抽出エキス	12.5	5	5.7 ± 0.1	1142 ± 175	745 ± 80	350 ± 63	2237 ± 306	1592 ± 79	60.4 ± 3.3
	25	5	5.0 ± 0.2	558 ± 127**	508 ± 62**	194 ± 56**	1261 ± 236**	1683 ± 185	47.4 ± 13.9*

Each value represents the mean ± S.E.M.　Significantly different from the control, $^*P < 0.05$, $^{**}P < 0.01$

表 5　*R. canina* 偽果および種子抽出エキスの血中脂質濃度に与える影響

	投与量 (mg/kg/day, *p.o.*)	N	Triglyceride (mg/dL)	Total cholesterol (mg/dL)	Free fatty acid (mEq/L)
Control	–	7	157 ± 18	143 ± 6	1.37 ± 0.09
偽果抽出エキス	25	5	162 ± 8	141 ± 19	1.49 ± 0.10
	50	5	161 ± 9	144 ± 8	1.44 ± 0.07
種子抽出エキス	12.5	5	169 ± 15	156 ± 9	1.50 ± 0.09
	25	5	91 ± 11*	145 ± 19	0.88 ± 0.11**

Each value represents the mean ± S.E.M.　Significantly different from the control, $^*P < 0.05$, $^{**}P < 0.01$

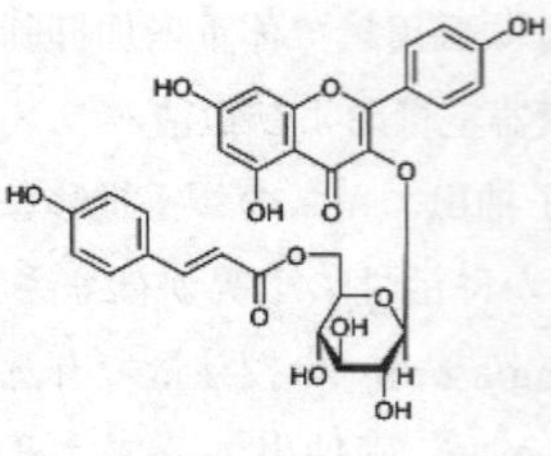

薬用食品の開発 II

trans-tiliroside (**1**)

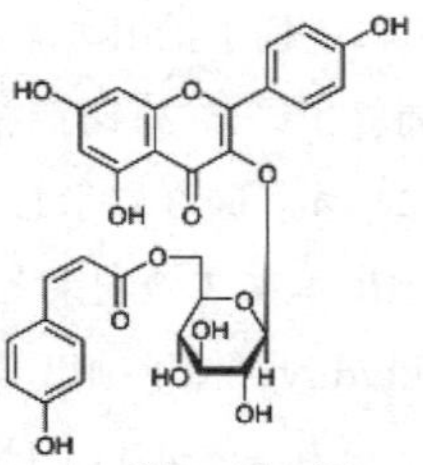

cis-tiliroside (**2**)

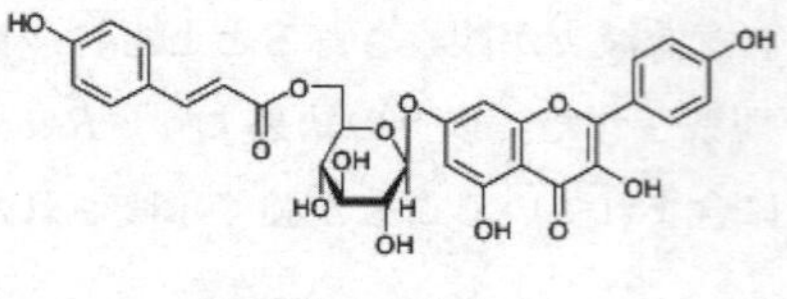

buddlenoid A (**3**)

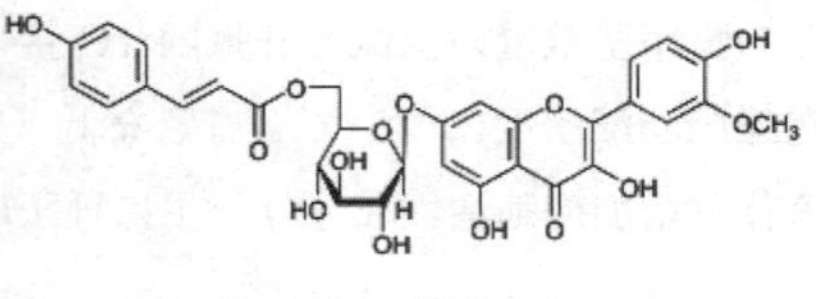

buddlenoid B (**4**)

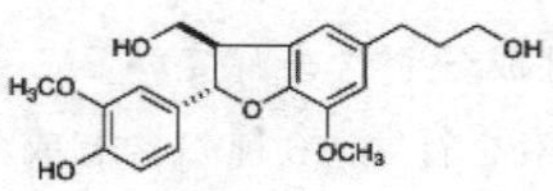

dihydrodehydrodiconiferyl alcohol (**5**)

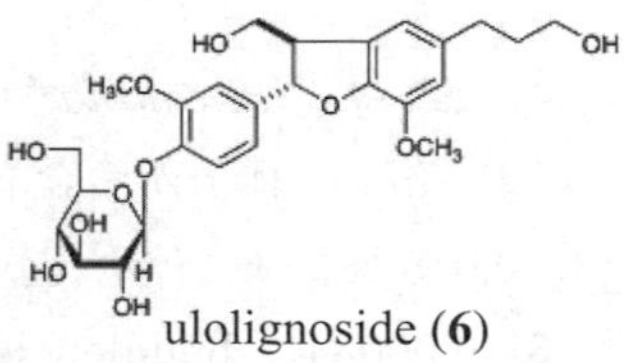

ulolignoside (**6**)

図 4　*R. canina* 種子含有成分の化学構造

6　*Trans*-tiliroside（**1**）の内臓脂肪蓄積抑制活性

　前項に示した *R. canina* 種子含有成分の *in vitro* での肝細胞内 TG 含量に与える影響を検討した結果，種子の主成分のひとつと考えられる **1** に有意な肝細胞内中性脂肪低下作用が観察されたことから，**1** の体重増加抑制活性について検討した。結果を図 5 および 6，表 6 および 7 に示す。図 5 に示したように，**1** の経口投与は 0.1 mg/kg/day の極めて低用量で有意に体重の増加を抑制することが示された。また，図 6 に示すように 10 mg/kg/day の投与の結果では，副睾丸脂肪，腹後膜脂肪および腸間膜脂肪が著しく低減されていることが認められた。また，表 6 に示すように，肝臓内 TG 含量についても有意に低下していることが認められた。さらに，**1** の投与期間終了時に 20 時間絶食して，耐糖能（glucose；1 g/kg, *i.p.*）に与える影響についても検討した（図 7）。その結果，空腹時の血糖値については有意な変動は観察されなかったものの，糖負荷後 30 分に観察される血糖値のピーク値に低下が観察されるとともに，糖負荷 30～60 分に観察される血中からのグルコースの消失速度が速くなる傾向が観察された。このことは，先に述べた肝臓内 TG の低下に基づく肝臓への糖取り込み能の亢進と内臓脂肪重量の低下に基づくインスリン抵抗性の改善が関与しているものと考えられる。

第12章 ローズヒップに含有される内臓脂肪蓄積低減作用成分

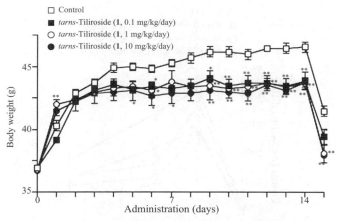

図5 *Trans*-tiliroside (**1**) の体重増加に与える影響
Mean with SEM (N = 5-7), Significantly different from the control group, $^*p < 0.05$, $^{**}p < 0.01$

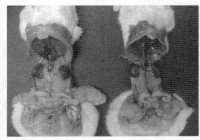   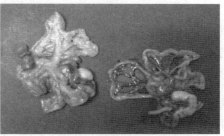

Control *trans*-Tiliroside (**1**)　　Control *trans*-Tiliroside (**1**)
　　　　(10 mg/kg/d)　　　　　　　　　　　(10 mg/kg/d)

図6 *Trans*-tiliroside (**1**) の内臓脂肪蓄積に与える影響

表6 *Trans*-tiliroside (**1**) の内臓脂肪重量および肝臓内脂肪量に与える影響

	投与量 (mg/kg/day, *p.o.*)	N	摂餌量 (g/mouse/d)	副睾丸脂肪[a] (mg)	腸間膜脂肪[b] (mg)	腹後膜脂肪[c] (mg)	内臓脂肪[a+b+c] (mg)	肝重量 (mg)	肝臓内TG (mg/liver)
Control	—	7	5.2 ± 0.2	1205 ± 136	846 ± 62	372 ± 48	2424 ± 235	1503 ± 20	57.3 ± 5.4
trans-Tiliroside (**1**)	0.1	7	4.7 ± 0.2	716 ± 98**	662 ± 50*	284 ± 41	1663 ± 181*	1489 ± 61	46.7 ± 9.7
	1	7	5.0 ± 0.2	407 ± 89**	509 ± 43**	141 ± 37**	1057 ± 159**	1388 ± 32	30.8 ± 5.5**
	10	5	5.3 ± 0.3	350 ± 24**	516 ± 16**	132 ± 18**	998 ± 52**	1495 ± 13	29.2 ± 4.7**

Each value represents the mean ± S.E.M. Significantly different from the control, $^*P < 0.05$, $^{**}P < 0.01$

表7 *Trans*-tiliroside (**1**) の血中脂質濃度に与える影響

	投与量 (mg/kg/day, *p.o.*)	N	Triglyceride (mg/dL)	Total cholesterol (mg/dL)	Free fatty acid (mEq/L)
Control	—	7	96 ± 6	95 ± 6	1.11 ± 0.06
trans-Tiliroside (**1**)	0.1	7	119 ± 8	108 ± 6	1.17 ± 0.06
	1	7	95 ± 18	102 ± 6	1.01 ± 0.16
	10	5	87 ± 5	101 ± 6	0.87 ± 0.06

Each value represents the mean ± S.E.M. Significantly different from the control, $^*P < 0.05$, $^{**}P < 0.01$

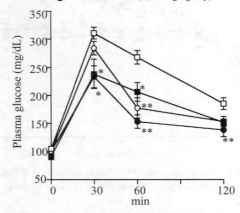

図7　*Trans*-tiliroside（**1**）の投与（2週間）による耐糖能に与える影響

7　*Trans*-tiliroside（**1**）および関連化合物の内臓脂肪蓄積抑制活性

　前項において，*R. canina* 種子に含まれる成分 *trans*-tiliroside（**1**）に強力な体重増加抑制活性と内臓脂肪低減活性が認められることについて述べた．本項では，**1**の化学構造の内，活性発現に関与する構造について，明らかにする目的で**1**の部分構造である kaempferol 3-*O*-β-D-glucopyranoside（**7**），kaempferol（**8**）および *p*-coumaric acid（**9**）の活性について比較検討した．その結果，図8，9および表8，9に示した結果のように配糖体である**7**に体重増加抑制傾向が観察されるものの**1**と比較して活性が減弱する傾向が観察された．一方，内臓脂肪重量についても同様の傾向が観察されたことから**1**の構造の中では，kaempferol の3位に結合する glucose の6位にアシル基として結合する *p*-coumaric acid の存在が重要であることが示唆された．

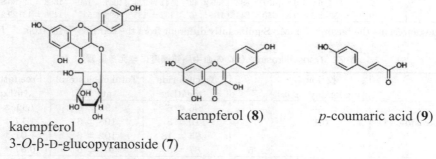

図8　*Trans*-tiliroside（**1**）関連化合物の化学構造

第12章　ローズヒップに含有される内臓脂肪蓄積低減作用成分

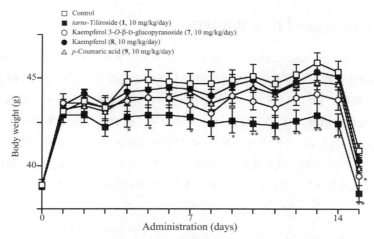

図9　*Trans*-tiliroside（**1**）および関連化合物の体重増加に与える影響
Mean with SEM（N = 6），Significantly different from the control group，$^*p < 0.05$, $^{**}p < 0.01$

表8　*Trans*-tiliroside（**1**）および関連化合物の内臓脂肪重量および肝臓内脂肪量に与える影響

	投与量 (mg/kg/day, p.o.)	N	摂餌量 (g/mouse/d)	副睾丸脂肪[a] (mg)	腸間膜脂肪[b] (mg)	腹後膜脂肪[c] (mg)	内臓脂肪[(a+b+c)] (mg)	肝重量 (mg)	肝臓内 TG (mg/liver)
Control	—	6	4.28 ± 0.16	940 ± 115	773 ± 32	378 ± 35	2091 ± 169	1525 ± 7	71.7 ± 5.5
trans-Tiliroside（**1**）	10	6	4.22 ± 0.14	626 ± 51*	561 ± 43*	266 ± 32	1453 ± 123*	1497 ± 66	51.9 ± 5.7
Kaempferol 3-*O*-glucoside（**7**）	10	6	4.34 ± 0.16	797 ± 59	680 ± 32	293 ± 33	1770 ± 108	1638 ± 51	64.8 ± 7.3
Kaempferol（**8**）	10	6	4.20 ± 0.14	896 ± 78	804 ± 65	418 ± 48	2119 ± 183	1522 ± 68	60.3 ± 6.5
p-Coumaric acid（**9**）	10	6	4.30 ± 0.10	847 ± 87	761 ± 88	307 ± 77	1916 ± 236	1637 ± 43	58.2 ± 5.0

Each value represents the mean ± S.E.M. Significantly different from the control, $^*P < 0.05$, $^{**}P < 0.01$

表9　*Trans*-tiliroside（**1**）および関連化合物の血中脂質濃度および血糖値に与える影響

	投与量 (mg/kg/day, *p.o.*)	N	Triglyceride (mg/dL)	Total cholesterol (mg/dL)	Free fatty acid (mEq/L)	Glucose (mg/dL)
Control	—	6	122 ± 20	126 ± 9	1.88 ± 0.09	117 ± 4
trans-Tiliroside（**1**）	10	6	128 ± 6	125 ± 11	1.84 ± 0.08	93 ± 4**
Kaempferol 3-*O*-glucoside（**7**）	10	6	113 ± 5	119 ± 11	1.70 ± 0.11	99 ± 4
Kaempferol（**8**）	10	6	139 ± 15	149 ± 10	1.72 ± 0.10	110 ± 6
p-Coumaric acid（**9**）	10	6	162 ± 18	143 ± 9	1.67 ± 0.16	106 ± 3

Each value represents the mean ± S.E.M. Significantly different from the control, $^*P < 0.05$, $^{**}P < 0.01$

8 *Trans*-tiliroside (**1**) の作用機序

前項までにおいて，*R. canina* 種子中に含まれるアシル化フラボノール配糖体 *trans*-tiliroside (**1**) の内臓脂肪低減作用，体重増加抑制作用および耐糖能改善作用について概説した．本項では，**1** の作用機序を検討すべくマウスへの単回投与 24 時間後において，肝臓での PPAR-α mRNA 発現に及ぼす影響について検討した．その結果，図 10 に示した結果のように **1** の経口投与 (10 mg/kg, *p.o.*) は，PPAR-α mRNA の発現を増加させることが確認された．従って，本化合物の機序のひとつは，既存薬物 (PPAR-α アゴニスト) とはことなり，核内受容体型転写因子の発現を亢進させることにより，脂質代謝などの調節能が改善されたものと考えられる．

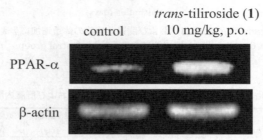

図 10 *Trans*-tiliroside (**1**) 投与による肝臓 PPAR-α mRNA 発現に与える影響

9 おわりに

ローズヒップは，そのビタミン C 含有量の多さからハーブティーとして広く供されている素材であるとともに，農作物として生産されている植物でもある．本稿で概説した内臓脂肪低減作用は，今後さらなる進展が予想される本邦の高齢化社会においても，メタボリックシンドロームや種々生活習慣病の予防に寄与することが期待される．今後，本稿で紹介した *trans*-tiliroside (**1**) をシーズとして創薬研究が展開されることを期待したい．

文　献

1) Giovannucci E., *Am. J. Clin. Nutr.*, **86**, 836 (2007)
2) Minematsu K., *et al.*, *Nutr. Res.*, **31**, 113 (2011)
3) Reddy J.K., *et al.*, *Annu. Rev. Nutr.*, **21**, 193 (2001)
4) Kliewer S.A., *et al.*, *Nature*, **358**, 771 (1992)
5) Aoyama T., *et al.*, *J. Biol. Chem.*, **273**, 5678 (1998)
6) Mehenbale H.M., *Toxicol. Sci.*, **57**, 187 (2000)

第12章　ローズヒップに含有される内臓脂肪蓄積低減作用成分

7) Duez H., *et al.*, *J. Biol. Chem.*, **277**, 48051 （2002）

8) Cook W.S., *et al.*, *Biochem. Biophys. Res. Commun.*, **278**, 250 （2000）

9) Hashimoto T., *et al.*, *J. Biol. Chem.*, **275** 28918 （2000）

10) Kersten S., *et al.*, *J. Clin. Invest.*, **103**, 1489 （1999）

11) 難波恒雄，原色百科 世界の薬用植物Ⅱ ハーブ事典，1988，エンタプライズ株式会社，東京 403-404

12) Larsen E., *et al.*, *J. Nat. Prod.*, **66**, 994 （2003）

13) Karakaya S., *et al.*, *J. Sci. Food Agric.*, **79**, 237 （1999）

14) Yesilada E., *et al.*, *J. Ethnopharmacol.*, **58**, 59 （1997）

15) Hvattum E., *Rapid Commun. Mass Spectrom.*, **16**, 655 （2002）

16) Hodisan T., *et al.*, *J. Pharm. Biomed. Anal.*, **16**, 521 （1997）

17) Ninomiya K., *et al.*, *Bioorg. Med.Chem. Lett.*, **17**, 3059 （2006）

18) Kuroyanagi M., *et al.*, *Chem. Pharm. Bull.*, **26**, 3594 （1978）

19) Tsukamoto S., *et al.*, *J. Nat. Prod.*, **67**, 1839 （2004）

20) Kubo I., *et al.*, *Phytochemistry*, **31**, 1075 （1972）

21) Yep H., *et al.*, *Arch. Pharm. Res.*, **27**, 287 （2004）

22) Shen Y.-C., *Phytochemistry*, **48**, 719 （1998）

【第Ⅲ編　アンチエイジング効果の期待できる薬用食品素材】

第 13 章　アンチエイジング作用を持つサフラン

正山征洋*

1　はじめに

　サフランは中国語では蔵紅花と呼ばれる。アヤメ科に属し，学名を *Crocus sativus* L. と称する多年生草本で，主にスペインやギリシャで生産されるが，近年中国における生産が増加している。写真1はチベット・ラサの薬店に置かれたサフランの商品で，蔵紅花の字が見える。1花に3本あるめしべを集め乾燥したものがサフランである。9〜10万個のサフラン花から5 kgの新鮮なめしべが収穫され，乾燥すると約1 kgとなる。従って価格が高く，日本の薬局等で販売される価格は1 kg 100万円とも言われている。サフランは古来より医薬品として，香辛料として，また，染料としても使用されてきた。サフランの主成分としては，赤色のカロテノイド色素，辛味成分であるピクロクロシン，香りの良いサフラナール等である。カロテノイド色素にはクロセチンに4分子のグルコースがついているクロシン，クロセチンにグルコースが3分子ついたもの，およびクロセチンにグルコースが2分子ついたものがある（図1）。我々は大分県竹田市で屋内栽培されるサフラン（写真2）には乾燥重量で約15％のクロシンを含有し，他地域のサフランに比べ高含量であることを見出した。開花状態とクロシン含量の相関を調査した結果，クロシンは満開期に近づくに従って含量が高まり満開期で最高となり，満開を過ぎて1週間後には2％近く減少する。クロシンは共役した2重結合を持つことから，光や酸素により酸化

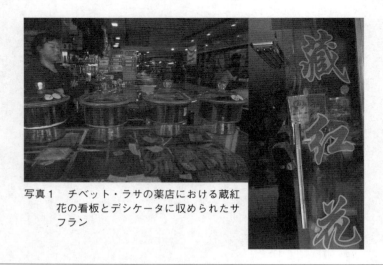

写真1　チベット・ラサの薬店における蔵紅花の看板とデシケータに収められたサフラン

---

*　Yukihiro Shoyama　長崎国際大学　薬学部　教授

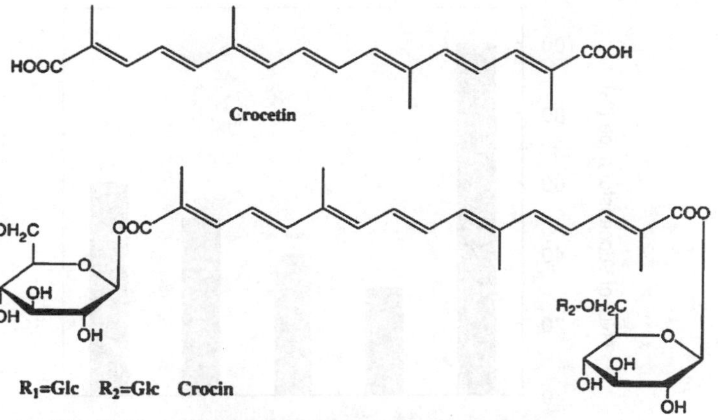

第13章　アンチエイジング作用を持つサフラン

図1　クロシンおよびクロセチン配糖体の構造

を受け，更に湿気があれば内在性の β-グリコシダーゼによって加水分解を受けクロシンの含量は減少することを明らかにし，このような分解を防ぐには乾燥した状態下 $-20℃$ で保存する必要があることを明らかにした[1]。このように保存条件によりクロシン含量に大きな変動が生じるため，品質の評価が必要となった。このため簡便かつ迅速な分析法を開発するため，クロシンに対する単クロン抗体を作成し，それによる分析法を開発した[2]。

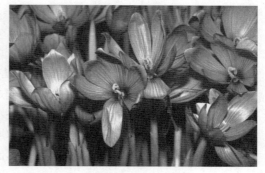

写真2　サフランの開花

サフランの抗腫瘍活性は各種の腫瘍細胞系，例えばダルトンリンパ腫，エーリッヒ腹水癌，サルコーマ180等を用いた評価系により研究が行われている[3]。サフランは化学的発ガンの阻害作用[4]，また，クロセチンは皮膚がんやラウス腫に有効であることが報告されている[5]。また，クロシンがヘラ細胞の増殖を止めることから，アポトーシス（細胞死）を引き起こすものと推察している[6]。さらに，我々はサフランエキスやクロシンの内服によりマウスに対する2段階発ガンを抑制することを明らかにした[7]。以上の実験結果はサフラン中のクロシンやクロセチンが抗腫瘍活性を持っていることを示すものである。さらに，クロセチン誘導体は抹消血のビリルビンレベルを下げる働き[8]や血清コレステロールや中性脂肪の低下作用が認められている[9]。

記憶学習に作用する天然薬物の臨床応用に期待が寄せられている。脳の海馬は記憶学習を司る重要な部位であることは自明であるが，脳組織から誘導される長期増強作用（LTP）が記憶学習と密接な関連があることが明らかとなっている[10]。我々は先にサフランやクロシンがマウスの記

薬用食品の開発 II

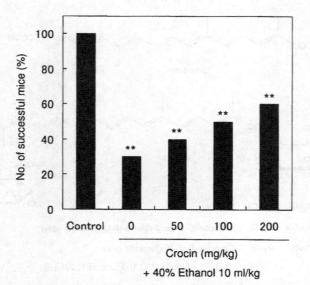

図2　クロシンによるアルコール記憶学習障害の改善効果

憶学習を改善し，ラットの海馬スライスを用いた実験系で海馬歯状回におけるLTPの発生を報告している[11〜13]。

近年の研究から脳内の酸素欠乏[14]や脳の障害[15]によりアポトーシスが惹起し，また，アルツハイマー患者の脳においてもアポトーシスが起こることが明らかとなっている[16]。このような状況から天然薬物による脳神経細胞のアポトーシスの抑制は臨床面で大きな期待が寄せられている。本章では記憶学習や脳神経細胞のアポトーシス，抗腫瘍活性，ノンレム睡眠に対するサフランとクロシンの作用について我々の研究結果を中心に述べる。

2　アルコール障害記憶学習に対するクロシンの改善作用

サフランエキスがアルコールでブロックされた記憶学習障害，特にマウスのステップスルー，ステップダウンテストにおいて改善作用が認められた[12]ので，本テストを活性指標としてサフランエキスから活性成分を精製分離し，クロシンが活性成分であることを突き止めた。

ステップダウン試験での40％アルコールの経口投与による記憶学習障害は，クロシン50 mg/kg経口の前投与により改善され，200 mg/kgでは60％まで改善された（図2）。

3　LTPに対するクロシンの効果

図3に見られるように40％アルコール投与によりLTPは著しく抑制される。このアルコールの経口投与によるLTP抑制は，アルコール投与5分前にクロシン10.2 nM経口の前投与により

154

第13章 アンチエイジング作用を持つサフラン

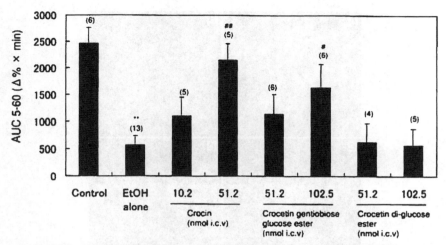

図3 クロシンおよびクロセチン配糖体のアルコールLTP障害改善効果

用量依存的に増強されることが明らかとなった（図3）。クロシンの他に，図3に示すクロセチンにグルコースが3個ついたもの，2個ついたものも同様に検討すると，いずれも用量依存的に増強するが，その強度には差があり，クロシンが最も強く，続いて3個，2個の順に活性は弱まることが明らかとなった[17]。

4　PC-12細胞死に対するクロシンの阻害作用

図4A～Dは培地から血清とグルコースを除去して誘導したPC-12細胞の形態変化を示したものである。血清とグルコースを含むDulbecco修正Eagle培地（DMEM）ではPC-12細胞は正常状態を保っている（A）。一方，血清とグルコースを同培地から除くと図4Bに見られるように明らかにアポトーシスが起こり60％の細胞は死滅する（B）。これに反し血清とグルコースを同培地から除き，クロシン（0.1 μM）を添加するとアポトーシスは抑制され（C），さらにクロシン濃度を10 μMに上げると85％の細胞が生存した（D）[18, 19]。アポトーシスに関して血清[20~22]や神経成長因子（NGF）[23, 24]を除去することによりPC-12細胞の死滅を誘導することが知られている。Colombaioniらは，血清除去培地はHN9.10e細胞のセラミドレベルを上昇させ，その結果アポトーシスが引き起こされると報告している[25]。これらの結果からDMEM培地から血清とグルコースを除去した培地においてPC-12細胞はセラミドレベルの上昇によってアポトーシスを惹起することが示唆される。

図5に示す通り，PC-12細胞を血清・グルコースフリーDMEM培地で3時間培養を行うとセラミド濃度は添加培地に比べ，3.5倍に上昇した。ところがクロシンを添加することによりセラミド濃度は減少した。その減少の度合いはクロシンを0.1，1，10 μM添加することにより用量依存的にセラミド含量が減少している。一方，セラミドの生合成を促進するFB$_1$[26, 27]の添加は

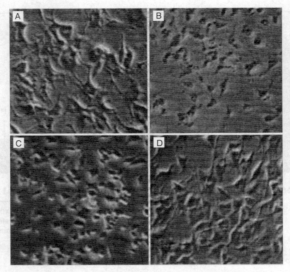

図4 PC-12細胞死に対するクロシンの阻害効果

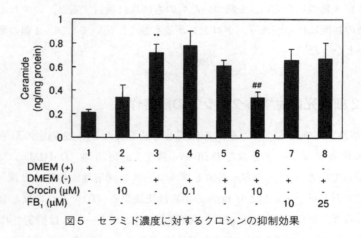

図5 セラミド濃度に対するクロシンの抑制効果

全く影響しなかったことから，クロシンはセラミドの生合成レベルを活性化するのではなく，別のステップに作用していることが示唆される。

次に血清・グルコースフリーDMEM培地においては，セラミドによって活性化されアポトーシスを引き起こすc-jun kinase（JNK）[28]の燐酸化が起こっていることがわかる（図6A）。しかし10 μM のクロシンを添加することによりJNKの燐酸化が阻害されることが明らかとなった（図6B）。なお，セラミドは低酸素下においてPC-12細胞死が起こるときに活性化されるスフィンゴミエリネースによるスフィンゴミエリンの加水分解産物であることが報告されている[29,30]。以上からクロシンはJNKの燐酸化を阻害し，従ってアポトーシスを抑制する作用を持つことになる。

第13章 アンチエイジング作用を持つサフラン

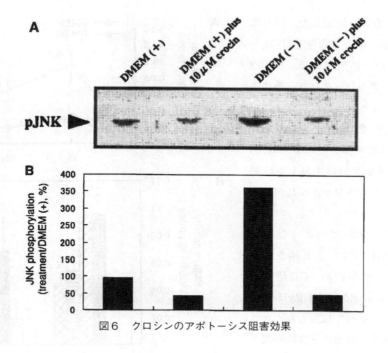

図6　クロシンのアポトーシス阻害効果

5　血清・グルコースフリーDMEM培地により活性化されるスフィンゴミエリネースのクロシンによる阻害活性

スフィンゴミエリネースはマグネシウム依存性の酵素である。そこでPC-12細胞のホモジネートのスフィンゴミエリネース活性を測定した結果，図7Aに示す通り1時間で最高となり，3時間でコントロールレベルまで低下した。次にクロシン添加の影響を図7Bに示す。血清・グルコースフリー条件下ではスフィンゴミエリネース活性が顕著に上昇するが，クロシンを添加することにより活性は用量依存的に低下した。

次にクロシンが直接スフィンゴミエリネース活性を阻害するか否かを検討したのが図8である。1 mMおよび10 mMのクロシン添加は何らスフィンゴミエリネース活性を変化させない。一方，グルタチオン（GSH）の添加は用量依存的にスフィンゴミエリネース活性を低下させている。従来からGSHは細胞膜に存在するマグネシウム依存性のスフィンゴミエリネースの阻害活性を持つことが知られている[29, 31, 32]。これらの結果から，我々はクロシンが酵素を直接阻害するのではなく，血清・グルコースフリー条件下において，PC-12細胞中におけるスフィンゴミエリネース活性をGSH依存的に阻害するという仮説を立てるに至った。

6　クロシンにより活性化されるglutathione reductase（GR），γ-glutamyl-cysteinyl synthase（γ-GCS）による細胞内GSHレベル

上記仮説を明確にするために，まず最初に，血清・グルコースフリー条件下におけるPC-12

細胞内GSH濃度を測定した。図9はクロシン添加，無添加条件でGSHレベルを測定した結果である。PC-12細胞を血清・グルコースフリー条件下3時間処理すると，GSHはコントロールに比べ半分の濃度となった。一方，クロシンを添加することによりGSHレベルは用量依存的に上昇し3時間後においてもコントロールに比べ高いレベルを保った。

次にクロシンがどのようなメカニズムでGSHレベルを上昇させるかを明らかにするため，GR活性とglutathione peroxidase（GRx）活性について時間を追って検討した。クロシン無添加培地ではGR活性は時間と共に低下している。一方，クロシンを添加することにより活性は経時的に上昇し，6時間後には約4倍の活性を示した。次にGRx活性を調査した。血清・グルコースフリー条件下においても活性は上昇しており，クロシン添加との優位差は認められず，GRxに対するクロシンの関与は否定された。

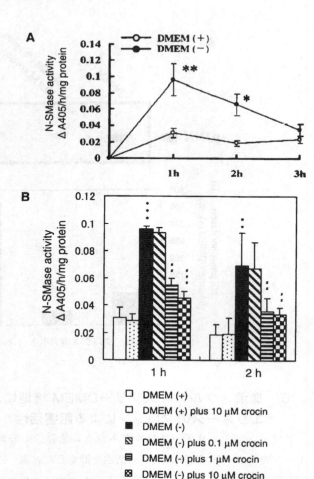

図7　クロシンのスフィンゴミエリネース阻害活性

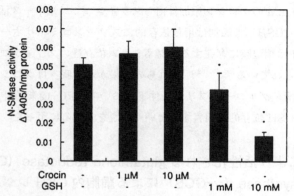

図8　クロシンとグルタチオンのスフィンゴミエリネースに対する作用

第13章　アンチエイジング作用を持つサフラン

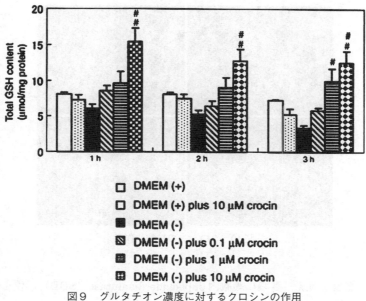

図9　グルタチオン濃度に対するクロシンの作用

　GHS生合成はγ-GCSにより制御され，本酵素は種々のメカニズムにより制御されるものと考えられている。マウスの内皮細胞において，γ-GCS活性上昇に伴い誘導されるTNF-αやIL-1βはmRNA発現上昇と関連していることが報告されている[33]。IL-6も同様にγ-GCSmRNA発現を刺激し，酵素活性が高まり，その結果GSHレベルを上昇することが明らかにされている[34]。その一方で，Pan, Perez-Polo等はNGFがγ-GCS活性を転写レベルで上昇させるとの報告を行っている[35]。

　次にγ-GCSmRNA発現と血清・グルコース添加およびフリー条件下におけるγ-GCS活性に対するクロシンの作用を調査した。コントロール細胞に対してはクロシンの添加効果は認められないが，血清・グルコースフリー条件下では10 μMのクロシンを添加することによりγ-GCSmRNA発現は顕著に増加した。さらにクロシンによるγ-GCSの活性化を検討した。クロシンによるγ-GCSの活性化はγ-GCSmRNA発現を良く反映していることから，クロシンはGRとγ-GCSの両酵素を活性化することにより細胞内GSHレベルを上昇させるものと推察される。そこでGSH合成を阻害するbuthionine sulfoximine（BSO）を添加したところγ-GCS活性を低下させ細胞内GSHレベルの低下を誘導した[36]。

7　クロシンの抗酸化作用による脳神経細胞死の予防効果

　我々は血清・グルコースフリー条件下におけるPC-12細胞に対するクロシンの影響についてα-トコフェロールとの比較検討を行った。血清・グルコースフリー条件はPC-12細胞の形態と

薬用食品の開発 II

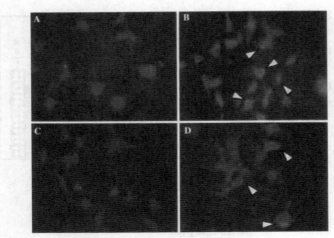

図10 クロシンの抗酸化作用

膜の脂質酸化に影響を与え，さらに細胞内 supeoxide dismutase (SOD) 活性を減少させることを明らかにした[36]。図 10 はコントロール PC-12 細胞（A）と血清・グルコースフリー条件下における PC-12 細胞を Annexin V で染色した像である (B-D)。Phosphatidylserine (PS) は通常は細胞の内皮に存在しているが，酸化ストレスによって細胞の外部の膜上に移動する。PS の外部への移動はアポトーシス誘導の早期のシグナルと考えられている。FITC 結合 Annexin V はマイナスにチャージした PS に結合し，リング状の蛍光を示す。血清・グルコースフリー条件下における PC-12 細胞（B）は A に比べ明らかにリング状の蛍光が認められる。クロシン 10 μM を添加した培地における細胞（C）では，リング状の蛍光は認められない。α-トコフェロールを 10 μM 添加した細胞（D）では，数は少ないもののリングを検出している。クロシン添加と比較するとクロシン添加培地の細胞がより正常状態を保っていることが明らかとなった。血清・グルコースフリー培地における PC-12 細胞の酸化脂質量はコントロール培地のそれに対して 1.8 倍で，SOD 活性はコントロールに比べ 14% に減少した。一方，クロシンは α-トコフェロールに比べて顕著な酸化脂質量低下を示し，SOD 活性の上昇を誘導した。

8　PC-12 細胞内のクロシンの分布

クロシンの細胞内分布を検討するため，抗クロシンモノクローナル抗体[2]による染色を行った。図 11 は 10 μM のクロシンを添加し PC-12 細胞の経時変動を抗体染色で追跡したものである。A はクロシン添加直後に染色したもので，B は 30 分後の像である。両者の比較から，クロシンは最初は細胞膜に存在するが，時間の経過と共に細胞内へ取り込まれることが明らかとなった。ただし，細胞内におけるクロシンの役割については不明であり，今後の検討課題である。

第13章　アンチエイジング作用を持つサフラン

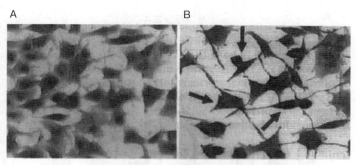

図11　クロシンの細胞内移行

9　ヒト大腸がん細胞に対するサフランとクロシンの効果

　サフラン，クロシンの抗腫瘍活性については，ダルトンリンパ腫，エーリッヒ腹水癌，サルコーマ180等を用いた研究[3]，化学的発ガンの阻害作用[4]，クロセチンは皮膚がんやラウス腫に有効であること[5]，また，クロシンがヘラ細胞の増殖を止めること[6]などの研究結果が報告されていることは前述の通りである。また，我々もサフランエキスやクロシンの内服によりマウスに対する2段階発ガンを抑制することを明らかにした[7]。以上の実験結果はサフラン中のクロシンやクロセチンが抗腫瘍活性を持っていることを強く示唆するものである。本稿では各種ヒト大腸がん細胞系によるサフランおよびクロシンの効果を検証した。ヒト大腸がん細胞系としては図12に示すとおり，HCT-116，SW-480，HT-29を用いた。図12のAはサフランエキスの抗腫瘍活性である。図12のBはクロシンの抗腫瘍活性である。

　最初にサフランエキスの活性を調べた。この結果HCT-116系では0.25～0.5 mg/mlの低濃度区では作用が見られないものの，1 mg/mlのサフランエキスを添加することにより45％の細胞が死滅し，3 mg/ml添加により93％の細胞が死滅するという強い活性を示した。他の2種の細胞系，SW-480，HT-29では3 mg/ml以外の活性は低かった。

　次にクロシンの効果について検討した。全ての細胞系においてクロシン濃度が0.25～0.3 mMでは抗腫瘍活性が認められなかった。ところがHCT-116系では1 mMのクロシン添加により97％の細胞が死滅した。他の2種の細胞系においても細胞死が起こるが，HCT-116に比べると活性は低かった。なお，正常細胞に対するサフランエキスとクロシンの作用を検討したが，両者に細胞毒性は認められなかった[37]。

　以上の結果から，サフランエキスとその中に含まれる主成分であるクロシンはヒト大腸がん細胞に対して，細胞特異的に強い活性を持つことが明らかとなった。現在モデル動物を用いた研究が進んでいるので，大腸がんに対する治療薬や予防薬の創出につながる結果だと自負している。

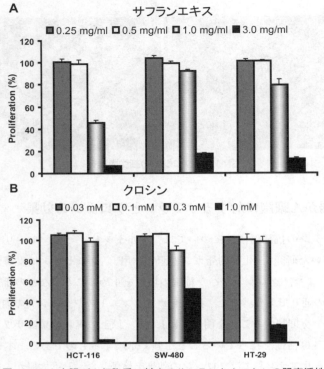

図12　ヒト大腸がん細胞系に対するサフランとクロシンの阻害活性

10　クロシンの睡眠作用

　睡眠障害は現代社会において深刻な社会問題となっており，4人に1人が睡眠障害に病んでいると言われている。特に高齢化社会に入り，事態は深刻化している。特に神経疾患の患者の中には睡眠障害がひどいケースが少なくない。このため漢方薬を投与する場合もみられる。例えば柴胡加竜骨牡蠣湯や桂枝加竜骨牡蠣湯，酸棗仁湯，加味逍遙散等が投与される。更に上記の漢方薬にサフランを100～200 mgを合方として投与することにより睡眠効果が助長できると言われている。このことから，サフランには睡眠効果があるものと考え本研究をスタートした。

　脳波測定が可能な手術を行ったマウスに対して，クロシンを腹腔内前投与しノンレム睡眠の長さを測定したのが図13である。10 mg/kg投与ではコントロールと比較してノンレム睡眠時間の延長は少ないが，30 mg/kg投与区ではコントロールに比較して明らかに増加している。一方，100 mg/kg区ではコントロールに比べて2倍以上のノンレム睡眠の延長が認められた[38]。

　本研究はスタートしたばかりなので，これから詳細な実験が必要となるが，サフランの睡眠効果は間違いないものと考えている。

第13章　アンチエイジング作用を持つサフラン

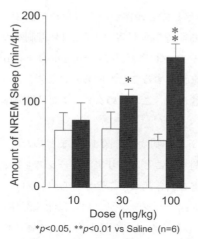

*$p<0.05$, **$p<0.01$ vs Saline (n=6)

図13　クロシンのノンレム睡眠延長作用

11　おわりに

　高齢化社会に突入して多くの疾患が注目されるようになってきており，疾病予防という意味からアンチエイジングという語句がよく使われる。アンチエイジング効果と抗酸化作用は良い相関があるといわれている。このため，多くの生薬・天然物のアンチエイジング効果が研究されてきた。我々はクロシンの多機能性を求めて，記憶学習改善作用，脳神経保護作用，抗酸化作用，脳梗塞予防（図14）[18]，抗腫瘍活性，睡眠作用等，アンチエイジングに絡む活性を追究してきた。

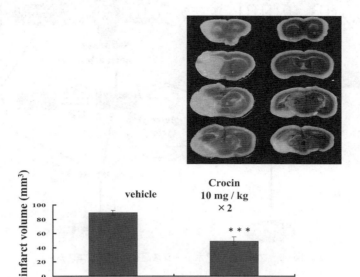

図14　クロシンの脳梗塞予防効果

163

サフランはマウスに5 g/kg投与しても毒性が出ない極めて安全な天然薬物である[39]。我々はクロシンがアルコール誘発される記憶学習阻害およびLTP抑制を改善する作用を明らかにした。また，クロシンが海馬のニューロンにおけるN-methyl-D-aspartate (NMDA) レセプターを介したエタノールの阻害作用を改善することも明らかにした[40]。クロシンの記憶学習改善作用はこの作用に基づくことが推測される。このためクロシンは中枢神経系の障害改善薬として有用な天然薬物と目されている。

一方，クロシンのアポトーシス抑制効果を図15にまとめた。クロシンはGSHの生合成を活性化し，セラミドの生成を抑制することによりアポトーシスを抑制することが明らかとなった。

酸化ストレスは多くの脳障害を引き起こすことが知られており，中枢神経系の疾患としてはアルツハイマー病，パーキンソン病，ハッチンソン病等に深く関与している[41]。クロシンの抗酸化作用はα-トコフェロールよりも強くかつ安全性が高いので難治性神経障害に応用可能と考えられるので，さらなる動物実験引いては臨床実験が望まれる。現在は微小循環系に対する作用，モデル動物を用いた抗がん作用等を進めており，クロシンの活性がますます進化することを念じている。

図16はクロシンが2006年より中国において狭心症の治療薬として上市されたものである。また，クロシンは眼の微細血管の血流量を改善するため眼科領域においても眼疾患治療薬の創出に期待が持たれている。

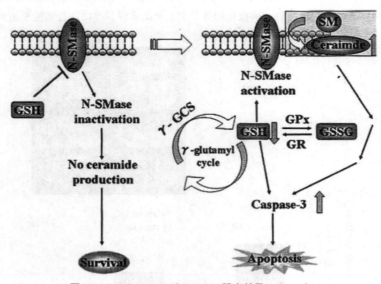

図15 クロシンのアポトーシス阻害効果メカニズム

第13章 アンチエイジング作用を持つサフラン

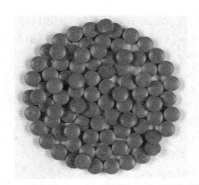

図16 中国におけるクロシンの狭心症治療薬

謝辞
　記憶学習改善作用については斎藤洋東大名誉教授のグループ，脳神経保護作用や脳梗塞予防は福岡大学薬学部添田秦司教授のグループ，抗腫瘍活性はシカゴ大学医学部 Chun-Su Yuan 教授のグループ，睡眠作用については大阪バイオサイエンス研究所の有竹浩介博士のグループとの協同研究でなされたものである。ここに改めて深謝致します。

文　　献

1) S. Morimoto et al., *Planta Med.* **60**, 438（1994）
2) X. Lijiang et al., *Cytotechnology* **29**, 65-70（1999）
3) SC. Nair et al., *Cancer Lett*, **57**, 109（1991）
4) MJ. Salomi et al., *Nut Cancer*, **16**, 67（1991）
5) JL. Gainer et al., *Oncology*, **33**, 222（1976）
6) H. Escrubabi et al., Coca-Prados M, Fernandes JA（1996）100: 23-30
7) T. Konoshima et al., *Phytoterapy Res.*, **12**, 400（1998）
8) T. Miwa, *Jap. J. Pharmacol.*, **4**, 69（1954）
9) J. Gainer, JR. Jones, *Experimentia*, **31**, 548（1957）
10) J. Ishiyama et al., *Neurosci. Lett.*, 12,（1991）
11) K. Abe et al., *Brain. Res.*, **547**, 171（1991）
12) XY. Zhang et al., *Biol. Pharm. Bull.*, **17**, 217（1994）
13) M. Sugiura et al., *Phytotherapy. Res.*, **9**, 100（1995）
14) MJ. Crowe et al., *Nature Medicine*, **3**, 73（1997）
15) IE. Hill et al., *Brain Res.*, **676**, 398（1995）
16) B. Pettmann, CE.Henderson, *Neuron*, **20**, 633（1998）
17) M. Sugiura et al., *J. Pharmacol. Exp. Ther.*, **271**, 703（1994）
18) T. Ochiai et al., *Neurochem. Int.*, **44**, 321（2004）
19) S. Soeda et al., *Life Sci.*, **69**, 2887（2001）

20) RW. Oppenheim, *Ann. Rev. Neurosci.*, **14**, 453 （1991）

21) A. Batistatou, LA. Green, *J. Cell. Biol.*, **115**, 461 （1991）

22) A. Rukenstein *et al.*, *J. Neurosci.*, **11**, 2552 （1991）

23) PW. Mesner *et al.*, *J. Cell. Biol.* **119**, 1669 （1992）

24) RN. Pittman *et al.*, *J. Neurosci.*, **13**,3669

25) L. Colombaioni *et al.*, *Neurochem. Int.*, **40**, 327 （2002）

26) E. Wang *et al.*, *J. Biol. Chem.*, **266**, 14486 （1991）

27) AH. Merrill *et al.*, *J. Biol. Chem.*, **268**, 27299 （1993）

28) M. Verheij *et al.*, *Nature*, **380**, 75 （1996）

29) S. Yoshimura *et al.*, *J. Neurochem.*, **73**, 675 （1999）

30) S. Yoshimura *et al.*, *J. Biol. Chem.*, **273**, 6921 （1998）

31) B. Liu B, YA. Hannun, *J. Biol. Chem.*, **272**, 16381 （1997）

32) B. Liu *et al.*, *J. Biol. Chem.*, **273**, 11313 （1998）

33) Y. Urata *et al.*, *J. Biol. Chem.*, **271**, 15146 （1996）

34) A. Nakajima *et al.*, *Free Radic. Biol. Med.*, **32**, 1324 （2002）

35) Z. Pan, R.Perez-Polo, *J. Neurochem.*, **61**, 1713 （1993）

36) T. Ochiai *et al.*, *Neurosci. Lett.*, **362**, 61 （2004）

37) H. H. Aung1 *et al.*, *Exp. Oncol.*, **29**,175 （2007）

38) M. Masaki *et al.*, Mol. Nut. Food Res., Article first published online: 28 OCT 2011 Masaki[1], Kosuke Aritake[1,*], Hiroyuki Tanaka[2], Yukihiro Shoyama[3], Zhi-Li Huang[1], Yoshihiro Urade[1,] promotes non-rapid eye movement sleep in mice,

39) FI. Abdullaev, *Exp. Biol. Med.*, **227**, 20 （2002）

40) K. Abe *et al.*, *Brain Res.*, **787**, 132 （1998）

41) C. Behl, B. Moosmann B, *Free Radic. Biol. Med.*, **33**, 182 （2002）

第14章　天然物資源からの抗痛風作用成分の探索

村田和也[*1]，松田秀秋[*2]

1　はじめに

　日本人の食事は自給自足を基本とし，主なタンパク源としては豆類やその加工品などの植物性タンパク質，鶏卵，鶏肉，豚肉および魚などの海産物であった。しかしながら，高度経済成長と農作物や食料品の輸入自由化という大きな変化の中で，海外から大量生産された食物が輸入され，日本人のエネルギー源およびタンパク源が激変し，高脂肪・高タンパク食が広まった。その一方で，社会の複雑化により人々の生活はストレスが高まり，アルコールの摂取やたばこに依存する事例が多くなった。さらに社会の機械化が進み，恒常的な運動不足に陥っている。

　このような状況下の中，痛風に苦しむ人が増加している。痛風は高タンパク食の日常的な摂取および代謝系の衰えなどにより発症することが知られている。痛風は血液中で尿酸が結晶化し，この結晶が関節などに蓄積することが原因であり，非常に強い痛みを発する病態である。「風が吹いた（程度のわずかな刺激）だけでも痛む」というほど，Quality of Life が非常に悪性化する病態である。また，痛風は高尿酸血症を基礎病態とする疾患であり，その治療法としては尿酸の生産を抑制することが有効とされ，尿酸産生の鍵酵素であるキサンチンオキシダーゼ（XOD）阻害剤のアロプリノール[1]が，最も効果的で安全な医薬品として頻用されている。

　我々は痛風に効果のある機能性素材がほとんど存在しないことに着目し，健康食品分野での新たな市場開拓を視野に入れ，天然植物資源から安全で効果の高い抗痛風素材の探索に着手した。XOD 阻害活性を指標に各種天然物素材をスクリーニングした結果，これまでにキンマ（*Piper betle*）の葉，*Kaempferia parviflora* の根茎（クロウコン）およびウンシュウミカン（*Citrus unshiu*）の未熟果実を有望な素材として見いだした。本章ではこれらの天然物素材の XOD 阻害作用について解説すると共に，ウンシュウミカンの未熟果実については，ラットにおける血清尿酸値低下作用についても述べる。

2　キンマの葉[2]

　我々は，酸化酵素である XOD の阻害には，抗酸化作用を有する素材に阻害作用が期待できるとの考えから[3~6]，抗酸化作用が期待できる機能性食品に焦点を当て，スクリーニングを実

＊1　Kazuya Murata　近畿大学　薬学部　創薬科学科　薬用資源学研究室　講師
＊2　Hideaki Matsuda　近畿大学　薬学部　創薬科学科　薬用資源学研究室　教授

薬用食品の開発 II

施した。その中で，我々は各種コショウ科植物には様々なカテコール類が含まれているとの報告[7~10]に着目し，スクリーニングを実施した。そこで，コショウ科植物の様々な部位由来のエキス，すなわち，コショウ（*Piper nigrum*）の葉と茎，カヴァ（*P. methysticum*）の葉，茎および根茎，キンマ（*P. betle*）の葉，フウトウカヅラ（*P. kadsura*）の葉，茎，根および根茎，ヒハツ（*P. longum*）の全草およびクベバ（*P. cubeba*）の果実の各50%エタノールエキスについて検討した。その結果，キンマの葉に200 μg/mlで77.7%と最も高いXOD阻害活性を見いだした（表1）。

キンマの葉エキス中に含有する有効成分を探索した結果（図1），フェニルプロパノイドのヒドロキシチャビコール（**1**）を有効成分の1つとして同定した（図2）。さらに類縁体であるオイ

表1　コショウ科植物エキスのXOD阻害活性

Samples	Parts	Yield (%)	Concentration (μg/ml)	Optical density ± S.E.	Inhibition (%)
Control	–	–	–	1.745 ± 0.034	–
P. nigrum	Leaf	14.0	50	1.547 ± 0.028[*]	11.4
			200	1.053 ± 0.076[**]	39.6
	Stem	8.0	50	1.608 ± 0.068	7.9
			200	1.200 ± 0.050[**]	31.2
P. methysticum	Leaf	9.3	50	1.575 ± 0.023	9.8
			200	1.215 ± 0.102[**]	30.4
	Stem	14.0	50	1.603 ± 0.023	8.1
			200	1.572 ± 0.023	9.9
	Rhizome	8.0	50	1.598 ± 0.172	8.5
			200	1.550 ± 0.074[*]	11.2
P. betle	Leaf	25.7	50	1.035 ± 0.006[**]	40.7
			200	0.389 ± 0.027[**]	77.7
P. kadsura	Leaf	25.0	50	1.495 ± 0.044[**]	14.3
			200	1.530 ± 0.046[*]	12.3
	Stem	13.0	50	1.687 ± 0.039	3.3
			200	1.397 ± 0.043[**]	20.0
	Root	9.3	50	1.575 ± 0.078	9.7
			200	1.363 ± 0.082[**]	21.9
	Rhizome	10.3	50	1.575 ± 0.076	9.8
			200	1.646 ± 0.017	5.7
P. longum	Whole plant	9.7	50	1.769 ± 0.022	-1.3
			200	1.834 ± 0.148	-5.1
P. cubeba	Fruit	16.8	50	1.562 ± 0.049	10.5
			200	1.708 ± 0.010	2.1
Allopurinol	–	–	10 μM	1.365 ± 0.032[**]	21.8
			50 μM	0.715 ± 0.018[**]	59.0

A mixture of xanthine and sample solutions received enzyme solution in order to initiate the reaction. After 4 min. of incubation at 25℃, the amount of generated uric acid was estimated by optical density at 295 nm[11]. Significant differences from control group were indicated as [**]($P < 0.01$) and [*]($P < 0.05$).

第 14 章　天然物資源からの抗痛風作用成分の探索

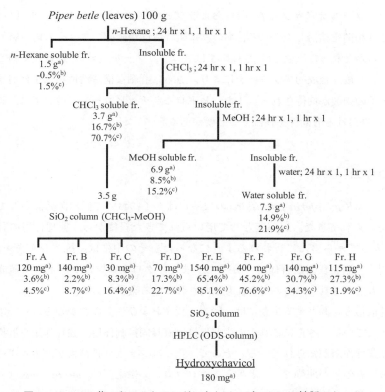

図 1　*P. betle* 葉エキスからのヒドロキシチャビコールの精製スキーム
a) 収量，b) 5 μg/ml および c) 10 μg/ml における XOD 阻害活性

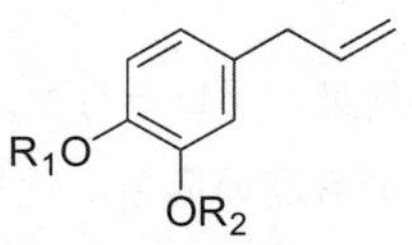

Hydroxychavicol (**1**): $R_1=R_2=H$
Eugenol (**2**):　　　　$R_1=H, R_2=CH_3$
Methyleugenol (**3**):　$R_1=R_2=CH_3$

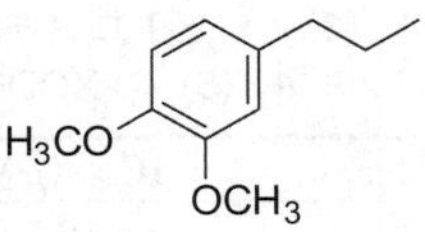

Dihydromethyleugenol (**4**)

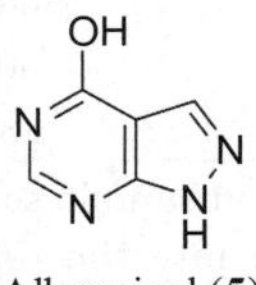

Allopurinol (**5**)

図 2　XOD 阻害活性試験に用いた化合物の化学構造

ゲノール（**2**），メチルオイゲノール（**3**）およびジヒドロメチルオイゲノール（**4**）について初歩的な構造活性相関を検討したところ，**1** のみに阻害活性が確認でき，その構造特異性が非常に高いことが明らかとなった（表2）。さらに **1** はアロプリノール（**5**）と比較して約2倍高い阻害活性を示した。今後，合成的アプローチにより，さらに詳細な構造活性相関を検討することにより，高活性分子の創製が期待される。また，ヒドロキシチャビコールについては，動物実験を実施して *in vivo* における有効性を検証する必要がある。

3　クロウコン[12]

"クロウコン"（*Kaempferia parviflora* の根茎）はタイにおいて伝承医薬品として，様々な疾患の治療に用いられてきた。民間薬として用いられてきた経緯から，薬理作用の科学的検証は 2000 年代に入ってから盛んに行われるようになった。その中には，抗アレルギー作用[13]，NO 産生抑制作用[14]，脂質代謝改善作用[15] がある。また，クロウコンはラットの生殖能力に影響を与えないことも証明され[16]，高い安全性も証明されている素材である。

ショウガ科植物を起源とする生薬には，鬱金，我述および生姜などが知られ，いずれも健胃薬として頻用されている。さらにこれらの生薬には血液凝固抑制作用，強壮作用や肝機能亢進作用などの多様な薬理作用が知られている。そこで，我々はショウガ科植物がエネルギー代謝を改善し，痛風改善にも効果が期待できると考え，クロウコン，鬱金（*Curcuma longa* の根茎），我述（*C. zedoaria* の根茎）および生姜（*Zingiber officinale* の根茎）の各エキスについて XOD 阻害活性を検証した。また，これらの中で効果のあったクロウコンについて有効成分を同定し，初歩的な構造活性相関を検証した。

これら植物4種のエキスを検討した結果，クロウコンエキスは 500 μg/ml で 38%の阻害率を示し，他のショウガ科植物と比較して最も高い阻害活性を示し（表3），抗痛風素材として有望であることが示唆された。

表2　ヒドロキシチャビコール（**1**），オイゲノール（**2**），メチルオイゲノール（**3**），ジヒドロメチルオイゲノール（**4**）およびアロプリノール（**5**）の XOD 阻害活性

Samples	IC$_{50}$（μM）
1	16.7
2	> 500
3	> 500
4	> 500
5	30.7

A mixture of xanthine and sample solutions received enzyme solution in order to initiate the reaction. After 4 min. of incubation at 25℃, the amount of generated uric acid was estimated by optical density at 295 nm[11].

第 14 章　天然物資源からの抗痛風作用成分の探索

表3　*K. parviflora*, *C. longa*, *Z. officinale* および *C. zedoaria* 根茎の 70% メタノールエキスの XOD 阻害活性

Extract samples	Concentration （μg/ml）	Peak area ± S.E.	Inhibition （%）
Control	–	201107 ± 4514	–
K. parviflora	20	181829 ± 1605[*]	10
	50	172042 ± 1299[**]	14
	200	147841 ± 2188[**]	26
	500	123914 ± 1799[**]	38
C. longa	20	189810 ± 2454	6
	50	187262 ± 2359	7
	200	172091 ± 1960[**]	14
	500	150879 ± 594[**]	25
Z. officinale	20	189924 ± 4168	6
	50	189912 ± 361	6
	200	189502 ± 2884	6
	500	190791 ± 6831	5
C. zedoaria	20	183477 ± 2428	9
	50	186538 ± 284	7
	200	188974 ± 2601	6
	500	187997 ± 3986	7
Allopurinol	10 μM	112574 ± 2441[**]	44

A mixture of xanthine and sample solutions received enzyme solution in order to initiate the reaction. After 3 min. of incubation at 25℃, the amount of generated uric acid was estimated by HPLC analysis[5, 11]. Significant differences from control group were indicated as [**]($P < 0.01$) and [*]($P < 0.05$).

　クロウコンの有効成分を精製する目的で，溶媒分画による粗精製分画を作成したところ，クロウコンに含有することが知られているメトキシフラボンを多く含有する分画（メタノール分画）に阻害活性が集約していることが明らかとなった（表4）。

　阻害活性が確認されたメタノール分画からは，フラボンの水酸基が高度にメトキシル化されたメトキシフラボン 10 種（**6**～**15**）を単離することができた（図3）。これらメトキシフラボンの構造については，それらの分光学的スペクトルデータは報告されているものの，一部の化合物については結晶構造のデータがなく，スペクトルデータからは一義的に構造を決定することができないと判断した。そこで，単離した **6**～**15** について，X 線結晶構造解析を用いて，化学構造を確認した。メトキシフラボン類の網羅的な X 線結晶構造解析はこれまで実施された例はなく，今後の構造解析に有用なデータを提供することができた。

　メトキシフラボン（**6**～**15**）について，XOD 阻害活性を検討したところ，**6** および **7** に高い阻害活性を見いだした（表5）。また，他のメトキシフラボンには活性が認められなかったことから，この酵素の基質特異性の高さが示唆されると共に，メトキシフラボンの 5 位と 3' 位の両方にメトキシ基が置換していることが活性発現に重要であることが判明した。

　このように，XOD 阻害活性成分としてメトキシフラボンを同定することができた。ここで，今回試験したショウガ科植物について，メトキシフラボンを含有しているか否かについて

171

薬用食品の開発 II

表4　Diaion HP-20 溶出画分の XOD 阻害活性

Samples	Concentration (μg/ml)	Peak area ± S.E.	Inhibition (%)
Control（1% DMSO/buffer）	–	225058 ± 4594	–
H$_2$O-Fraction	20	216283 ± 699	4
（1% DMSO/buffer）	50	213404 ± 926[*]	5
	200	219377 ± 1511	3
Allopurinol（1% DMSO/buffer）	10 μM	156436 ± 862[**]	31
Control（10% DMSO/buffer）	–	207154 ± 2695	–
50% MeOH-Fraction	20	216282 ± 2950	-4
（10% DMSO/buffer）	50	211630 ± 912	-2
	200	208907 ± 458	-1
MeOH-Fraction	20	197235 ± 1081	5
（10% DMSO/buffer）	50	184872 ± 965[**]	11
	200	151223 ± 2244[**]	27
Allopurinol（10% DMSO/buffer）	10 μM	132656 ± 545[**]	36

Each samples indicats the eluate from Diaion HP-20 column chromatography. A mixture of xanthine and sample solutions received enzyme solution in order to initiate the reaction. After 3 min. of incubation at 25℃, the amount of generated uric acid was estimated by HPLC analysis[5, 11]. Significant differences from control group were indicated as [**]($P < 0.01$) and [*]($P < 0.05$).

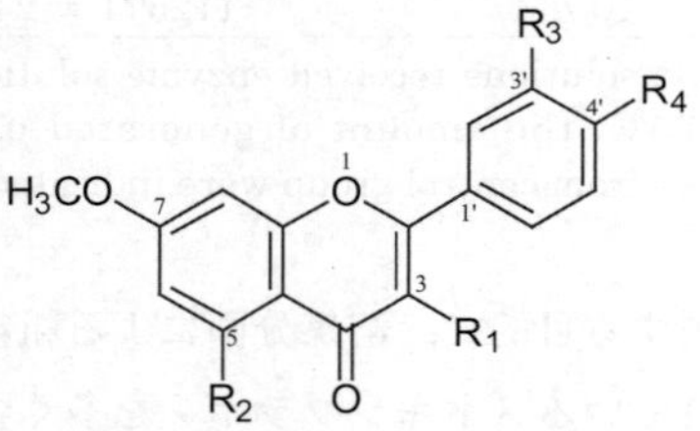

	R$_1$	R$_2$	R$_3$	R$_4$	
6	H	OCH$_3$	OCH$_3$	OCH$_3$	3',4',5,7-tetramethoxyflavone
7	OCH$_3$	OCH$_3$	OCH$_3$	OCH$_3$	3,5,7,4',5'-pentamethoxyflavone
8	H	OCH$_3$	H	H	5,7-dimethoxyflavone
9	H	OCH$_3$	H	OCH$_3$	4',5,7-trimethoxyflavone
10	OCH$_3$	OCH$_3$	H	H	3,5,7-trimethoxyflavone
11	OCH$_3$	OCH$_3$	H	OCH$_3$	3,5,7,4'-tetramethoxyflavone
12	OCH$_3$	OH	OCH$_3$	OCH$_3$	5-hydroxy-3,7,3',4'-tetramethoxyflavone
13	H	OH	H	H	5-hydroxy-7-methoxyflavone
14	OCH$_3$	OH	H	H	5-hydroxy-3,7-dimethoxyflavone
15	OCH$_3$	OH	H	OCH$_3$	5-hydroxy-3,7,4'-trimethoxyflavone

図3　*K. parviflora* 根茎エキスから単利されたメトキシフラボンの化学構造

HPLC を用いて検討した。その結果，鬱金，我送および生姜の各エキスにはメトキシフラボン類はほとんど含有していないことが判明した（図4）。

172

第 14 章　天然物資源からの抗痛風作用成分の探索

表5　メトキシフラボンの XOD 阻害活性

Samples	Concentration (μM)	Peak area ± S.E.	Inhibition (%)
Control (10% DMSO/buffer)	−	212523 ± 4150	−
6	100	153044 ± 3512[**]	28
	200	144078 ± 3773[**]	32
	400	136644 ± 2654[**]	36
7	100	140961 ± 2514[**]	34
	200	122251 ± 2915[**]	43
	400	102045 ± 991[**]	52
8	100	194507 ± 3501[**]	9
	200	191053 ± 144[**]	10
	400	187420 ± 1831[**]	12
9	100	188678 ± 2384[**]	11
	200	185951 ± 3385[**]	13
	400	188857 ± 324[**]	11
10	100	198223 ± 1932[*]	7
	200	196215 ± 2572[**]	8
	400	189787 ± 1970[**]	11
11	100	192665 ± 702[**]	9
	200	189087 ± 342[**]	11
	400	191936 ± 1633[**]	10
12	100	192249 ± 649[**]	10
	200	190690 ± 2341[**]	10
	400	194385 ± 2175[**]	9
13	100	185176 ± 765[**]	13
	200	189235 ± 1714[**]	11
	400	191105 ± 1516[**]	10
14	100	189854 ± 1756[**]	11
	200	199231 ± 927	6
	400	198545 ± 1893[*]	7
15	100	196491 ± 404[**]	8
	200	200052 ± 756	6
	400	194929 ± 1945[**]	8
Allopurinol	10	132708 ± 2658[**]	38

A mixture of xanthine and sample solutions received enzyme solution in order to initiate the reaction. After 3 min. of incubation at 25℃, the amount of generated uric acid was estimated by HPLC analysis[5, 11]. Significant differences from control group were indicated as [**]($P < 0.01$) and [*]($P < 0.05$).

　また，メトキシフラボン類はこれまでに抗アレルギー作用[13]や NO 産生抑制作用[14]など多様な薬理活性が報告されている。これらの結果から，クロウコンは他のショウガ科植物と比較して機能性に富んだ素材であることが示唆された。また，痛風に効果のある素材であることが強く示唆され，今後，動物実験を実施して，*in vivo* における有効性を検討する必要がある。

薬用食品の開発Ⅱ

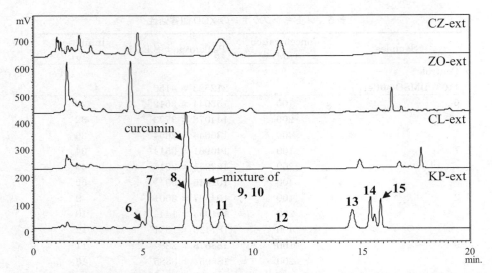

図4 *K. parviflora*(KP-ext), *C. longa*(CL-ext), *Z. officinale*(ZO-ext) および *C. zedoaria*(KP-ext) の各根茎70%メタノールエキスのHPLCクロマトグラム
HPLC conditions; column, TSKgel ODS-120T （4.6 i.d. × 150 mm, Tosoh, Tokyo, Japan）; mobile phase, A; 60 % MeOH, B; MeOH A：B = 17：3 for 0-10 min, A：B = 2：3 for 10-12 min, and A：B = 0：100 for 12-20 min; column temperature, 40℃; flow rate, 1 ml/min; detection, UV-VIS 270 nm; injection volume, 10 μl

4　ウンシュウミカン[17]

　ウンシュウミカンは，アメリカでは「Satsuma mandarin」として知られ，世界中で食べられている柑橘類果実である。また，ウンシュウミカンを起源とする生薬に陳皮があり，また広くは柑橘類を起源とする生薬に枳実，枳殻および橘皮などがある。これらは健胃剤として薬用利用されてきた。我々の研究室ではウンシュウミカン，特に未熟果実において高い抗アレルギー作用[18〜20]を見いだし，健康食品素材として上市した。抗アレルギー作用の活性成分はフラバノン配糖体であることを突き止め，マスト細胞からの脱顆粒を抑制することにより活性を発現していることも明らかにしている[19]。

　このようにウンシュウミカンは機能性素材として有望であることが示唆されたことから，我々はウンシュウミカンエキスについてXOD阻害活性を検討した。

　ウンシュウミカンの未熟および完熟果実エキス（それぞれCUI-extおよびCUM-extと略記）をそれぞれ検討した結果，いずれも試験した濃度では活性を示さなかった（表6）。この原因は有効成分が試験溶液に対して溶解しないことが原因と考えられたため，抗尿酸血症の改善に効果があるか否かを *in vivo* モデルを用いて検証することとした。

　ラットにウリカーゼ阻害剤であるオキソニン酸カリウムを投与して，高尿酸血症モデルを作成した。このモデルマウスに，あらかじめCUI-extおよびCUM-extを7日間連続で経口投与し，

第 14 章　天然物資源からの抗痛風作用成分の探索

表6　CUI-ext および CUM-ext の XOD 阻害活性

Samples	Concentration (μg/ml)	Peak area ± S.E.	Inhibition (%)
Control	–	620647 ± 4898	–
CUI-ext	50	609428 ± 4102	2
	200	601140 ± 2064	3
	500	562584 ± 2118**	9
CUM-ext	50	619202 ± 2566	0
	200	621628 ± 2544	0
	500	611174 ± 1967	2
Allopurinol	30 μM	307612 ± 3286**	50

A mixture of xanthine and sample solutions received enzyme solution in order to initiate the reaction. After 3 min. of incubation at 25℃, the amount of generated uric acid was estimated by HPLC analysis[5, 11]. Significant differences from control group were indicated as **($P < 0.01$).

血清中の尿酸濃度を測定した。その結果，CUI-ext は 500 mg/kg の投与で 36％の有意な血清尿酸低下作用が確認された。一方，CUM-ext は同用量で 28％阻害と，その作用は統計学的な有意性が認められなかった（図 5）。この結果から，CUI-ext は CUM-ext よりも血清尿酸低下作用が高いことが明らかとなった。

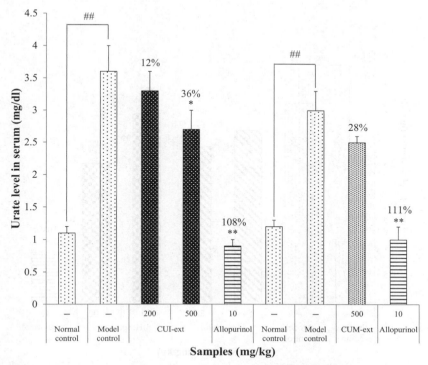

図5　CUI-ext および CUM-ext のオキソニン酸カリウム誘発高尿酸血症モデルラットに対する影響[17]

薬用食品の開発 II

　CUI-ext 中には約 4％のヘスペリジン (**16**) が含有していることが判明している (図6)。また，**16** は抗アレルギー作用や抗酸化作用など，動物実験において様々な薬理作用が報告されており，柑橘果実に含有する機能性分子の一つである。以上の事実から我々は **16** について血清尿酸低下作用を検討した。また，同時に **16** のアグリコンであるヘスペレチン (**17**) についても検証することとした (図6)。その結果，**16** には 200 mg/kg の投与でも血清尿酸低下作用は認められなかったが，**17** については，同用量で 44％の有意な減少を認めることができた (図7)。この結果，CUI-ext の血清尿酸低下作用は，**16** が体内で代謝されて産生した **17** によるものであることが強く示唆された。

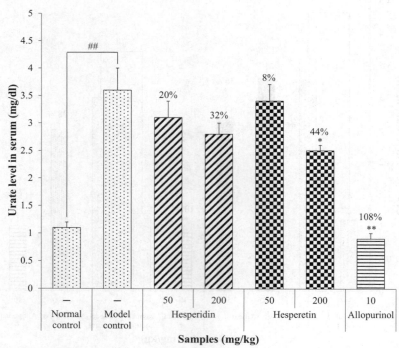

図7　ヘスペリジンおよびヘスペレチンのオキソニン酸カリウム誘発高尿酸血症モデルラットに対する影響[17]

第 14 章　天然物資源からの抗痛風作用成分の探索

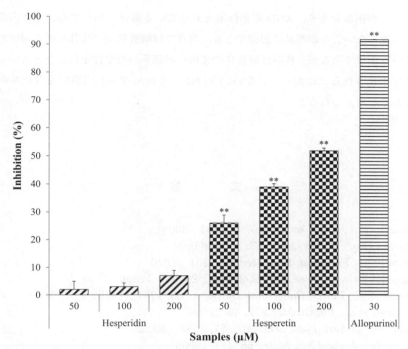

図8　ヘスペリジンおよびヘスペレチンの XOD 阻害活性
A mixture of xanthine and sample solutions received enzyme solution in order to initiate the reaction. After 3 min. of incubation at 25℃, the amount of generated uric acid was estimated by HPLC analysis[5, 11]. Significant differences from control group were indicated as ** ($P < 0.01$).

また，**17** には，200 μM で約 50％の XOD 阻害作用も認められ（図8），その血清尿酸値低下作用のメカニズムの1つが，XOD 阻害であることを明らかにした。

以上の結果から，未熟ウンシュウミカンに，尿酸値低下作用という新たな機能性を見いだすことができた。今後は，抗痛風を目指した健康食品への開発を実施し，未熟ウンシュウミカンが上市できるか否かを検証する必要がある。

5　おわりに

以上のとおり，天然物資源から痛風に効果のある素材を探索した結果，キンマの葉，クロウコンおよび未熟ウンシュウミカン果実を見いだした。特に未熟ウンシュウミカン果実には *in vivo* における血清尿酸低下作用も確認し，有望な健康食品・サプリメント素材であることを明らかにした。

しかしながら，生体内における尿酸の生合成および代謝は，複雑でリジッドなシステムによって，血清中における濃度が厳密にコントロールされている。そのために，簡便で正確なスクリー

ニング法の構築が困難であり，XOD 阻害作用を有している素材であっても，生体内で尿酸値が低下するとは限らないことが容易に想像できる。現在では培養細胞や生体組織を用いた評価系も構築されているようであるが，放射性同位体の使用や評価系の堅牢性が低いなどといった問題があり，広く実用化されるには至っていない。今後は，*in vivo* 予測性の良好な評価系の構築が最大の課題であると考えられる。

文　　献

1) T. Yasuda *et al.*, *Mol. Cancer Res.*, **6**, 1852（2008）
2) K. Murata *et al.*, *J. Nat. Med.*, **63**, 355（2009）
3) S. Acker *et al.*, *Free Rad. Biol. Med.*, **20**, 331（1996）
4) C. Rice-Evans *et al.*, *Free Rad. Biol. Med.*, **20**, 933（1996）
5) A. Nagao *et al.*, *Biosci. Biotechnol. Biochem.*, **63**, 1787（1999）
6) M. Nguyen *et al.*, *Planta Med.*, **72**, 46（2006）
7) D. Lei *et al.*, *J. Agri. Food Sci. Nutr.*, **51**, 2083（2003）
8) Í. Güçín, *Int. J. Food Sci. Nutr.*, **56**, 491（2005）
9) J. Rathee *et al.*, *J. Agri. Food Chem.*, **54**, 9046（2006）
10) R. Singh *et al.*, *Phcog. Mag.*, **4**, 115（2008）
11) W. Chang *et al.*, *Anticancer Res.*, **13**, 2165（1993）
12) K. Nakao *et al.*, *Biol. Pharm. Bull.*, **34**, 1143（2011）
13) S. Tewtrakul *et al.*, *J. Ethnopharmacol.*, **116**, 191（2008）
14) C. Sae-Wong *et al.*, *J. Ethnopharmacol.*, **136**, 488（2011）
15) T. Akase *et al.*, *J. Nat. Med.*, **65**, 73（2011）
16) G. Chaturapanich *et al.*, *Reproduction*, **136**, 515（2008）
17) K. Nakao *et al.*, *J. Trad. Med.*, **28**, 10（2011）
18) M. Kubo *et al.*, *Yakugaku Zasshi*, **109**, 835（1989）
19) H. Matsuda *et al.*, *Yakugaku Zasshi*, **111**, 193（1991）
20) M. Kubo *et al.*, *Nat. Med.*, **58**, 284（2004）

第15章　サクラの抗糖化活性成分

下田博司[*]

1　はじめに

　バラ科（Rosaceae）のサクラ属（*Prunus*）に分類されるサクラは，世界に約200種が存在する。日本には約25種が自生しているが，果樹，花木として多様な栽培品種も存在する。サクラの用途として，樹皮（桜皮）は解毒，鎮咳薬として用いられ，花や葉は加工食品に利用されている。筆者らはサクラ［神奈川県産八重桜（関山），*Prunus lannesiana* Wils. cv. *sekiyama*］の花抽出物（CBE）に抗糖化作用を見出した。その活性成分の探索を行ったところ，ケイヒ酸グルコシド誘導体やフラボノールグルコシドが，活性成分であることが判明した[1]。本章ではCBEとその含有成分の最終糖化生成物（AGEs）生成抑制作用ならびに糖化物による線維芽細胞障害に対する抑制作用について述べる。

2　サクラ花部の含有成分

　CBEはサクラの花部を，30 w/w%エタノールで抽出（60℃，1時間）して作製した。CBEをHP-20カラムクロマトグラフィーに付し，得られたメタノール溶出部をHPLCで繰り返し精製することにより，図1に示すケイヒ酸グルコシド誘導体3種とフラボノールグルコシド4種を単離同定した。図2には，桜花エキスのHPLCクロマトグラムを示した。これらの成分の中で，1-*O*-カフェオイルグルコース（**1**）は主成分であり，エキス中に10.2%含有されていた。

3　AGEs産生抑制作用

　CBEと含有成分について，D-グルコースとアルブミンの非酵素的反応で生じる蛍光性のAGEs（crosslines[2]やvesperlysines[3]と考えられる）の生成に及ぼす作用を検討した[4]。その結果，表1に示すように，ケイヒ酸グルコシド誘導体（**1-3**），フラボノールグルコシド（**4-7**）ともにAGEsの生成を抑制した。ケイヒ酸グルコシド誘導体の中では，主成分である1-*O*-カフェオイルグルコース（**1**）が最も強い抑制活性を示した。一方，フラボノールグルコシド（**4-7**）の活性は**1-3**より強く，中でもケルセチングルコシド類（**5,7**）は，ケンフェロールグルコシド（**4,6**）より強い活性を示した。それぞれの成分の桜花エキス中の含有量と活性

＊　Hiroshi Shimoda　オリザ油化㈱　研究開発部　取締役部長

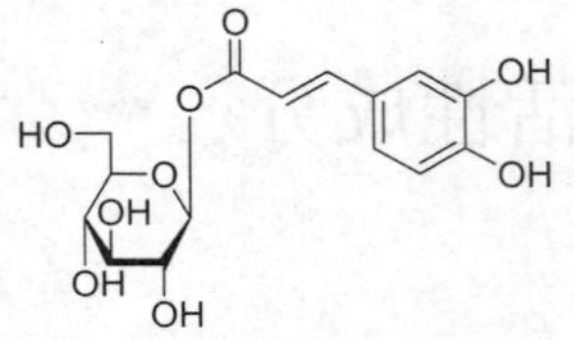

薬用食品の開発 II

1-*O*-カフェオイルグルコース (1) 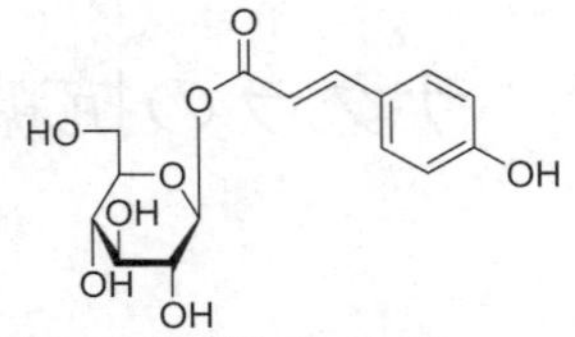　　1-*O*-クマロイルグルコース (2) 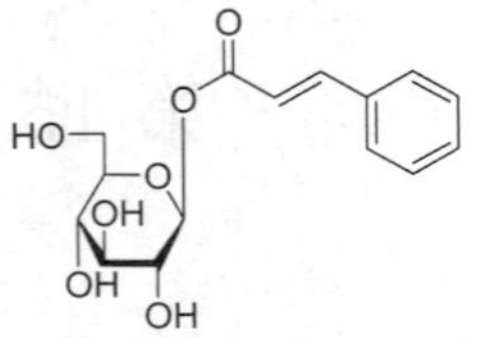　　1-*O*-シンナモイルグルコース (3)

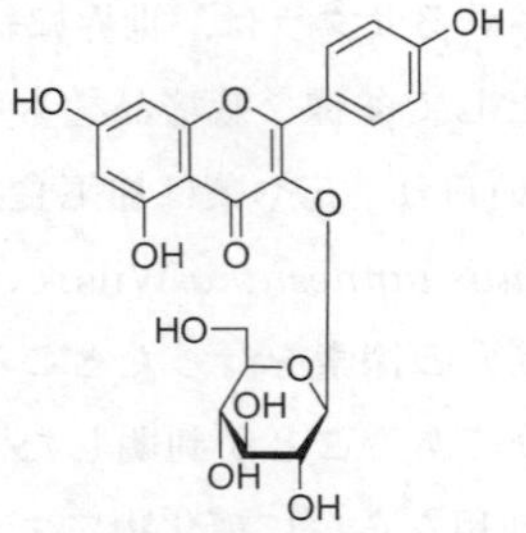

ケンフェロール3-*O*-グルコシド (4) 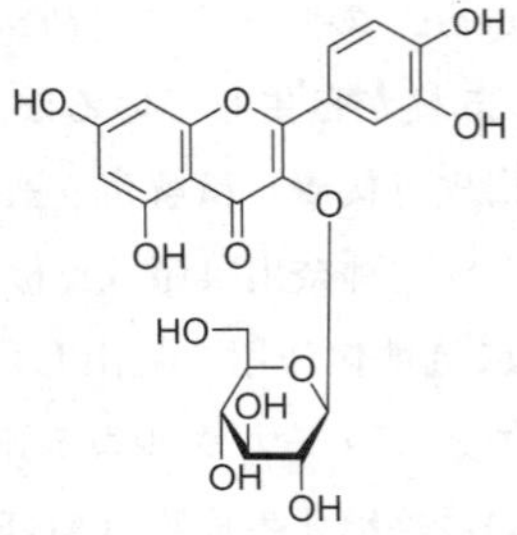　　ケルセチン3-*O*-グルコシド (5)

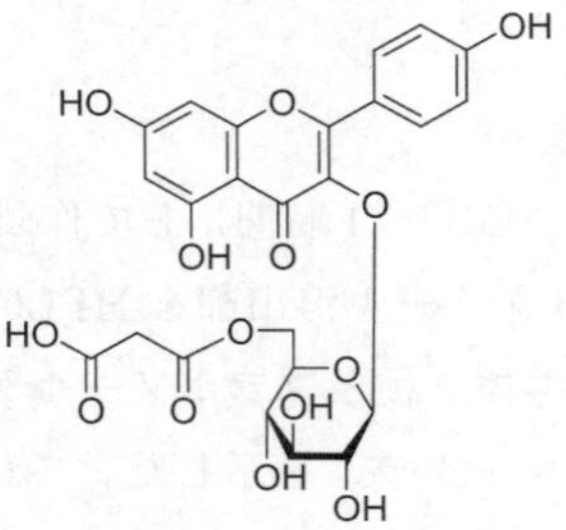

ケンフェロール3-*O*-(6"-マロニル)-グルコシド (6) 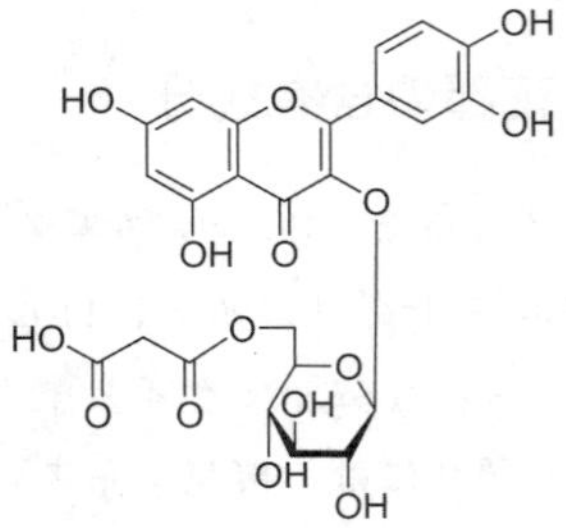　　ケルセチン3-*O*-(6"-マロニル)-グルコシド (7)

図1　CBE の含有成分

を鑑みると，**1** の寄与が高いと考えられた。そこで，CBE と **1** および **5** について，線維芽細胞内の AGEs 生成に及ぼす作用を調べた。40 歳日本人女性正常皮膚由来二倍体線維芽細胞（TIG-108）を，グリオキサール（400 μM）とサンプル存在下で 5 日間培養した。その後，細胞を回収して抗 AGE 抗体（6D12）を用いたウェスタンブロッティング法により，AGEs［主にcarboxymethyl lysine（CML）］の検出を行った。その結果，濃度依存性はみられなかったが，CBE（10 および 100 μg/mL）に AGEs の生成抑制が認められた（図3）。また **1**（CaG）にも 1および 10 μg/mL で抑制作用が認められた。一方，試験管内の AGEs 産生抑制作用が最も強かった **5**（QG）には抑制作用が認められなかった。以上の結果より，CBE その主成分（**1**）は細胞レベルでも AGEs の生成を抑制することが判明した。

180

第15章　サクラの抗糖化活性成分

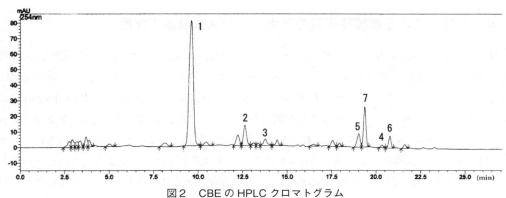

図2　CBE の HPLC クロマトグラム

各番号は，図1の化合物番号を示す。HPLC 条件：カラム Capcell pack C18（資生堂，SG-120，250 × φ4.6 mm），溶離液 A 液；15％メタノール含有 8 mM クエン酸，B 液；メタノール，グラジェント条件 0 → 23 分（B 液 0 → 85％），検出 UV254 nm，カラム温度 30℃。

表1　CBE およびその含有成分の AGEs 生成抑制作用

	AGEs 生成抑制率（%）		
	30 (μg/mL)	100	300
CBE	-9.9 ± 0.6	15.1 ± 0.7**	42.6 ± 3.2**
1	19.5 ± 0.3**	25.0 ± 0.3**	30.0 ± 0.4**
2	-8.9 ± 0.1**	-3.7 ± 0.1**	11.6 ± 0.1**
3	-7.8 ± 0.1	5.7 ± 0.1	23.3 ± 0.4**
4	19.4 ± 0.1**	45.0 ± 0.5**	80.3 ± 0.7**
5	49.8 ± 0.7**	74.2 ± 1.1**	100.8 ± 0.6**
6	20.5 ± 0.3**	50.8 ± 0.4**	91.7 ± 1.7**
7	43.7 ± 0.7**	74.6 ± 0.7**	103.9 ± 3.6**
アミノグアニジン	18.1 ± 1.1	42.6 ± 1.7**	67.7 ± 1.6**

抑制率は平均値と標準誤差で示した（n = 3）。アスタリスクは，サンプル非処理群との有意差**：$p < 0.01$ を表す。

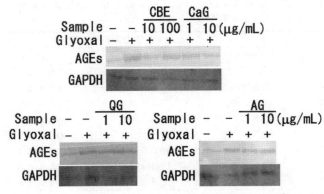

図3　CBE，1-O-カフェオイルグルコース（CaG），ケルセチン 3-O-グルコシド（QG）およびアミノグアニジン（AG）のグリオキサールによる線維芽細胞内 AGEs 生成に及ぼす作用

4 AGEs による線維芽細胞のアポトーシスに及ぼす作用

線維芽細胞（TIG-108）に AGEs の一種である CML-collagen とサンプルを添加し，24 時間培養後に惹起されたアポトーシスを，カスパーゼ 3/7 活性を指標に検出した[5]。試験の結果，CBE（10 μg/mL）の共存により，カスパーゼ 3/7 活性の低下が認められ，CML-collagen によるアポトーシスの抑制作用を有することが明らかになった（表 2）。含有成分では，ケンフェロール 3-O-(6″-マロニル)-グルコシド（**6**）を除く成分に，アポトーシスの抑制が認められた。ケイヒ酸グルコシド誘導体（**1-3**）の AGEs 生成抑制作用は，表 1 に示したようにフラボノールグルコシド（**4-7**）より弱かったが，AGEs による線維芽細胞の傷害に対しては，CBE の活性に対する寄与がより高くなると考えられた。

次に，CBE の *in vivo* における真皮細胞のアポトーシス[5]に及ぼす作用を検討した。マウス（ICR，雄性，5 週齢）に CBE（10，50 および 100 mg/kg）を 1 日 1 回 10 日間経口投与した後，剃毛した後頭部両耳介を結ぶ線と正中線が交差する部分に，CML-collagen（100 μg/100 μL）を皮内投与した。Normal 群には，collagen を投与した。21 時間後に，CBE の最終投与を行い，その 3 時間後に皮内投与部位を摘出した。摘出した皮膚は 4%パラホルムアルデヒド液で固定後，その切片について TUNEL 染色を行った。TUNEL 染色陽性の真皮細胞数は，鏡検（400 倍）下で皮膚断面を撮影後，Photoshop で画像処理を行い，紫色から橙色に染色された細胞数をカウントした。CML-collagen の投与により，真皮の TUNEL 染色陽性細胞数は増加した（図 4，表 3）。これに対し，CBE は用量依存的に陽性細胞数を減少させた。この結果より，CBE は *in vivo* においても，CML-collagen による真皮の線維芽細胞のアポトーシスを抑制することが判明した。

表 2 CBE および含有成分の CML-collagen による線維芽細胞アポトーシスに及ぼす作用

	カスパーゼ 3/7 活性の抑制率（%）		
	1（μg/mL）	3	10
CBE	–	–	$61.8 \pm 2.6^{*}$
1	$26.2 \pm 0.5^{*}$	$37.6 \pm 1.2^{*}$	$72.2 \pm 2.7^{*}$
2	17.2 ± 0.5	7.1 ± 0.2	$51.1 \pm 1.9^{*}$
3	-11.8 ± 0.3	19.7 ± 0.9	$48.6 \pm 2.9^{*}$
4	-0.7 ± 0.1	27.9 ± 1.1	$100.7 \pm 4.2^{**}$
5	$44.2 \pm 1.5^{*}$	$39.0 \pm 1.1^{*}$	$121.5 \pm 5.4^{**}$
6	-18.9 ± 0.6	-17.3 ± 0.6	10.5 ± 0.5
7	21.8 ± 0.7	$36.6 \pm 1.4^{*}$	$98.4 \pm 4.4^{**}$

抑制率は平均値と標準誤差で示した（n = 5）。アスタリスクは，サンプル非処理群との有意差 **：$p < 0.01$，*：$p < 0.05$ を表す。

第 15 章　サクラの抗糖化活性成分

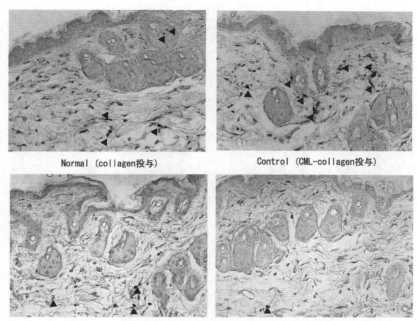

図 4　桜花エキスの CML-collagen による真皮内細胞のアポトーシスに及ぼす作用
× 400 倍，▲：TUNEL 染色陽性細胞

表 3　CBE の CML-collagen 誘発真皮細胞アポトーシスに及ぼす作用

	投与量（mg/kg）	TUNEL 染色陽性 細胞数（cells/mm^2）	抑制率（%）
Normal	−	27.2 ± 1.7	−
Control	−	36.4 ± 10.6	−
CBE	10	22.7 ± 5.4	149
	50	14.5 ± 2.9	238
	100	8.8 ± 1.7*	300

平均値±標準誤差（n = 3），*：$p < 0.05$

5　糖化線維芽細胞のコラーゲン格子形成に及ぼす作用

　線維芽細胞をコラーゲン溶液中で培養すると，ゲル状の格子を形成する[6]。また糖化された線維芽細胞が形成する格子は，脆弱で崩れやすいことが報告されている[7]。筆者らは，線維芽細胞（TIG-108）をグリオキサール（400 μM）と CBE または 1-O-カフェオイルグルコース（**1**）の共存下で 5 日間培養した後，コラーゲン格子の形成について評価を行った。グリオキサールの処理により，格子の形成量は未処理と比較して減少した（図 5）。これに対し，CBE（10 および 100 μg/mL）共存下では，凝縮した強固な格子が形成された。さらに，**1** の存在下では格子の体

183

薬用食品の開発 II

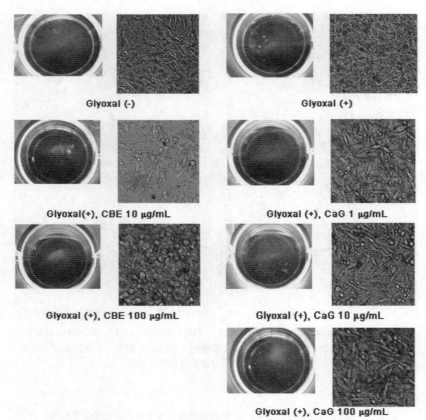

図5　CBE および 1-O-カフェオイルグルコース（CaG）の，糖化線維芽細胞のコラーゲン格子形成に及ぼす作用
左：肉眼像，右：鏡検像（×400倍）

積も拡大した。以上の結果より，CBE や 1 は糖化された線維芽細胞のコラーゲン格子形成能を回復させることが判明した。

6　コラーゲン産生促進作用

線維芽細胞（TIG-108）に対して，CBE（30，100 μg/mL）を3日間させた後，細胞外に分泌され培養プレートに付着したⅠ型コラーゲンをウェスタンブロッティング法で検出した。また，細胞内のⅠ型コラーゲン発現については，ウェスタンブロッティング法でタンパクを，RT-PCR 法で mRNA をそれぞれ調べた。その結果，図6（左）に示すように，分泌Ⅰ型コラーゲン量は CBE（30，100 μg/mL）処理により増加した。また，細胞内のⅠ型コラーゲンも CBE（10，30 μg/mL）処理により増加した。この時，mRNA レベルでも発現量の増加が確認された（図6右）。含有成分についても，RT-PCR でⅠ型コラーゲンの mRNA 発現に及ぼす作用を調べたが，

第 15 章　サクラの抗糖化活性成分

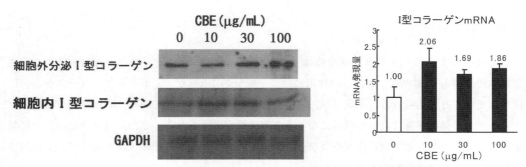

図6　CBEの線維芽細胞におけるⅠ型コラーゲン産生促進作用
左：ウェスタンブロッティング，右：RT-PCR，平均値±標準誤差（n = 4）

1 や **5** には発現促進がみられなかったことから，ポリフェノール以外の水溶性成分がコラーゲン増加に関与しているものと考えられる。

次に，糖化していない線維芽細胞とコラーゲンによるコラーゲン格子形成に及ぼす作用を調べた。その結果，CBE無添加群ではリング状でゲル質のマトリックスが形成された（図7）。一方，CBEの共存化で培養した線維芽細胞にコラーゲンを添加したところ，格子の凝集が認められた。この現象は，CBEの主成分**1**を線維芽細胞に作用させた時に，より顕著に認められた。以上の結果より，CBEはコラーゲン産生を促進するだけではなく，産生されたコラーゲンと線維芽細胞による真皮マトリックスの形成を促進するものと考えられる。

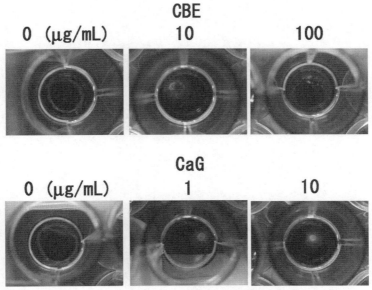

図7　CBEと1-O-カフェオイルグルコース（CaG）の正常線維芽細胞におけるコラーゲン格子形成促進作用

7 おわりに

　以上述べたように，サクラ花抽出物は AGEs の生成を抑制するとともに，AGEs による線維芽細胞の傷害も抑制する。これらの作用には，主成分の 1-*O*-カフェオイルグルコースが密接に関与していると考えられる。本成分は，線維芽細胞増殖作用も有しており，真皮細胞や細胞外マトリックスの健康維持に役立つ成分になりうる可能性が考えられる。また，サクラ花抽出物に見出されたコラーゲン産生促進作用やコラーゲン格子の形成促進も，そのアンチエイジング作用に寄与するものと考えられる。

文　　　献

1)　H. Shimoda *et al.*, *Phytotherapy Res.*, **25**, 1328（2011）
2)　H. Obayashi *et al.*, *Biochem. Biophys. Res. Commun.*, **226**, 37（1996）
3)　K. Nakamura *et al.*, *Biochem. Biophys. Res. Commun.*, **232**, 227（1997）
4)　E. H. Lee *et al.*, *Biol. Pharm. Bull.*, **31**, 1626（2008）
5)　Z. Alikhani *et al.*, *J. Biol. Chem.*, **280**, 12087（2005）
6)　M. C. Evans *et al.*, *J. Biomech. Eng.*, **131**, 101014（2009）
7)　T. Kueper *et al.*, *J. Biol. Chem.*, **282**, 23427（2007）

第16章　冬虫夏草の人工培養とアンチエイジング作用

角谷晃司*

1　はじめに

　冬虫夏草（*Cordyceps sinensis*）は子嚢菌類のバッカクキン科の菌の一種であり，コウモリ蛾（*Hepilau armoricanus*）の幼虫に寄生して子実体を形成する（図1）。虫草と総称される種は，世界に少なくとも390種，このうち日本国内で約250種が確認され，その中で冬虫夏草（*C.sinensis*）が中国の伝統医学・漢方のなかで薬用として使われてきた（図2）。チベットの薬物書の『甘露宝庫』（1400年代）や清朝時代の医学書，呉儀洛の『本草従新』（1757年）への記載があり，チベットから中国に伝わったとされる。

　生理活性物質としてcordycepin（3'-deoxyadenosine）（**1**)[1]，ergosterol（**2**)[2]，sitosterol（**3**)[3]，cholesterol（**4**），campesterol（**5**），cyclodipeptide（**6**)[4]などが含まれており（図3），抗腫瘍活性およびアポトーシス誘導[1,5]，免疫賦活作用[6,7]，滋養強壮[8～10]，肝保護[11]など抗酸

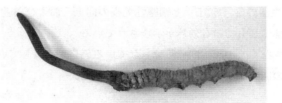

図1　冬虫夏草（*Cordyceps sinensis*）

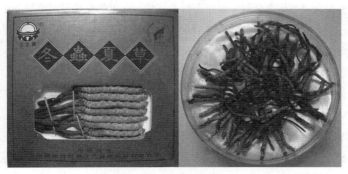

図2　冬虫夏草商品

＊　Koji Kakutani　近畿大学　薬学総合研究所　機能性植物工学研究室　准教授

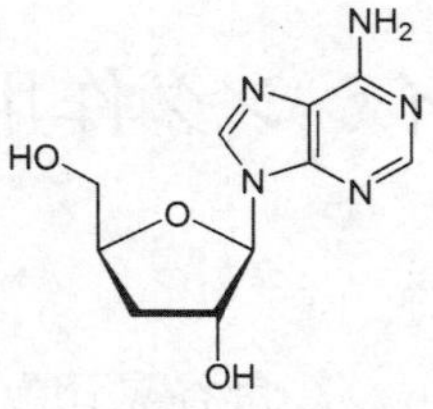

薬用食品の開発 II

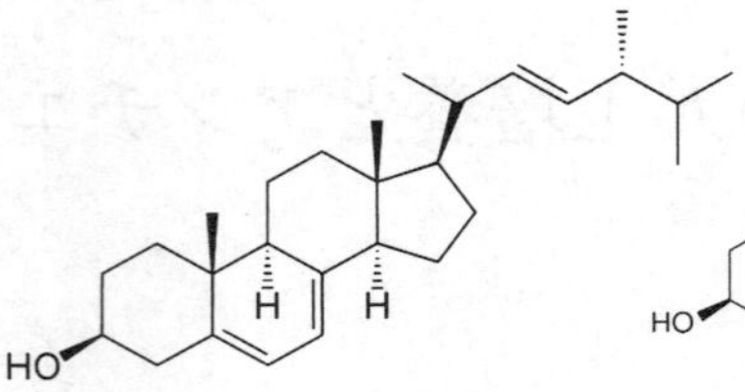

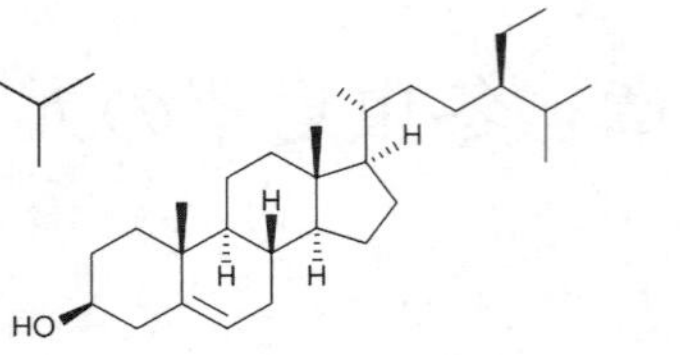

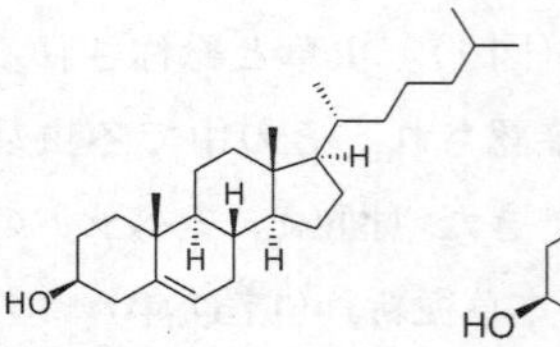

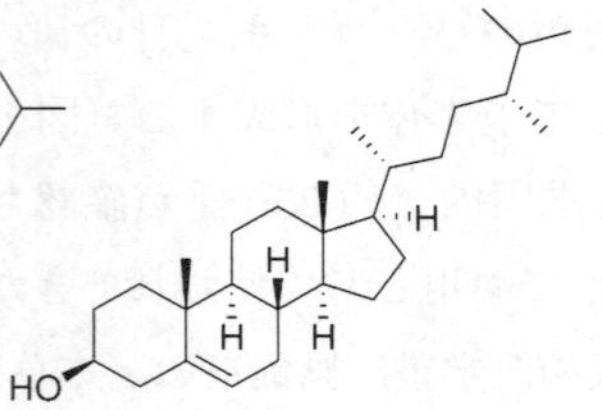

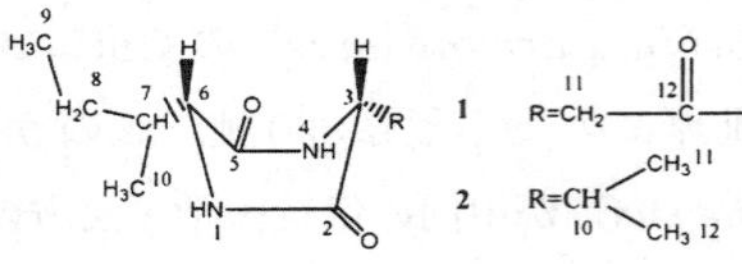

図3　冬虫夏草の主な成分の構造

化作用[12] など，様々な作用が報告されている。古くから中国で用いられてきた漢方素材の一つで，俗に「滋養強壮作用がある」，「慢性疲労や病後の回復によい」などといわれているが，化学療法後のがん患者の生活の質（QOL）と細胞性免疫の向上，および B 型肝炎の患者の肝機能の向上に対しては，一部にヒトでの有効性が示唆されている。

　冬虫夏草の原料は少なく，中国国内で販売されている価格が高騰していることから，冬虫夏草菌糸体の人工培養法の開発が試みられるようになってきた。

2　冬虫夏草（*C. sinensis*）菌糸体および子実体の人工培養

　冬虫夏草子実体から菌糸体を分離することによって，人工的な培養が可能となる。産地の異なる分離菌株を Czapek 培地，PD 培地，YM 培地，CS 改変培地[13] を用いて培養したところ，冬虫夏草菌糸体の培養には CS 培地が有効であった（表1）。

　分離菌株を 4℃，16℃，25℃の各温度で液体培養したところ，4℃ではほとんど菌糸は伸長せず，16℃以上で増殖が確認された（図4）。また，25℃以上では菌糸伸長は低下する傾向がみられた。

　菌糸体を大量増殖するため，様々な手法が考案されているが，静置または振とう培養（図5）における菌糸伸長を検討したところ，培養2ヵ月間で，振とう培養では 186.6 g/L，静置培養では 313.3 g/L の菌糸体が生産された。

　一方，冬虫夏草の子実体形成については不明な点が多く，人工的な手段は確立されていなかった。培地成分，温度条件をコントロールすることで，特定の菌株において（表2），子実体の形成

188

第 16 章　冬虫夏草の人工培養とアンチエイジング作用

表 1　冬虫夏草，サナギタケおよびハナサナギタケ菌糸体の増殖

	mycelial growth			
	Czapeck	PD	YM	CS
C. militaris NBRC 9787	＋	＋	＋	＋＋
C. militaris NBRC 30377	＋	＋	＋	＋＋
C. militaris NBRC 100741	＋	＋	＋	＋＋
I. japonica NBRC 30367	＋	＋	＋	＋＋
I. japonica NBRC 31161	＋	＋	＋	＋＋
I. japonica NBRC 100738	＋	＋	＋	＋＋
C. sinensis F01	－	±	±	＋
C. sinensis F03	－	±	±	＋
C. sinensis F04	－	±	±	＋
C. sinensis F05	－	±	±	＋
C. sinensis F13	－	±	±	＋
C. sinensis T01	－	±	±	＋
C. sinensis T02	－	±	±	＋
C. sinensis T03	－	±	±	＋
C. sinensis T04	－	±	±	＋
C. sinensis T05	－	±	±	＋
C. sinensis T21	－	±	±	＋

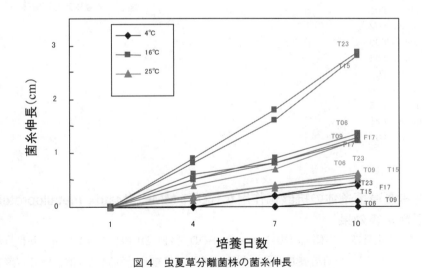

図 4　虫夏草分離菌株の菌糸伸長

が認められた（図 6）。以上，このような人工培養技術を展開することにより，機能性食品素材として，冬虫夏草菌糸体および子実体の大量培養は可能であると考えられる。

薬用食品の開発 II

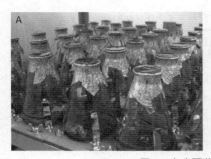
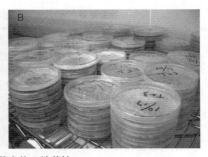

図5　冬虫夏草菌糸体の培養法
A：振とう培養，B：静置培養における伸長の差異

表2　冬虫夏草菌糸体からの子実体形成

	Formation of fruitbody
C. sinensis F01	−
C. sinensis F03	−
C. sinensis F04	−
C. sinensis F05	−
C. sinensis F13	−
C. sinensis F16	−
C. sinensis T01	−
C. sinensis T02	−
C. sinensis T03	−
C. sinensis T04	−
C. sinensis T05	−
C. sinensis T06	＋
C. sinensis T15	＋
C. sinensis T21	−
C. sinensis T30	＋

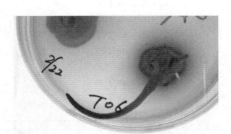

図6　冬虫夏草の子実体

3　冬虫夏草菌糸体の抗酸化作用ならびに MMP（Matrix metalloproteinase）活性阻害効果

これまで，冬虫夏草子実体抽出物について，SOD活性，DPPHラジカル法を基に抗酸化作用を評価している[14, 15]。今回培養した菌糸体を破砕し，得られた細胞内可溶性画分（酵素液）のSOD活性を測定したところ，培養日数の増加に従い強いSOD活性が見られた。培養液画分についても同様の活性が認められた。

冬虫夏草はコウモリ蛾の幼虫に寄生するため，プロテアーゼを産生することが知られている[16, 17]。実体菌糸体および培養液抽出タンパク質をヒト皮膚正常線維芽細胞に投与すると，細胞の萎縮，溶解が観察された（図7）。

さらに，各抽出タンパク質のMMP阻害効果を Gelatin-Zymography（GZ）法により評価し

第16章　冬虫夏草の人工培養とアンチエイジング作用

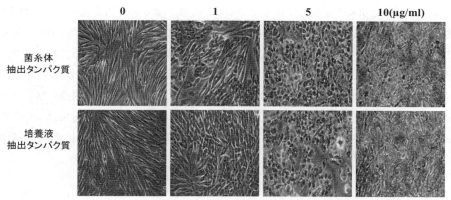

図7　冬虫夏草菌糸体および培養液抽出タンパク質のヒト皮膚正常線維芽細胞への投与試験
各抽出タンパク質を1, 5および10（μg/ml）となるよう投与し，24時間後の形態を観察した。

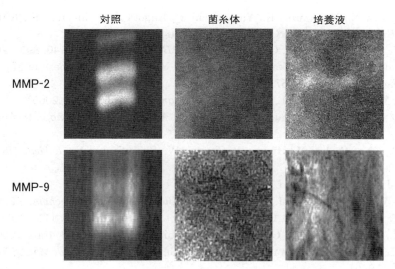

図8　Gelatin-Zymography法による冬虫夏草菌糸体および培養液抽出タンパク質のMMP-2とMMP-9の阻害効果

たところ，いずれの抽出タンパク質もMMP-2およびMMP-9に対し，強い阻害活性が示された（図8）。

4　おわりに

　現状としては薬学分野では厳密にC. sinensisのみを「冬虫夏草」と呼ぶのに対し，日本の菌学分野では「虫草」に対して広義の用例として冬虫夏草の呼称が普及している傾向にある。これら虫草も生理活性を有することから，機能性食品素材としても多用されている。もちろん中国で

は厳密に冬虫夏草と虫草を区別して扱っているが，今後，より種を明確化するため DNA 鑑定技術の導入が急務である。また，冬虫夏草は高値で取引されるため，別の種類の虫草を偽って販売することや，形を似たてた偽物を販売して問題となる事例もたびたび発生しているので，人工培養技術の開発により，よりリーズナブルな素材提供が可能になると考えられる。

㈱国立健康・栄養研究所により，「滋養強壮作用がある」，「慢性疲労や病後の回復によい」など，一部にヒトでの有効性が示唆されているものの，信頼できる情報は十分ではないと記載されている。今後，さらに科学的なエビデンスに基づき冬虫夏草の有効性を評価していく必要がある。

文　　献

1) Yoshikawa N., Nakamura K., Yamaguchi Y., Kagota S., Shinozuka K., Kunitomo M., *Clin. Exp. Pharmacol. and Physi.*, **31**, 51（2004）
2) Kuo Y., Weng S., Chou C., Chang T., Tsai W., *Br. J. Pharmacol.*, **140**, 895（2003）
3) Matsuda H., Akak J., Nakamura S., Okazaki Y., Kojima H., Tamesada M., Yoshikawa M., *Chem. Pharm. Bull.*, **57**, 411（2009）
4) Jia J., Ma X., Wu C., Wu L., Hu G., *Chem. Pharm. Bull.*, **53**, 582（2005）
5) Buenz E., Weaver J., Bauer B., Chalpin S., Badley A., *J. Ethnopharmacol.*, **90**, 57（2004）
6) Kuo C., Chen C., Luo Y., Huang R., Chuang W., Sheu C., Lin Y., *J. Med. Microbiol.*, **54**, 795（2005）
7) Chiu, J., *Am. J. Chin. Med.*, **26**, 159（1998）
8) Zhang W., Yang J., Chen J., Hou Y., Han X., *Biotechnol. Appl. Biochem.*, **42**, 9（2005）
9) Kuo Y., Tsai W., Shiao M., Chen C., Lin C., *Am. J. Chin. Med.*, **24**, 111（1996）
10) Kuo Y., Tsai W., Wang J., Chang S., Lin C., Shiao M., *Life Sci.*, **68**, 1067（2001）
11) Zhou L, Yang W, Xu Y, Zhu Q, Ma Z, Zhu T, Ge X, Gao J. *Zhongguo Zhong Yao Za Zhi.*, **15**, 53（1990）
12) Li S., Li, P., Dong T., Tsim K., *Phytomedicine* , **8**, 207（2001）
13) Kim S., Hwang H., Xu C., Sung J., Choi L. Yun L., *J. App MicroBiol.*, **94**, 120（2003）
14) Li S., Li P., Dong T., Tsim K., *Phytomedicine*, **8**, 207（2001）
15) Yamaguchi Y., Kagota S., Nakamura K., Shinozuka K., Kunitomo M., *Phytother. Res.*, **14**, 647（2000）
16) Zhang Y., Liu X., Wang M., *Res. Microbiol.*, **159**, 462（2008）
17) Bi B., Wang X., Wu H, Wei Q., *Food Chem.*, **126**, 46（2011）

第17章　ホウセンカの多様な生物活性と成分
―抗かゆみ作用，抗アレルギー作用，抗リューマチ作用，駆瘀血作用―

石黒京子[*1]，奥　尚枝[*2]

1　はじめに

　ホウセンカ Impatiens balsamina L. はツリフネソウ科の植物で，インドからマライ半島にいたる東南アジア原産であり，古くに中国に入り，我が国には室町時代に渡来した。『本草綱目』にも記載され，漢名の鳳仙，鳳仙花から和名のホウセンカになった。日本の各地に見られ，熟した果実がふれるだけではじけ散ることから，ラテン語の属名は「Impatiens（不忍耐）」，英語名も「touch-me-not」と呼ばれている。ホウセンカに薬効があることは古くから知られており，漢方では種子を急性子，全草を鳳仙という生薬名で呼び，魚肉中毒や陣痛誘発に用いられる。また中薬でも全草（鳳仙），花（鳳仙花）や根（鳳仙根）が関節リウマチ，打撲傷，腫瘍，産後の瘀血や通経等多くの治療に用いられる[1]。一方，民間薬としては，徳島県でホウセンカの白花種のみを栽培し，白い花弁の35度の焼酎漬けが虫刺されの痒み止めとして愛用されている。塗った瞬間にかゆみがひくというほどの効果を有する。

　本稿では，ホウセンカの多彩な生物活性について，科学的に立証した結果をそれぞれの評価法（アッセイ法）の開発も含めて述べる。

2　ホウセンカの生物活性成分

　一般に効能があると言われている白花種のホウセンカ I. balsamina を本大学の薬草園で栽培し，開花期にその花弁を約60kg採取し，凍結乾燥した。この一部を民間で使われる焼酎と同濃度の35％EtOH溶液に冷浸し，得られた抽出液からEtOH留去後，凍結乾燥し，**ホウセンカの花弁の35％EtOHエキス（以下IBと仮称）**として生理活性試験に用いた。残りの抽出液（花弁5kg分）から析出した沈殿をろ取し，再結晶して化合物1を

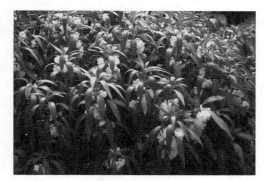

写真1　ホウセンカ

---

*1　Kyoko Ishiguro　武庫川女子大学　薬学部　教授
*2　Hisae Oku　武庫川女子大学　薬学部　助教

得た。ろ液は EtOH を留去した後，その水溶液を AcOEt，n-BuOH で順次分配し，得られた画分を，それぞれ再結晶あるいは SiO$_2$ または Sephadex LH-20 を用いたカラムクロマトグラフィーを繰り返し，新規化合物 **4**，**13**，**14** および **16** を含む以下の化合物を得た。化合物の化学構造は，各種スペクトルデータによりそれぞれ kaempferol（**1**），kaempferol 3-β-D-glucoside (astragalin)（**2**），kaempferol 3-rutinoside (nicotiflorin)（**3**），kaempferol-3-*O*-[2''-*O*-α-L-rhamno-pyranosyl-3''-*O*-β-D-glucopyranosyl]-β-D-glucopyranoside（**4**），quercetin（**5**），quercetin 3-β-D-glucoside（**6**），quercetin 3-rutinoside (rutin)（**7**），2-hydroxy-1,4-naphthoquinone (lawsone)（**8**），2,3-dihydroxy-1,4-naphthoquinone（**9**），2-methoxy-1,4-naphthoquinone（**10**），2-hydroxy-3-methoxy-1,4-naphthoquinone（**11**），balsaminolate（**13**），di-(2-hydroxy-1,4-naphthoquinonyl-3)-methane（**14**），impatienol（**15**）および impatienolate（**16**）であることを，同定あるいは構造解析により決定した[2〜4]。

また地上部から新規化合物 balsaquinone（**12**）および impatienol（**15**）を[5, 6]，果皮から balsaminones A（**17**）および B（**18**）を[7] 単離した（図 1）。

3　ホウセンカの抗痒み作用

痒みはアトピー性皮膚炎や花粉症などのアレルギー疾患患者や，高齢者の乾皮症（皮脂欠乏症）患者にとって大きな苦痛であり，掻く事によって症状を悪化させることから，重要かつ深刻

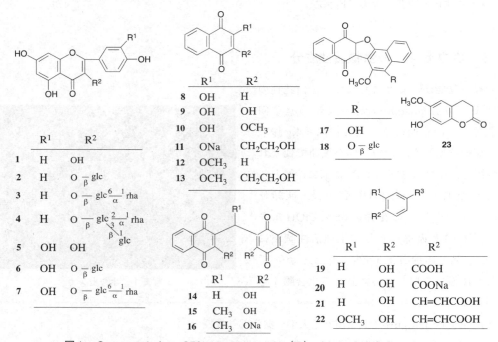

図 1　Compounds from 35% ethanol extract（IB）of *Impatiens balsamina* L.

第 17 章　ホウセンカの多様な生物活性と成分

な症状のひとつとされているが，痒みが感覚的なものであり，客観的評価が難しいなどの理由から，その本態やメカニズムについては不明な点が多かった。しかし1995年に倉石ら[8]により，初めて引っ掻き動作（scratching）を指標とした動物の痒みの評価系が報告されてから，さまざまな痒みの動物モデルが確立[9]され，痒みのメディエーター[10]や神経機構[11]が明らかになってきた。

著者らは，前述のホウセンカの白色花弁の焼酎漬けが，民間で虫刺されの痒み止めとして用いられていることに興味を持ち，上記の痒み評価系を応用，あるいは新たに評価法を作製することにより，ホウセンカの痒み止めとしての作用本体およびメカニズムの解明を行った。

3.1　一過性搔痒（かゆみ）モデルマウスに対する効果

まず，倉石らの方法[8]を応用し，起痒物質として肥満細胞の脱顆粒惹起剤 compound 48/80 を用いて惹起した，マウスの引掻き動作に対する IB の作用を検討した。その結果，100 mg/kg の経口投与により有意に痒みを抑制し，塩酸ジフェンヒドラミン（DPH）やクロモグリク酸ナトリウム（DSCG）と同等の効果を示した（図2A）。

次に，MRIなどの造影剤に使用され，蕁麻疹やアナフィラキシーショックが問題になっているデキストランで惹起したかゆみに対しても，IB の静脈内投与により用量依存的に有意にかゆみが抑制された。これら両モデルにおける IB の抗かゆみ活性物質は，kaempferol（**1**）及び quercetin（**5**）とそれらの各種配糖体ならびに 1,4-naphthoquinone 誘導体であることを明らかにした（図2B）[12]。一方，外因性 PAF により痒みを惹起するモデルマウスを新たに作製し，

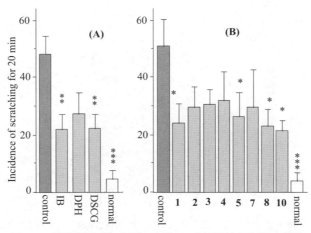

図2　一過性搔痒（かゆみ）モデルマウスに対する IB の効果
The scratching behavior of the nose was counted for 20 min. Nontreated mice (Control) were injected *s.c.* with compound 48/80 (COM) 3 mg/kg. IB (100 mg/kg) and compounds (10 mg/kg) were administered orally 24 hr before injection with COM. Normal shows the incidence rate of scratching behavior before injection with COM. Results are means ± S.E. of 7 mice. $^*p < 0.05$, $^{**}p < 0.01$, $^{***}p < 0.001$ (Compared to control by Student's *t*-test).

薬用食品の開発 II

IB やその成分である kaempferol 3-rutinoside (**3**) 及び 2-hydroxy-1,4-naphthoquinone (**8**) が，対照薬の CV-3988 よりも強い痒みの抑制作用を示すことを明らかにした[13]。

以上のことから，ホウセンカは抗ヒスタミン薬不応答性の痒みの治療に利用できる可能性が示唆された。さらに，IB には中枢抑制作用も認められなかったことから[14]，抗ヒスタミン薬において問題となるねむけなどの副作用が少ない抗かゆみ薬として期待できる。

さらに，同モデルを用いて，ホウセンカの地上部及び果皮にも抗痒み活性があることを証明し，果皮から新規抗かゆみ活性化合物 balsaminones A (**17**) および B (**18**) を[7]単離した。

3.2 アトピー性皮膚炎モデル（NC）マウスの痒みに対する効果

NC マウスは，コンベンショナル環境においてヒトのアトピー性皮膚炎によく似た皮膚炎を自然発症し，激しい掻動作を続ける慢性の痒み病態モデルである[15]。このマウスの皮膚炎発症後の痒みに対するホウセンカの効果を検討した結果，IB および先の化合物 **3** と **8** に，対照薬の DSCG やマレイン酸クロルフェ二ラミンよりも強い掻動作抑制活性が認められた（図3）[16]。

一方，皮膚炎の発症前から予防的に投与した場合も，IB は皮膚炎の発症率ならびに慢性的な掻動作を抑制した。さらに上記の NC マウスに塩化ピクリルを塗布して皮膚炎の発症率を高めた慢性皮膚炎モデル[17] の痒み及び皮膚炎に対しても，IB，化合物 **14** 及び **15** が抑制効果を示した[18]。したがって，ホウセンカは，アトピー性皮膚炎の予防及び治療薬としても利用可能と考える。

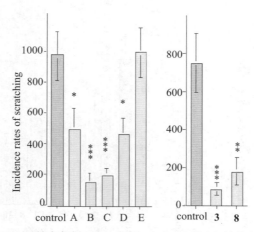

図3 アトピー性皮膚炎モデル（NC）マウスの痒みに対する IB の効果
As a control, the scratching behavior for the whole body in nontreated NC mice with dermatitis was quantified for 20 min. A: IB (100 mg/kg, p.o., 24 hr before); B: IB (100 mg/kg, i.v., 1 hr before); C: chlorpheniramine maleate (5 mg/kg, i.v., 30 min before); D: CV-6209 (1 mg/kg, i.v., 30 min before); E: DSCG (10 mg/kg, i.v., 1 hr before). Compounds 3 and 8 (10 g/kg) were injected i.v. 1 hr before measurement. Results are means ± S.E. of 7 mice. $^{*}p < 0.05$, $^{**}p < 0.01$, $^{***}p < 0.001$ (Compared to control group by Student's t-test).

第17章　ホウセンカの多様な生物活性と成分

4　ホウセンカの抗アナフィラキシー（I型アレルギー）作用

　一般に痒みとアレルギーは密接に関連すると考えられることから，ホウセンカにアトピー性皮膚炎，花粉症，アレルギー性鼻炎，気管支喘息など多様化するアレルギー疾患の予防薬や治療薬としての可能性が示唆された。そこで，まず扇間らの遅延型アレルギー評価法[19]を用いてホウセンカの抗アレルギー作用を検討した。本法は，A/J マウスを卵白リゾチーム（HEL）で感作し，9日後，耳に再度 HEL で challenge（惹起）することにより，遅延型アレルギー反応である耳の腫れを誘発する方法である。しかし著者らがこの方法を ddY 系マウスで行ったところ，即時型アレルギー反応であるアナフィラキシーを高頻度で誘発し，80％のマウスが死亡した。一方，IB を同時に投与していた群は，ほぼ完全にアナフィラキシーを抑制し，死亡率は0％であった。この事実は，ddY 系マウスと HEL との組み合わせの実験モデルが，ホウセンカを評価するのに最適な系であることを示唆していた。

　マウスの全身性アナフィラキシーモデルとしては，それまでウマやウシの血清アルブミンや卵白アルブミンで繰り返し感作する方法が知られていたが，ddY 系マウスと HEL との組み合わせのモデルは報告されていなかった。そこで容易にかつ短期間で IgE 依存性のアナフィラキシーを惹起するマウスを，アナフィラキシー誘発モデルマウスとして確立し，これを用いて抗アナフィラキシー作用物質の探索のための以下に述べる数種の新規 in vivo アッセイ法を開発し，IBおよび単離した化合物を評価した。

4.1　IgE 抗体依存性アナフィラキシーモデルマウスの作製法

　ddY マウスに HEL 50 μg をコンプリートアジュバントと生理食塩水の等量混合溶液 50 μl に懸濁し，腹腔内投与して感作する（0日目とする）。9日目に HEL 100 μg を生理食塩水 30 μl に溶かした液を静脈内投与し，アナフィラキシーを惹起する。

　本アナフィラキシーは ddY マウスに種特異的であり，さらに牛血清アルブミン（BSA）では惹起できないことから抗原特異的であり，IgE 抗体により惹起されることを確認した[20]。

4.2　アナフィラキシーの死亡に対するホウセンカの効果

　上記の IgE 依存性アナフィラキシーモデルマウスのアナフィラキシーによる死亡数をコントロールとし，これに対して感作の前日，または9日目の惹起の前に薬物を投与した場合の死亡率を比較し，抗アナフィラキシー活性を測定した。IB はこのアナフィラキシーおよびアナフィラキシーによる死亡率を，抗体産生前および産生後（図4）のいずれの投与においても，用量依存的に有意に抑制した[3, 20]。

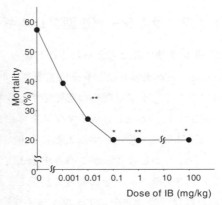

図4 アナフィラキシー惹起時のマウスの死亡に対する IB の効果
IB was administered $i.v.$ 1hr before challenge with HEL to HEL-sensitized ddY mice. Symbols represent mean value of three experiments. n = 10 per group. $^{*}p < 0.005$, $^{**}p < 0.025$ (Compared to control by Mantel-Haensel's test).

4.3 アナフィラキシーに起因する血圧低下に対する効果

　アナフィラキシー病態を経時的に追跡することを目的に，アナフィラキシーに基づく血圧低下を指標とするアッセイ法を確立した[21]。惹起の HEL 濃度を 1 μg に減らすことにより死亡させることなく，マウスの尾部の血圧のモニターが可能となった。その結果，血圧は惹起後 16 分前後に最低値（平常時の約 50%）まで低下し（-●-），測定時間の 40 分まで平常血圧に対して有意な低下を示した（図5）。アッセイ法は，このマウスの血圧低下をコントロールとし，これに対して感作の前日，または 9 日目の惹起の前に薬物を投与した場合の血圧を比較した[21]。なお，BSA（-□-）では血圧低下を生じなかったことから抗原特異的であることが支持された。本法は臨床応用されている抗アレルギー薬や生薬を明確に評価でき[21]，さらにこの血圧低下にはヒスタミンおよび PAF がイニシエーターとして働き，NO が関与すること，また感作時のヒスタミン感受性の増加にも NO が関与することなどを明らかにした[21〜23]。

　IB（-▲-）は，上記のアナフィラキシーに基づく血圧低下を有意に抑制した（図5）。しかし，ヒスタミン単独投与による血圧低下は抑制しなかったことから，H_1ブロッカーと異なる作用メカニズムでアナフィラキシーを抑制することが示唆された[22]。また IB の活性本体は，化合物 **3**，**4** および **8** であることを明らかにした[24]。

　一方で，IB は外因性の PAF により直接的に誘導した血圧低下に対しても抑制作用を示し，PAF 拮抗作用があることを証明した[25]。さらに，IgE 抗体非依存性に肥満細胞の脱顆粒を惹起する compound 48/80 を用いて惹起したアナフィラキシー様血圧低下に対しても，IB 及びその主成分が有意に抑制することを確認した[26]。したがって IB は脱顆粒及びそれに続く生体内反応を抑制できることが明らかになった。

第17章　ホウセンカの多様な生物活性と成分

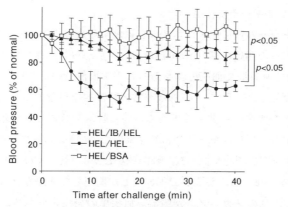

図5　アナフィラキシー惹起時の血圧低下および IB の効果

HEL-sensitized mice were injected $i.v.$ with BSA（□）or HEL（●：control）at 0 min. ▲：IB（100 mg/kg）was injected $i.v.$ 1 hr before challenge. Results are mean percentages of normal blood pressure ± S.E. of four experiments（n = 5 per group）. *$p < 0.05$ as compared with normal group（Dunnett's test with Bonferroni）. §§ indicates $p < 0.01$（two-way ANOVA）.

4.4　アナフィラキシーに起因する血流量低下に対する効果

　一般的に血圧と血流量は表裏で関連しているが，アナフィラキシー誘発時の血流に関する報告が無かったことから，マウスの尾部皮下の静脈微小循環の血流量を，レーザー血流計を用いてモニターしたところ，惹起の HEL 濃度 10 μg で，図6に示すように惹起直後より低下し，測定時間の30分まで平常血流量に対して有意な低下（-●-）を示すことを新たに発見した[27]。血流の低下には，惹起の HEL 濃度を高く（血圧法の10倍以上）しなければならなかったが，これは後の実験で，感作の時点で既に血流が低下していることを示唆する結果であった。またこの濃度ではマウスの死亡があることから，血流量の低下がアナフィラキシーの死亡に大きく関与することも示唆された。さらにこの血流量低下にセロトニンや PAF が関与することも明らかにした[27]。

　IB（-○-）は，この血流量低下を徐々に有意に抑制した（図6）[27]。従って IB は血流量改善により重篤なアナフィラキシーによる死亡を阻止したと考えられる。

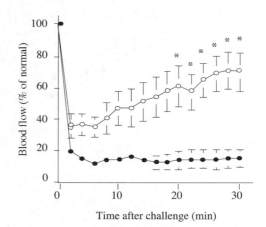

図6　アナフィラキシー惹起時の血流量低下に対する IB の効果

HEL-sensitized mice were challenged $i.v.$ with HEL at 0 min. ●：control（challenge only）; ○：IB（100 mg/kg）was injected $i.v.$ 1 hr before challenge. Results are mean percentages of normal blood flow ± S.E. of 7 mice. *$p < 0.05$ compared with the control group（Dunnett's test with Bonferroni）.

4.5 ホウセンカのアレルギー予防作用

上記のアナフィラキシーの重篤化メカニズムを追求する過程で，1回のみのHEL感作直後から，すなわちアレルギーの開始段階（induction phase）から，マウスの尾部皮下の静脈微小循環の血流量（-●-）が，9日間で**血圧の関与無しに平常血流量の約70％**まで，有意に，再現性よく低下する現象を発見した（図7）。これは非常に特徴的な現象であり，この血流量低下を抑制することにより，アレルギーの発症を予防あるいは軽減できることを示唆していた。そこでこの血流量低下を応用し，アレルギー予防物質探索のための *in vivo* アッセイ法を構築した[28]。この血流量低下は，血管内皮細胞や血小板，好中球などが関与し，COX-1，-2，PGI_2，TXA_2，ET-1，顆粒球エラスターゼ，NOおよびiNOSなどが関連して複雑なメカニズムにより生じることを明らかにし[28,29]，このメカニズムが臓器虚血疾患の発症メカニズム[30]とほぼ同様であることも明らかにした。

IB（-○-）は，このアレルギー開始段階における血流量低下を，経口投与により，有意に抑制した（図8）。以上の結果，ホウセンカがアレルギー予防薬として応用可能であることが明らかとなった。

4.6 ホウセンカの抗アレルギー作用メカニズム

以上の知見を総合して，ホウセンカは，非常に広範囲に多様な作用メカニズムでアレルギー

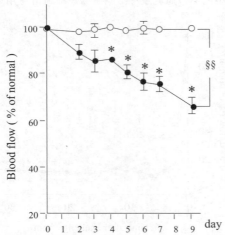

図7　HEL感作マウスの血流量モニタリング
The mice were sensitized with HEL at day 0. The blood flow was measured every day for 10 min. ●: control (blood flow of HEL-sensitized mice), ○: normal (nontreated mice) Results are mean percentages of normal blood flow ± S.E. of five experiments (n = 5 per group). *$p < 0.05$ compared with the control group (Dunnett's test with Bonferroni).

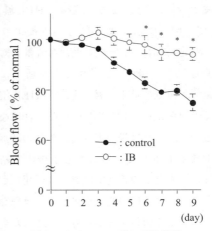

図8　IBのアレルギー予防効果
As a control (●), nontreated mice were sensitized with HEL at day 0. The IB (○) at dose of 200 mg/kg was administered orally at day 0, 3, 6 and 9 from sensitization. Results are mean percentages of normal blood flow ± S.E. of 5 mice. *$p < 0.05$ compared with the control group (Dunnett's test with Bonferroni).

第17章　ホウセンカの多様な生物活性と成分

を予防および改善することが判明した。その作用メカニズムは，前述の活性本体である flavonol 誘導体（**1～7**）と 1,4-naphthoquinone（**8～13**）誘導体が，以下のように生体内反応に対し多面的に作用した結果と推測する。

すなわち，アレルギーの開始段階（induction phase）において，1,4-naphthoquinone 誘導体はピリミジン合成阻害により[31]，flavonol 誘導体は Th2 タイプのサイトカインの産生抑制[32, 33]により IgE 抗体の産生を抑制する[3]。また flavonol 誘導体は，マクロファージや好中球などの表面に存在し，免疫応答に重要な働きをする Toll 様受容体（TLR）-4 の活性および発現を抑制することにより[34, 35]，炎症性サイトカインや PGs，TXA_2 および活性酸素種などの炎症性メディエーターの過剰産生を抑制し，血管内皮細胞の損傷および微小循環系の血管透過性亢進を抑制する。さらに，flavonol 誘導体は，TXA_2 の産生抑制に加えて，血管内皮からの ET-1 の遊離抑制および PGI_2 の遊離を亢進すると共に血小板凝集を抑制し[37, 38, 40]，微小血栓の形成を阻害することにより，微小循環障害を改善する。加えて，重篤化に関与する iNOS および COX-2 の発現および活性に関しても flavonol 誘導体および 1,4-naphthoquinone 誘導体は抑制効果を示し[4, 35, 38, 39]，アレルギーを発症段階で抑制する。

一方，抗原抗体反応後においては，flavonol 誘導体は，細胞内のシグナル伝達の阻害によって肥満細胞の脱顆粒を抑制し，ヒスタミンなどのケミカルメディエーターの遊離を抑制する[40]。また，flavonol 誘導体および 1,4-naphthoquinone 誘導体は，脱顆粒に続いておこるアラキドン酸カスケードの活性化においても，COX-2 による PGs および TXA_2 合成を阻害すると共に[39]，iNOS からの過剰な NO 産生を阻害する[4, 35, 38, 39]。さらにヒスタミンの血管透過性亢進を抑制し，PAF による血圧および血流量低下を抑制することで[25, 26]，急激に起こる血圧や血流量の低下を改善し，死に至るほど重篤なアナフィラキシーを阻止する。

5　ホウセンカの駆瘀血作用

瘀血は漢方においては炎症や血液循環障害などが関与する重要な症例の一つで，更年期障害，婦人病，冷えや肩凝りなどの原因の一つである。著者らは前述の HEL 感作による血流量低下の症状が，瘀血症状と類似していることから，上記アッセイ法が瘀血改善薬の探索にも利用可能であると考え，瘀血改善薬として臨床応用されている漢方処方と代表的な構成生薬を本アッセイ法により評価した[41]。その結果，HEL 感作マウスを微小循環障害モデルマウスとして，瘀血とアレルギーの関係も含めた複雑なメカニズムの瘀血に対応する新しい改善薬探索の新規 *in vivo* 評価系として確立した[41]。

一方，IB は，先の **4-5** において，このモデルマウスと同様の血流量低下を有意に改善したことから（図8），ホウセンカが中薬で，産後の瘀血，瘀血が原因の疼痛や通経[1]などの瘀血改善薬として用いられる科学的根拠を裏付けられたものと考える。

201

6 ホウセンカの抗リウマチ作用

ホウセンカが中薬で関節リウマチ（RA）の腫れや痛みに用いられることから，自己免疫疾患モデル（MRL/lpr マウス[42]）に対する効果を検討した。IB は MRL*lpr* マウスの全身性エリテマトーデス（SLE）発症に伴う尿蛋白と死亡率を抑制し，慢性関節リウマチ（RA）に伴う血中リウマトイド因子の増加を抑制したことから，その免疫調整作用が示唆された[43]。また RA や SLE の病態形成に深く関与し，炎症や免疫反応により誘導されるシクロオキシゲナーゼ（COX）-2 に対しても，IB は阻害活性を示した。さらに IB から，COX-2 を選択的に阻害する新規ナフトキノン類 balsaminolate（**13**）及び impatienolate（**16**）も単離した[4]。以上の結果，ホウセンカが中薬で関節リウマチの腫れや痛みに用いられる科学的根拠が明らかになった。

7 ホウセンカのテストステロン 5α-リダクターゼ阻害作用

アンドロゲン（男性ホルモン）は生体にとって重要なホルモンであるが，過剰な活性発現は，男性型脱毛症，脂漏症，ざ瘡（にきび）などの様々な症状を誘発し，これらの症状はテストステロン 5α-リダクターゼの活性の阻害作用によって抑制できることが知られている[44]。著者らはホウセンカの新機能探索の一環として，テストステロン 5α-リダクターゼ阻害作用を指標とし，ホウセンカの地上部の 35%EtOH エキスから分画して得た AcOEt エキス（IBA）から阻害作用を有するビナフトキノン誘導体 impatienol（**15**）を単離した[5]。テストステロン 5α-リダクターゼ阻害活性試験は，生成するジヒドロテストステロン（DHT）生成量の阻害率を用いた。IBA および **15** は，いずれも用量依存的に活性を阻害し，IC50 値はそれぞれ 52.9 μg/mL および 99.4 μg/mL であった（表 1）[5]。従って，ホウセンカは副作用の少ない天然由来の非ステロイド性阻害薬として，DHT の異常産生に起因する男性型脱毛症，尋常性ざ瘡（アクネ）あるいは前立腺肥大症等の疾患に対する効果が期待できる。

8 おわりに

ホウセンカの多様な生物活性を明らかにし，漢方や民間伝承薬の効果を科学的に裏付けることができた。すなわち，民間薬として蚊にさされた時のかゆみやジンマシンに効く科学的根拠を証明し，アレルギー予防作用や強い抗アナフィラキシー作用など幅広い免疫系の調整作用を明らかにすると共に，ホウセンカが中薬で瘀血や慢性関節リウマチに適用される根拠を実験的に証明し，新機能としてテストステロン 5α-リダクターゼ阻害作用を明らかにした。

これらの知見からホウセンカは，免疫疾患だけでなく高齢化に伴い増加する老人性乾皮症のかゆみや脱毛や更年期障害などのアンチエイジング素材としての応用も可能と考える。またホウセンカに含有されるフラボノイド類やナフトキノン類の活性成分の解明は，今後，医薬品だけでな

第 17 章　ホウセンカの多様な生物活性と成分

くヘルスケア素材としての応用が期待できる。一方，同時に開発を進めてきたアッセイ法は，今後さらに多くの天然資源から新しいメカニズムによる抗アレルギー薬のシーズやリード化合物の探索に応用できるものと信じる。

文　　献

1) 小学館編，中薬大辞典，p.4806，上海科学技術出版社（1977）
2) H. Fukumoto, K. Ishiguro, T. Murashima, M. Yamaki, and K. Isoi, *Phytochem.*, **37**, 1486-1488（1994）
3) H. Fukumoto, K. Isoi, and K. Ishiguro, *Phytother. Res.*, **10**, 202-206（1996）
4) H. Oku and K. Ishiguro, *Biol. Pharm. Bull.*, **25**, 658-660（2002）
5) K. Ishiguro, H. Oku and T. Kato, *Phytother. Res.*, **14**, 54-56（2000）
6) H. Oku, T. Kato and K. Ishiguro, *Biol. Pharm. Bull.*, **25**, 137-139（2002）
7) K. Ishiguro, Y. Ohira, H. Oku, *J. Nat. Prod.*, **61**, 1126-1129（1998）
8) Y. Kuraishi, T. Nagasawa, K. Hayashi and M. Satoh, *Eur. J. Pharmacol.*, **275**, 229-233（1995）
9) T. Andoh and Y. Kuraishi, *Yakugaku Zasshi*, **130**, 386-392（2007）
10) T. Andoh and Y. Kuraishi, Rinsho Meneki, アレルギー科 , **48**, 146-151（2007）
11) M. Tominaga and K. Takamori, *Expert Review Darmatology*, **5**, 197-212（2010）
12) K. Ishiguro and H. Fukumoto, *Phytother. Res.*, **11**, 343-347（1997）
13) H. Oku, Y. Ueda and K. Ishiguro, *Biol. Pharm. Bull.*, **26**, 1031-1034（2003）
14) 奥尚枝，石黒京子，日本薬学会近畿支部第 48 大会，要旨集，p.78（1998）
15) A. Tanaka and H. Matsuda, 炎症と免疫, **15**, 676-680（2003）
16) H. Oku and K. Ishiguro, *Phytother. Res.*, **15**, 506-510（2001）
17) 松田浩珍，"第 96 回日本皮膚科学会総会・学術大会記録集"，メディカルビュー社，1997，p.5-15
18) 奥尚枝，石黒京子，日本薬学会第 121 年会要旨集，**2**，p95（2001）
19) M. Semmma, N. Sakato, H. Fujio and T. Amano, *Immunol. Lett.*, **3**, 57-61（1981）
20) K. Ishiguro, H. Fukumoto, T. Murashima, M. Kuriyama, M. Semma and K. Isoi, *Phytother. Res.*, **6**, 112-113（1992）
21) K. Ishiguro, H. Fukumoto, M. Kuriyama, and K. Isoi, *Phytother. Res.*, **8**, 301-304（1994）
22) H. Fukumoto, K. Isoi, M. Semma, M. and K. Ishiguro, *Phytother. Res.*, **9**, 567-570（1995）
23) S. Osada, H. Ichiki, H. Oku, K. Ishiguro, M. Kunitomo and M. Semma, *Eur. J. Pharmacol.* **252**, 347-350（1994）
24) K. Ishiguro and H. Fukumoto, *Phytother. Res.*, **11**, 48-50（1997）
25) K. Ishiguro and H. Oku, *Phytother. Res.*, **13**, 521-525（1999）
26) 石黒京子，奥尚枝，日本薬学会第 117 年会要旨集，**2**，pp137（1997）

27) K. Ishiguro, Y. Ohira and H. Oku, *Biol. Pharm. Bull.*, **25**, 505-508（2002）

28) K. Ishiguro, H. Oku, Y. Ueda, *et al.*, *Biol. Pharm. Bull.*, **28**, 1490-1495（2005）

29) H. Oku, Y. Ogawa, E. Iwaoka, M. Kunitomo and K. Ishiguro, *Biol. Pharm. Bull.*, **30**, 1324-1328（2007）

30) 岡島研二，"血管内皮細胞血行障害─臨床へのアプローチ"，総合医学社 1998，p.15-29

31) A. J. Kemp, S. D. Lyons, R. I. Christopherson, *J. Biol. Chem.*, **261**, 14891-14895（1986）

32) S. Higa, T. Hirano, M. Kotani, M. Matsumoto *et al.*, *J. Allergy Clinic. Immunol.*, **6**, 1299-1306（2003）

33) T. Tanaka, T. Hirano, M. Kawai, J. Arimitsu *et al.*, *Basophil Granulocytes*, p.61-72, Nova Science publishers, Inc. Hauppauge, N.Y（2010）

34) S. Bhaskar, V. Shalini and A. Helen, *Immunobiology*, **216**, 367-373（2011）

35) S. E. Park, K. Sapkota, S, Kim, H. Kim and S. J. Kim, *British J. Pharmacol.*, **164**, 1008-1025（2011）

36) M. Kaneko, H. Takimoto, T. Sugiyama, Y. Seki, K. Kawaguchi, Y. Kumazawa, *Immunopharmacol. Immunotoxicol.*, **30**, 867-882（2008）

37) X. Zhao, Z. Gu, A. S. Attele, C.-S. Yuan, *J. Ethnopharmaco.*, **67**, 279-285（1999）

38) G-J. Wang, Y-M. Chen, T-M. Wang, C-K. Lee, K-J. Chen, T-H. Lee, *J. Ethnopharmacol.*, **118**, 71-78（2008）

39) K. A. O'Leary, S. de Pascual-Tereasa, P. W. Needs, Y-P. Bao, *et al.*, Mutation Research, Fundamental and Molecular Mechanism of Mutagenesis, **551**, 245-254（2004）

40) S. H. Tzeng, W. C. Ko, F. N. Ko, C. M. Teng, *Thrombosis Res.*, **64**, 91-100（1991）

41) E. Iwaoka, H. Oku and K. Ishiguro, *J. Trad. Med.*, **26**, 97-103（2009）

42) 安倍千之編，SCID・疾患モデル研究，広川書店，p.98-106（1978）

43) 奥尚枝，石黒京子，日本薬学会第 119 年会要旨集，**2**，p.123（1999）

44) N. Yasuda, K. Fujino, *et al.*, *Jpn J. Pharmacol.* **74**, 243-252（1997）

第18章 ジャワナガコショウの肝保護作用成分

森川敏生*

1 はじめに[1]

コショウ科（Piperaceae）植物のコショウ（*Piper nigrum*）は，インド南西部が原産といわれ，茎が木本化するつる性の多年生植物である。その果実は古代から香辛料や薬用に繁用されており，紀元前5世紀頃にはインドからアラビアを経てギリシャにもたらされ，東西貿易の初期から珍重されてきた最も重要な香辛料のひとつとして知られている。ローマ時代にはローマ市の特権税がコショウの実で支払われるなど，コショウの果実は一種の貨幣として取り扱われていた。

未熟な果実を果皮つきのまま乾燥させたものが黒コショウ（ブラックペパー）で，乾燥前に湯通しや薪でいぶすなどの加工調製が行われ，風味を上げる工夫がされる。一方，成熟した果実を水に浸して黒皮（果皮）を除いたものは白コショウ（ホワイトペパー）と呼ばれる。白コショウの方がまろやかで，ギリシャ時代の人々には好まれたと伝えられている。今日では黒コショウの果皮を不完全に取り除いたものが白コショウとして流通している場合がある。コショウと同様の目的で用いられる近縁のものとして，インドナガコショウ（ヒハツ，*Piper longum*，使用部位は果穂）や，今回紹介するジャワナガコショウ（*Piper chaba* = *P. retrofractum*，果穂），ピペル・クベバ（*Piper cubeba*）およびニシアフリカクロコショウ（ブッシュコショウ，*Piper guineense*）などが知られている。

ギリシャ時代の医師ディオスコリデスは，コショウを解毒薬や目薬として配剤したほか，妊娠予防，胸やせきの痛みの緩和，食欲増進に用いている。また，ユナニー医学では歯肉とのどの痛みに対する処方や洗眼薬，健胃薬，強精薬とみなされる処方に配剤するなど，健胃，強精，解熱を目的に用いられている。中国ではコショウ（胡椒）やヒハツが唐時代初期に著された本草書『新修本草』に収載されており，また，日本の正倉院薬物にコショウとヒハツの根（ヒツパツ）が収蔵されており，同様の目的で薬用とされている。

コショウの含有成分として，辛味成分である piperine（**1**）などの酸アミド類や精油成分のモノテルペンやセスキテルペンが知られている。コショウエキスや piperine（**1**）には，抗菌，防腐，殺虫，健胃，止瀉作用などが知られている。また，中医学においては隠虚有火の者は服用してはならないとされ，妊婦や痔病患者をはじめ，のど，口，歯，目に疾患を有する者はすべて服用しないようにといわれている。

---

* Toshio Morikawa　近畿大学　薬学総合研究所　食品薬学研究室　准教授

2 ジャワナガコショウからの肝保護作用成分の探索

2.1 TNF-α 感受性低減作用

Tumor necrosis factor-α（TNF-α）は当初腫瘍壊死因子として発見されたが，現在では生体防御機構において重要な役割を担っているサイトカインとして理解されている。すなわちTNF-αは，強力な炎症性サイトカインとして炎症性組織破壊や神経変性などに密接に関与し，その持続的かつ過剰な産生は種々の臓器や組織への障害を引き起こすとともに，リウマチやクローン病，各種アレルギー性疾患などの炎症性疾患の病態形成や糖尿病におけるインスリン抵抗性の形成などをもたらすことが知られている[2〜5]。そのため TNF-α の産生・放出の制御は，上述した疾患などの薬物療法の標的となりうると考えられ，これまでに TNF-α の過剰産生を抑制する機能分子の探索が広く実施されるとともに，生物学的製剤（抗 TNF-α 抗体）が開発され，リウマチやクローン病などの治療薬として臨床応用されている[6]。このような背景のもと我々は，TNF-α の感受性を低減しその炎症性応答を軽減することで，過剰に産生された TNF-α により惹起される種々の疾病の予防および改善に寄与すると考え，TNF-α 感受性低減作用を有するシーズを天然由来低分子化合物から探索することとした（図1）。

2.2 TNF-α 高感受性 L929 細胞を用いた TNF-α 誘発細胞障害抑制作用

TNF-α 感受性低減作用を有するシーズ探索のスクリーニング手法として，TNF-α 高感受性細胞株として知られているマウス由来の線維芽細胞である L929 細胞を用い，培地中に TNF-α を添加することにより誘発される細胞障害を MTT アッセイ法による細胞生存率を判定することで TNF-α 感受性低減作用の指標とした[7, 8]。すなわち，図2に示すプロトコールに従い，各種和漢生薬，ハーブおよび薬用食品素材の抽出エキスについてスクリーニングした結果，タイにおいて "Dee Plee" と称し，去痰，鎮咳，健胃薬などとして用いられるとともに香辛料として食用

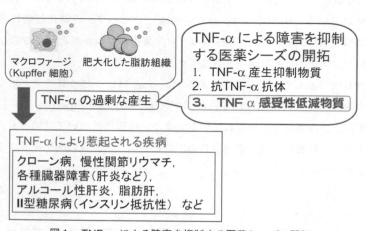

図1　TNF-α による障害を抑制する医薬シーズの開拓

第18章　ジャワナガコショウの肝保護作用成分

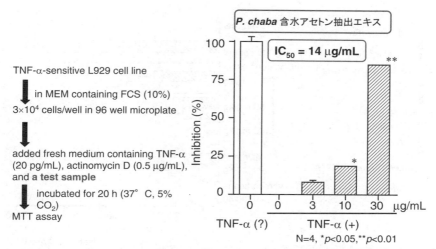

図2　L929細胞を用いたTNF-α/アクチノマイシンD誘発細胞障害抑制作用

にも供される薬用食品素材である P. chaba 果穂部[9] の80％含水アセトン抽出エキスに活性が認められた（IC_{50} = 14 μg/mL）。

2.3　P. chaba 抽出エキスのD-GalN/LPS誘発マウス肝障害モデルを用いた肝保護作用

　TNF-α が各種臓器障害に関与していることは広く認識されているが，肝臓においては肝虚血／再灌流，ウイルスおよびアルコールなどによって誘発される肝障害においてもTNF-α の関与が知られている[10]。従って，TNF-α 誘発細胞障害抑制作用スクリーニング試験において活性が認められた P. chaba 抽出エキスは，これらの肝障害を抑制する肝保護作用が期待される。そこで，マウスを用いた D-galactosamine（D-GalN）/ lipopolysaccharide（LPS）誘発肝障害に対する肝保護作用について検討したところ，P. chaba 抽出エキスは25-50 mg/kgの経口投与において有意に血中トランスアミナーゼ活性（sASTおよびsALT）の上昇を抑制することが見出された（図3，表1）。本肝障害モデルはD-GalNによるタンパク合成阻害により，Inhibitor of Apoptosis Proteins（IAP）などのアポトーシス抑制タンパクの発現が抑制されることにあわせて，LPSにより活性化されたマクロファージやクッパー細胞から産生する過剰な TNF-α などが作用することにより重篤な肝障害が誘発されることが知られている。

　そこでD-GalN/LPS誘発肝障害モデルにおける肝保護作用の作用点について，以下に示す in vitro 試験を実施した。すなわち P. chaba 抽出エキスについて，ⅰ）D-GalN単独での肝細胞に対する障害抑制作用試験として，マウス初代培養肝細胞を用いたD-GalN誘発細胞障害抑制作用，ⅱ）活性化マクロファージからの炎症性サイトカインの過剰産生に対する抑制作用の指標として，マウス腹腔マクロファージを用いたLPS刺激による一酸化窒素（NO）産生抑制活性およびⅲ）肝細胞における TNF-α に対する障害抑制作用試験として，マウス初代培養肝細胞を用

薬用食品の開発 II

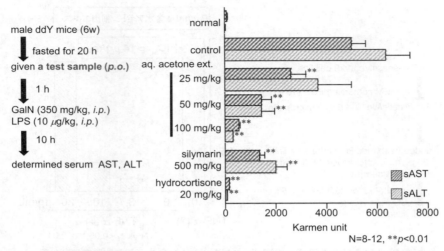

図3 P. chaba 含水アセトンエキスの D-GalN/LPS 誘発肝障害マウスを用いた肝保護作用

表1 P. chaba 80%含水アセトン抽出エキスのマウスを用いた D-GalN/LPS 誘発肝障害抑制作用

Treatment	Dose (mg/kg, p.o.)	n	sAST (Karmen Unit)	Inhibition (%)	sALT (Karmen Unit)	Inhibition (%)
Normal (vehicle)	—	7	86 ± 5[a]	—	28 ± 6[a]	—
Control (D-GalN/LPS)	—	9	5016 ± 560	—	6373 ± 928	—
80% aqueous acetone ext.	25	8	2598 ± 616[a]	49.0	3692 ± 1301	42.3
	50	8	1422 ± 437[a]	72.9	1448 ± 524[a]	77.6
	100	8	577 ± 35[a]	90.0	304 ± 12[a]	95.7

Each value represents the mean ± S.E.M.
Significantly different from the control, $^a p < 0.01$.

いた D-GalN/TNF-α 誘発細胞障害抑制作用を検討したところ，いずれの系においても活性が認められた（表2．i．IC_{50} = 18 μg/mL，ii．44 μg/mL，iii．11 μg/mL）。

2.4 活性成分の探索

P. chaba 抽出エキスに認められた肝保護作用の活性成分の探索を目的に，詳細な含有成分探索に着手した。その結果，piperchabamide A-H を含む計37種の酸アミド化合物（**1-37**），4種の芳香族化合物（**38-41**），piperchabaoside A および B を含む3種のフェニルプロパノイド配糖体（**42-44**）および3種のセスキテルペン（**45-47**）を得た[11~14]。これらのうち，piperchabamide A-H（**2-9**）および piperchabaoside A（**42**）および B（**43**）は新規化合物として見出され，その化学構造は各種 NMR および MS スペクトルなどのフィジカルデータの詳細な解析により構造決定した（図4）。

第 18 章 ジャワナガコショウの肝保護作用成分

表2 *P. chaba* 80％含水アセトン抽出エキスのマウス初代培養肝細胞を用いた D-GalN および D-GalN/
TNF-α 誘発細胞障害抑制作用

D-GalN-induced (*hepatocytes*)	Inhibition（%）					IC_{50}（μg/mL）
	0 μg/mL	3 μg/mL	10 μg/mL	30 μg/mL	100 μg/mL	
80% aqueous acetone ext.	0 ± 2	7 ± 3	17 ± 1[a]	76 ± 2[a]	-22 ± 5[b]	18

D-GalN/TNF-α-induced (*hepatocytes*)	Inhibition（%）					IC_{50}（μg/mL）
	0 μg/mL	3 μg/mL	10 μg/mL	30 μg/mL	100 μg/mL	
80% aqueous acetone ext.	0 ± 1	22 ± 2[a]	57 ± 4[a]	66 ± 4[a]	105 ± 9[a]	11

Each value represents the mean ± S.E.M.（N = 4）.
Significantly different from the control, [a]p < 0.01.
[b]Cytotoxic effect was observed.

　上述したように *P. chaba* 抽出エキスにマウス初代培養肝細胞を用いた *in virto* 評価試験である D-GalN 単独および D-GalN/TNF-α により誘発される細胞障害抑制作用が，いずれも認められたことから含有成分についても同様に検討した[12, 13]。その結果，D-GalN 単独障害の系において，piperoleine B（**16**，IC_{50} = 2.9 μM），*N*-isobutyl-(2*E*,4*E*)-dodeca-2,4-dienamide（**30**，9.3 μM）および *N*-isobutyl-(2*E*,4*E*,14*Z*)-eicosa-2,4,14-trienamide（**36**，6.4 μM）に活性が認められた。これらの活性強度は，ドイツにおいて植物療法として肝機能改善などに用いられている天然薬物のオオアザミ（マリアアザミ，*Silybum marianum*）[15, 16]に含有される活性成分の silybin（39 μM）と比較して強いものであった（表3）[17, 18]。一方，D-GalN/TNF-α 誘発障害の系においては，ほとんどの酸アミド成分に 1-30 μM の濃度において有意な細胞障害抑制活性が認められ，とりわけ，piperchabamide B（**3**，inhibition：63% at 3 μM）および D（**5**，57%），piperlonguminine（**22**，50%），retrofractamide C（**23**，51%）および pipercide（= retrofractamide B，**26**，54%）は，3 μM において 50% 以上の障害抑制活性が認められた（IC_{50} ≤ 3 μM）。また，piperine（**1**，IC_{50} = 12 μM），piperchabamide A（**2**，14 μM），C（**4**，6.7 μM），E（**6**，4.9 μM），G（**8**，*ca.* 4 μM）および H（**9**，*ca.* 11 μM），$\Delta^{\alpha,\beta}$-dihydropiperine（= piperanine，**12**，17 μM），**16**（17 μM），piperundecalidine（**19**，11 μM）および 5,6-dihydropiperlonguminine（**21**，8.2 μM）に silybin（15 μM）と同程度あるいはそれ以上の活性が認められた（表4）。これら含有酸アミド化合物と D-GalN/TNF-α 誘発細胞障害抑制作用との構造活性相関について以下の知見が示唆された。ⅰ）酸アミド構造の存在は活性発現に必須である［methyl piperate（**41**，inhibition：21% at 30 μM）＜ **1**（68%）］およびⅱ）芳香環と酸アミド構造との間の側鎖部が 1,9-デカジエン構造を有する化合物（**3**，**5**）が最も強い活性が認められるなど，側鎖部の炭素数と二重結合の有無などにより活性強度に影響を及ぼすことなどが推察された。

　次に，活性化マクロファージからの炎症性サイトカインの過剰産生に対する抑制作用の指

209

薬用食品の開発 II

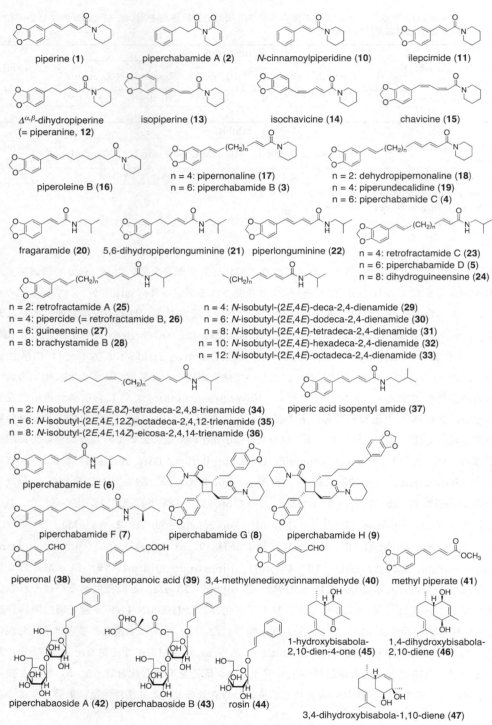

図4 *Piper chaba* の含有成分

第18章　ジャワナガコショウの肝保護作用成分

表3　*P. chaba* 含有酸アミド成分のマウス初代培養肝細胞を用いた D-GalN 誘発細胞障害抑制作用

	Inhibition（%）					IC_{50}（μM）
	0 μM	3 μM	10 μM	30 μM	100 μM	
piperine（**1**）	0 ± 4	6 ± 6	9 ± 5	2 ± 3	-9 ± 2	
$\Delta^{\alpha,\beta}$-dihydropiperine（= piperanine, **12**）	0 ± 0	5 ± 2	14 ± 2[b]	14 ± 3[b]	11 ± 2[b]	
pipernonaline（**17**）	0 ± 2	-4 ± 3	-6 ± 2	-2 ± 2	-17 ± 3	
piperundecalidine（**19**）	0 ± 0	-9 ± 2	-12 ± 2	-5 ± 0	-21 ± 2	
5,6-dihydropiperlonguminine（**21**）	0 ± 0	-4 ± 2	7 ± 3	15 ± 4[a]	5 ± 3	
piperlonguminine（**22**）	0 ± 0	7 ± 3	13 ± 3[a]	10 ± 3	-14 ± 2	
retrofractamide C（**23**）	0 ± 0	1 ± 3	1 ± 2	0 ± 4	-18 ± 2	
retrofractamide A（**25**）	0 ± 3	3 ± 1	7 ± 1	2 ± 1	1 ± 1	
pipercide（= retrofractamide B, **26**）	0 ± 1	5 ± 8	-6 ± 5	-19 ± 3		
guineensine（**27**）	0 ± 4	12 ± 4	7 ± 3	6 ± 6	-20 ± 4[c]	
brachystamide B（**28**）	0 ± 8	10 ± 6	18 ± 3	-17 ± 5	-22 ± 4[c]	
N-isobutyl-(2*E*,4*E*)-deca-2,4-dienamide（**29**）	0 ± 0	5 ± 1	2 ± 0	4 ± 1	6 ± 1	
N-isobutyl-(2*E*,4*E*)-dodeca-2,4-dienamide（**30**）	0 ± 3	17 ± 6	41 ± 14[b]	82 ± 6[b]	75 ± 9[b]	9.3
N-isobutyl-(2*E*,4*E*)-octadeca-2,4-dienamide（**33**）	0 ± 3	2 ± 1	1 ± 1	-1 ± 2	3 ± 2	
N-isobutyl-(2*E*,4*E*14*Z*)-eicosa-2,4,14-trienamide（**36**）	0 ± 0	32 ± 6[b]	53 ± 2[b]	66 ± 4[b]	89 ± 10[b]	6.4
piperonal（**38**）	0 ± 1	-3 ± 2	0 ± 2	4 ± 3	11 ± 1[b]	
methyl piperate（**41**）	0 ± 0	-2 ± 2	4 ± 2	5 ± 2	19 ± 3[b]	
silybin[d]	0 ± 2	5 ± 1	8 ± 1	45 ± 9[b]	77 ± 6[b]	39

	Inhibition（%）					IC_{50}（μM）
	0 μM	1 μM	3 μM	10 μM	30 μM	
piperleine B（**16**）	0 ± 3	21 ± 4	64 ± 5[b]	73 ± 8[b]	92 ± 3[b]	2.9

Each value represents the mean ± S.E.M.（$N = 4$）.
Significantly different from the control, [a]$p < 0.05$, [b]$p < 0.01$.
[c]Cytotoxic effect was observed.
[d]Commercial silybin was purchased from Funakoshi Co., Ltd.（Tokyo, Japan）.

標としてマウス腹腔マクロファージを用いた LPS 刺激による NO 産生抑制活性試験を検討した[13, 19, 20]。その結果，**2**（$IC_{50} = 20$ μM），**4**（42 μM）および **8**（28 μM）に陽性対照薬である NO 合成酵素阻害剤の N^G-monomethyl-L-arginine（L-NMMA，36 μM）よりも強い活性が認められた（表5）。これらの知見から *P. chaba* に含有される肝保護作用成分として図5に示すように，ⅰ）D-GalN 誘発肝細胞障害抑制作用成分（**16**，**30**，**36**），ⅱ）D-GalN/TNF-α 誘発肝細胞障害抑制作用成分（**3**，**5**，**22**，**23**，**26** など）およびⅲ）LPS 誘発マクロファージ活性化抑制作用成分（**2**，**4**，**8**）が見い出された。

　加えて，*P. chaba* 含有成分の TNF-α に対する感受性に及ぼす影響について明らかにする目的で，抽出エキス同様に L929 細胞を用いた TNF-α 誘発細胞障害抑制作用試験を実施した[13]。

薬用食品の開発 II

表4　*P. chaba* 含有酸アミド成分のマウス初代培養肝細胞を用いた D-GalN/TNF-α 誘発細胞障害抑制作用

	Inhibition（%）					IC_{50}（μM）
	0 μM	1 μM	3 μM	10 μM	30 μM	
piperine（**1**）	0 ± 3		23 ± 5[b]	46 ± 4[b]	68 ± 3[b]	12
piperchabamide A（**2**）	0 ± 4		29 ± 1[b]	32 ± 2[b]	70 ± 7[b]	14
piperchabamide B（**3**）	0 ± 2		63 ± 6[b]	74 ± 3[b]	78 ± 5[b]	< 3
piperchabamide C（**4**）	0 ± 3		42 ± 5[b]	52 ± 1[b]	68 ± 5[b]	6.7
piperchabamide D（**5**）	0 ± 1		57 ± 3[b]	77 ± 3[b]	37 ± 4[b]	< 3
piperchabamide E（**6**）	0 ± 2		34 ± 2[b]	71 ± 2[b]	98 ± 6[b]	4.9
piperchabamide G（**8**）	0 ± 1		43 ± 6[b]	104 ± 4[b]		*ca* 4
piperchabamide H（**9**）	0 ± 5		24 ± 3[b]	42 ± 3[b]	118 ± 4[b]	*ca* 11
$\Delta^{\alpha,\beta}$-dihydropiperine（= piperanine, **12**）	0 ± 2		31 ± 5[a]	50 ± 2[b]	53 ± 2[b]	17
piperoleine B（**16**）	0 ± 10	20 ± 3[a]	29 ± 3[b]	33 ± 1[b]	64 ± 7[b]	17
pipernonaline（**17**）	0 ± 4		17 ± 6	31 ± 3[b]	48 ± 2[b]	> 30
piperundecalidine（**19**）	0 ± 2	27 ± 6[a]	40 ± 3[b]	49 ± 8[b]	58 ± 5[b]	11
5,6-dihydropiperlonguminine（**21**）	0 ± 6	34 ± 12	43 ± 9[a]	43 ± 5[b]	66 ± 6[b]	8.2
piperlonguminine（**22**）	0 ± 6	27 ± 4	50 ± 6[b]	54 ± 6[b]	66 ± 3[b]	*ca* 3
retrofractamide C（**23**）	0 ± 3	30 ± 13	51 ± 2[b]	31 ± 6[b]	37 ± 2[b]	*ca* 3
retrofractamide A（**25**）	0 ± 3		32 ± 5[b]	35 ± 5[b]	60 ± 5[b]	21
pipercide（= retrofractamide B, **26**）	0 ± 3	32 ± 5	54 ± 4[b]	51 ± 3[b]	26 ± 2[b,c]	2.6
guineensine（**27**）	0 ± 2		26 ± 2[b]	33 ± 3[b]	12 ± 1[b,c]	
brachystamide B（**28**）	0 ± 3		22 ± 3[b]	11 ± 2[a]	-6 ± 2	
N-isobutyl-(2*E*,4*E*)-deca-2,4-dienamide（**29**）	0 ± 7		19 ± 3[a]	25 ± 3[b]	42 ± 3[b]	
N-isobutyl-(2*E*,4*E*)-dodeca-2,4-dienamide（**30**）	0 ± 3	12 ± 2	21 ± 3[b]	31 ± 6[b]	44 ± 4[b]	
N-isobutyl-(2*E*,4*E*)-octadeca-2,4-dienamide（**33**）	0 ± 5	15 ± 10	37 ± 2[b]	41 ± 1[b]	43 ± 5[b]	
N-isobutyl-(2*E*,4*E*14*Z*)-eicosa-2,4,14-trienamide（**36**）	0 ± 4	10 ± 5	3 ± 2	19 ± 12	27 ± 6	
piperonal（**38**）	0 ± 4		20 ± 1[b]	23 ± 5[b]	39 ± 2[b]	
methyl piperate（**41**）	0 ± 2		18 ± 3	29 ± 2[b]	21 ± 5	
silybin[d]	0 ± 2	11 ± 9	19 ± 6	37 ± 5[b]	93 ± 4[b]	15

Each value represents the mean ± S.E.M.（N = 4）.
Significantly different from the control, [a]p < 0.05, [b]p < 0.01.
[c]Cytotoxic effect was observed.
[d]Commercial silybin was purchased from Funakoshi Co., Ltd.（Tokyo, Japan）.

その結果，**1**（42 μM），**2**（IC_{50} = 13 μM），**3**（33 μM），**4**（42 μM），**16**（64 μM）および**36**（25 μM）に活性が認められた。とりわけ，**2** は陽性対照として用いたウコン（*Curcuma longa*）由来の肝障害抑制作用成分の curcumin[21~23]（IC_{50} = 20 μM）と同程度の活性を示した（表6）。

第 18 章　ジャワナガコショウの肝保護作用成分

表5　*P. chaba* 80％含水アセトン抽出エキスおよび含有酸アミド成分のマウス腹腔マクロファージを用いた LPS 刺激による NO 産生抑制作用

| | Inhibition（％） | | | | | IC$_{50}$（μg/mL） |
	0 μg/mL	3 μg/mL	10 μg/mL	30 μg/mL	100 μg/mL	
80% aqueous acetone ext.	0 ± 2	4 ± 1	10 ± 3^b	34 ± 2^b	90 ± 1^b	44

| | Inhibition（％） | | | | | IC$_{50}$（μM） |
	0 μM	3 μM	10 μM	30 μM	100 μM	
piperine（**1**）	0 ± 2	2 ± 2	2 ± 3	11 ± 5	49 ± 4^b	
piperchabamide A（**2**）	0 ± 2	3 ± 1	27 ± 1^b	98 ± 1^b	100 ± 1^{b,c}	20
piperchabamide B（**3**）	0 ± 5	5 ± 1	11 ± 3^a	24 ± 1^b	99 ± 1^{b,c}	
piperchabamide C（**4**）	0 ± 4	9 ± 2	10 ± 2^a	23 ± 1^b	86 ± 1^b	42
piperchabamide D（**5**）	0 ± 4	-1 ± 2	7 ± 1	10 ± 2^a	22 ± 1^b	
piperchabamide E（**6**）	0 ± 4	1 ± 4	6 ± 1	16 ± 1^b	46 ± 2^b	
piperchabamide G（**8**）	0 ± 2	-2 ± 2	10 ± 3	75 ± 1^b	81 ± 1^b	28
piperchabamide H（**9**）	0 ± 2	-2 ± 1	3 ± 2	16 ± 2^b	21 ± 1^b	
Δ^{α,β}-dihydropiperine（= piperanine, **12**）	0 ± 1	2 ± 1	3 ± 3	7 ± 2	20 ± 1^b	
pipernonaline（**17**）	0 ± 3	-3 ± 2	7 ± 1	47 ± 1^b	99 ± 1^{b,c}	
dehydropipernonaline（**18**）	0 ± 2	23 ± 4^b	25 ± 5^b	28 ± 7^b	101 ± 1^{b,c}	
piperundecalidine（**19**）	0 ± 8	6 ± 10	3 ± 6	46 ± 3^b	97 ± 1^{b,c}	
5,6-dihydropiperlonguminine（**21**）	0 ± 9	-13 ± 8	-1 ± 4	-4 ± 5	25 ± 3^a	
retrofractamide A（**25**）	0 ± 5	4 ± 4	-12 ± 3	-8 ± 4	-14 ± 7	
piperonal（**38**）	0 ± 2	1 ± 1	2 ± 1	2 ± 4	7 ± 1	
methyl piperate（**41**）	0 ± 3	2 ± 3	5 ± 2	8 ± 1	14 ± 2^b	
L-NMMA	0 ± 3	1 ± 3	20 ± 3^b	43 ± 2^b	71 ± 2^b	36
CAPE	0 ± 2	6 ± 5	44 ± 3^b	86 ± 1^b	100 ± 1^{b,c}	11

Each value represents the mean ± S.E.M.（$N = 4$）.
Significantly different from the control, $^a p < 0.05$, $^b p < 0.01$.
^{c}Cytotoxic effect was observed.

3　Piperine（**1**）の肝保護作用および TNF-α 感受性低減作用

P. chaba と同じく *Piper* 属植物で，ポピュラーな香辛料素材であるコショウやインドナガコショウ（ヒハツ）などの近縁植物にも主要成分として含有されている piperine（**1**）は，これらの辛味成分としても広く認知されている[1]。そこで，**1** についてマウスを用いた D-GalN/LPS 誘発肝障害に対する肝保護作用を検討したところ，図6に示すように5 mg/kg の経口投与において有意な肝保護作用が認められた。本肝障害モデルにおいては，LPS 刺激によりマクロファージやクッパー細胞から TNF-α が過剰産生され肝細胞障害が惹起される。そこで，マウスに D-GalN/LPS 投与 1.5 時間後の血中 TNF-α 濃度に及ぼす影響について検討した。その結果，**1** は肝保護作用が認められた投与量よりも高用量である 20 mg/kg の経口投与群においても，血中 TNF-α 濃度に殆ど影響を与えないことが明らかとなった。また，上述の初代培養肝細胞およ

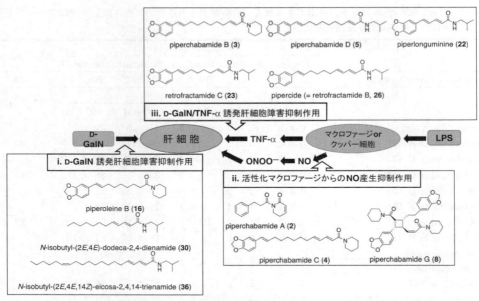

図5　D-GalN/LPS 誘発肝障害マウスモデルの作用機序

び L929 細胞を用いた各種 in vitro 細胞障害抑制作用において，**1** は図6に示すように TNF-α により誘発される細胞障害を抑制していることが明らかとなっている。以上のことから，D-GalN/LPS 誘発肝障害モデルにおいて **1** は，TNF-α 産生量に影響を与えずに TNF-α への感受性を低減することにより肝細胞への TNF-α 障害を抑制するといった作用メカニズムを有することが示された。このような TNF-α 感受性低減作用を示す低分子化合物は，これまでに我々の知る限り殆ど報告されておらず[8]，TNF-α 障害により誘発される種々の疾病に対する新たな医薬シーズになりうるものと考えている。

4　おわりに

和漢生薬や世界各地の伝統薬物など，古くから薬用に供される天然素材（薬材）のなかには，薬用のみならず食用にも供されることがしばしば認められる。このような薬材にも利用される食品素材（食材）はまた，農産物としての一面も持ち合わせており安定供給が可能である。とりわけ"薬味"などとして料理の風味付けなどに用いられる香辛料は，比較的薬材的要素の強い有用素材といえる。今回，タイなどの東南アジア地域にて香辛料として用いられる薬用食品 P. chaba から TNF-α 感受性低減作用を有する酸アミド成分が得られるとともに，新たな生物活性としてマウスを用いた D-GalN/LPS 誘発肝障害抑制作用を見出した。その活性成分のひとつで，同様に香辛料として広く世界中で利用されている同属植物であるコショウやナガコショウなどと共通の辛味成分である piperine（**1**）に強い肝保護作用を見出すとともに，LPS 投与などに

第 18 章　ジャワナガコショウの肝保護作用成分

表 6　*P. chaba* 80％含水アセトン抽出エキスおよび含有酸アミド成分の L929 細胞を用いた TNF-α 誘発細胞障害抑制作用

	Inhibition（％）					
	0 μg/mL	3 μg/mL	10 μg/mL	30 μg/mL	100 μg/mL	IC_{50}（μg/mL）
80% aqueous acetone ext.	0 ± 1	8 ± 3	19 ± 1^b	85 ± 2^b		14
	Inhibition（％）					IC_{50}（μM）
	0 μM	3 μM	10 μM	30 μM	100 μM	
piperine（**1**）	0 ± 2	10 ± 3	17 ± 5^b	22 ± 1^b	82 ± 2^b	42
piperchabamide A（**2**）	0 ± 4	23 ± 5^b	35 ± 3^b	71 ± 1^b	90 ± 5^b	13
piperchabamide B（**3**）	0 ± 4	4 ± 7	12 ± 3	19 ± 3^a	94 ± 4^b	33
piperchabamide C（**4**）	0 ± 4	-2 ± 3	2 ± 7	25 ± 4^b	92 ± 5^b	42
piperchabamide D（**5**）	0 ± 4	8 ± 4	-3 ± 3	-23 ± 2	-20 ± 3	
piperchabamide E（**6**）	0 ± 2	0 ± 5	-4 ± 2	-1 ± 3	22 ± 3^b	
piperchabamide G（**8**）	0 ± 3	8 ± 2	12 ± 4	20 ± 6^a	18 ± 6^a	
piperchabamide H（**9**）	0 ± 2	3 ± 3	-2 ± 1	-4 ± 1	5 ± 3	
$\Delta^{\alpha,\beta}$-dihydropiperine（= piperanine, **12**）	0 ± 1	12 ± 4	11 ± 2	2 ± 1	-1 ± 2	
piperoleine B（**16**）	0 ± 2	7 ± 3	18 ± 1^b	25 ± 1^b	66 ± 4^b	64
pipernonaline（**17**）	0 ± 3	8 ± 1	10 ± 3	-5 ± 1	-10 ± 2	
piperundecalidine（**19**）	0 ± 1	5 ± 3	-1 ± 9	24 ± 1^b	29 ± 3^b	
piperlonguminine（**22**）	0 ± 1	16 ± 2	25 ± 2^b	25 ± 1^b	23 ± 2^b	
pipercide（= retrofractamide B, **26**）	0 ± 4	1 ± 3	5 ± 2	1 ± 2	0 ± 3	
guineensine（**27**）	0 ± 2	9 ± 1	2 ± 1	-9 ± 7	-18 ± 2	
brachystamide B（**28**）	0 ± 1	4 ± 1	1 ± 1	-11 ± 1	-15 ± 1	
N-isobutyl-(2*E*,4*E*)-deca-2,4-dienamide（**29**）	0 ± 3	4 ± 1	10 ± 1^a	18 ± 2^b	19 ± 3^b	
N-isobutyl-(2*E*,4*E*)-dodeca-2,4-dienamide（**30**）	0 ± 5	0 ± 5	-2 ± 5	-3 ± 4	34 ± 6^b	
N-isobutyl-(2*E*,4*E*)-octadeca-2,4-dienamide（**33**）	0 ± 2	5 ± 2	-2 ± 1	-4 ± 3	-3 ± 2	
N-isobutyl-(2*E*,4*E*14*Z*)-eicosa-2,4,14-trienamide（**36**）	0 ± 3	14 ± 1^b	32 ± 1^b	45 ± 2^b	82 ± 2^b	25
piperonal（**38**）	0 ± 4	1 ± 8	-4 ± 6	0 ± 8	10 ± 7	
methyl piperate（**41**）	0 ± 1	9 ± 2	10 ± 2	13 ± 2^b	15 ± 3^b	
curcumin	0 ± 2	25 ± 2^b	47 ± 4^b	52 ± 4^b		20

Each value represents the mean ± S.E.M.（$N = 4$）.
Significantly different from the control, $^a p < 0.05$, $^b p < 0.01$.
^{c}Cytotoxic effect was observed.

より活性化されたマクロファージやクッパー細胞からの TNF-α 産生量に影響を与えずに，その感受性を低減することにより細胞障害を抑制するといった，TNF-α 感受性低減作用を有することを明らかにした。今後，piperine（**1**）などの酸アミド成分をシーズとして創薬研究が展開されることを期待したい。

薬用食品の開発 II

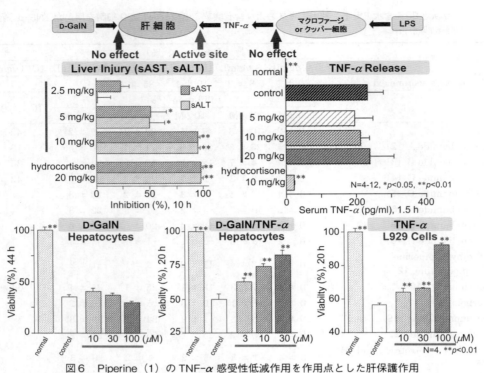

図6 Piperine (1) のTNF-α感受性低減作用を作用点とした肝保護作用

文　献

1) 吉川雅之, 食品と科学, 食品と科学社 (東京), **48** (1), 2006, pp. 25
2) 秀 和泉, 日本薬理学雑誌, **121**, 163 (2003)
3) Wang Y., et al., *J. Biol. Chem.*, **281**, 15258 (2006)
4) Tilg H., et al., *Nat. Clin. Pract. Gastroenterol. Hepatol.*, **4**, 24 (2007)
5) Seronello S., et al., *Free Radical Biol. Med.*, **43**, 869 (2007)
6) 杉田尚久, 薬学雑誌, **129**, 19 (2009)
7) Humphreys D. T., et al., *Cytokine*, **11**, 773 (1999)
8) Uboldi A. D., et al., *Cytokine*, **19**, 250 (2002)
9) Tewtrakul S., et al., *J. Essent. Oil Res.*, **12**, 603 (2000)
10) Lucey M. R., et al., *N. Engl. J. Med.*, **360**, 2758 (2009)
11) Morikawa T., et al., *Planta Med.*, **70**, 152 (2004)
12) Matsuda H., et al., *Bioorg. Med. Chem. Lett.*, **18**, 2038 (2008)
13) Matsuda H., et al., *Bioorg. Med. Chem.*, **17**, 7313 (2009)
14) Morikawa T., et al., *Chem. Pharm. Bull.*, **57**, 1292 (2009)
15) 北川 勲, 吉川雅之編, 食品薬学ハンドブック, 講談社サイエンティフィク, pp. 193 (2005)
16) Ulbricht C. E. ほか編, Natural Standard による有効性評価 ハーブ＆サプリメント, 産

第 18 章　ジャワナガコショウの肝保護作用成分

調出版，pp. 158（2007）

17) Fehér J., *et al.*, *Orv. Hetil.*, **130**, 2723（1989）
18) Skottova N., *et al.*, *Physiol. Res.*, **47**, 1（1998）
19) Matsuda H., *et al.*, *Biol. Pharm. Bull.*, **32**, 147（2009）
20) Yoshikawa M., *et al.*, *Chem. Pharm. Bull.*, **57**, 957（2009）
21) Matsuda H., *et al.*, *Bioorg. Med. Chem. Lett.*, **8**, 339（1998）
22) Matsuda H., *et al.*, *Bioorg. Med. Chem.*, **9**, 909（2001）
23) Morikawa T., *et al.*, *Biol. Pharm. Bull.*, **25**, 627（2002）

第19章 血流改善作用を併せ持つ 未熟ハッサク果実の美白・美肌効果

増田めぐみ[*1]，松田秀秋[*2]

1 はじめに

ミカン科ミカン（*Citrus*）属，キンカン（*Fortunella*）属，およびカラタチ（*Poncirus*）属植物の果実は柑橘類果実と称される。柑橘類果実は人類の長い歴史の中で生活に深く浸透し，食用とされるだけでなく，さまざまな用途で用いられてきた。たとえば，古代エジプトではミイラ作りに，中国では化粧品や洗髪剤として，古代ローマでは凍傷，外傷，風邪薬，虫除けおよび解毒薬として，古代インドでは銅製品の洗浄剤や洗髪剤として利用された記録がある[1]。

柑橘類果実を起源とする漢薬「陳皮」「橙皮」「枳実」「枳殻」は『第十六改正日本薬局方』に収載され，主に消化健胃薬，風邪の予防および治療薬，鎮咳去痰薬，排膿薬として，漢方処方，生薬製剤に配合されている。しかし，世界における柑橘類果実の利用の歴史をみると，その他にも未だ明らかにされていない多くの薬効が柑橘類果実に期待される。

我々の研究室では長年，食経験のある天然資源の中から抗アレルギー作用を有する素材を探索してきた。その結果，夏の強い陽射しが照りつける7月中旬に収穫したウンシュウミカン（*Citrus unshiu*）の未熟果実に強い抗アレルギー作用を見出し，報告している[2~5]。有効成分のひとつは，未熟な頃の果実により多く含まれるフラバノン配糖体の hesperidin と narirutin であることを明らかにした[3~5]。この発見をきっかけに，我々は柑橘類果実にさらなる機能性を求め，わが国で食用とされる柑橘類果実とフラバノン配糖体に着目し，薬理学的な側面から研究を進めてきた。

本稿においては，血流改善作用を有する美白・美肌素材として見出した未熟なハッサク（*C. hassaku*）果実について紹介する。

2 未熟ハッサク果実の美白作用

我々は美白作用を有する柑橘類果実を求め，研究に着手した。そのきっかけは，アレルギー反応による皮膚の炎症に加え皮膚の黒化に悩むアトピー性皮膚炎の方が多いことにあった。黒化の原因となるメラニン色素の合成は紫外線によって惹起されることはよく知られているが，掻く行為による物理的刺激や強いステロイド剤の連用も，しばしば局所や周辺部にメラニン色素の沈着

---

*1 Megumi Masuda　近畿大学　大学院薬学研究科　薬学専攻　博士後期課程
*2 Hideaki Matsuda　近畿大学　薬学部　創薬科学科　薬用資源学研究室　教授

第 19 章　血流改善作用を併せ持つ未熟ハッサク果実の美白・美肌効果

を生じさせる。皮膚の黒化という外観上の問題を改善することも心的なストレスを軽減する上で重要と考えた。そこで，美白作用を有する素材を食経験があり安全性が担保されている柑橘類果実から探索した。

2.1　スクリーニング試験による未熟ハッサク果実の選出

　メラニン産生抑制作用を持つ柑橘類果実を探索するため，近畿大学附属農場湯浅農場で 7 月から 11 月まで毎月採取した 8 種の *Citrus* 属植物 *C. hassaku*（ハッサク），*C. iyo*（イヨカン），*C. limon*（プライヤーレモン），*C. reticulata*（ポンカン），*C. sinensis*（オマーナジャファ），*C. sinensis* var. *grasiliensis*（モリタネーブル），*C. tamurana*（ヒュウガナツ）および *C. unshiu*（ウンシュウミカン）の 50% EtOH 抽出エキスを実験材料とし，メラニン合成酵素チロシナーゼ活性の阻害作用を指標に *in vitro* 試験でスクリーニングした。その結果，7 月に収穫したハッサク果実の 50% EtOH 抽出エキス（以下，未熟ハッサクエキスと略記）が最も強いチロシナーゼ阻害作用を示した。未熟ハッサクエキスのチロシナーゼ阻害作用を図 1 に示した。これらの結果より，メラニン産生抑制作用が期待できる柑橘として未熟ハッサク果実を選出した。

2.2　未熟ハッサクエキスの抗酸化作用[6]

　メラニンの合成には SOD（スーパーオキシドジスムターゼ）が関与することが知られている。そこで，SOD 様作用と DPPH ラジカル捕捉作用を指標に未熟ハッサクエキスの抗酸化作用を *in vitro* 試験で検討した。その結果，未熟ハッサクエキスは 0.2，0.5 および 1.0 mg/ml の濃度で濃度依存的に SOD 様作用と DPPH ラジカル捕捉作用を示した（図 2，3）。

　以上の結果より，未熟ハッサクエキスにチロシナーゼ阻害作用と抗酸化作用に基づくメラニン産生抑制作用が見出された。

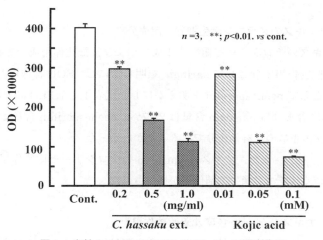

図 1　未熟ハッサクエキスのチロシナーゼ阻害作用

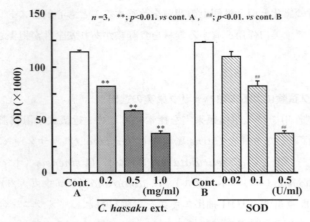

図2 未熟ハッサクエキスの SOD 様作用

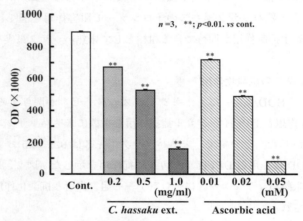

図3 未熟ハッサクエキスのラジカル捕捉作用

2.3 未熟ハッサクエキスのメラニン産生抑制作用成分[6]

　未熟ハッサクエキスのチロシナーゼ阻害作用成分および抗酸化作用成分を探索した。その結果，チロシナーゼ阻害作用成分として naringin を明らかにし，SOD 様作用および DPPH ラジカル捕捉作用成分として neohesperidin を明らかにした（表1）。HPLC による分析の結果，未熟ハッサクエキスに含まれる naringin 含量は 20.7％，neohesperidin 含量は 9.5％であり，これらが未熟ハッサクエキスの主有効成分であることがわかった。

　以上の結果より，未熟ハッサクエキスに naringin のチロシナーゼ阻害作用と neohesperidin の抗酸化作用に基づくメラニン産生抑制作用が期待された。

2.4 未熟ハッサクエキスの in vivo 色素沈着改善作用[6]

　日常生活においてメラニン産生の最も大きな要因は紫外線である。そこで我々は，未熟ハッサ

第19章　血流改善作用を併せ持つ未熟ハッサク果実の美白・美肌効果

表1　Naringin および neohesperidin のチロシナーゼ阻害, SOD 様およびラジカル捕捉作用

Samples	Tyrosinase inhibitory activity (mM)	SOD-like activity (μM or U/ml)	Radical scavenging activity (mM)
Naringin	1.9	$>$ 2000 μM	$>$ 4
Neohesperidin	$>$ 5	26 μM	0.6
Arbutin	$>$ 10	N. D.[a]	N. D.[a]
Kojic acid	0.02	N. D.[a]	N. D.[a]
SOD	N. D.[a]	0.2 U/ml	N. D.[a]
L-Ascorbic acid	N. D.[a]	N. D.[a]	0.03

a) N. D.: not determined.

クエキスが紫外線によって惹起される色素沈着を抑制するか否かを in vivo 試験で検討した。

　実験には，ヒトと同様に紫外線照射によりメラニン色素の沈着を生じる Wiser-Maple 系モルモット（以下，褐色モルモットと略記）を用いた。褐色モルモットの背部に UVB（450 mJ/cm^2/day）を照射すると，その翌日から照射部位は暫時黒化し，UVB 照射部位に顕著な色素沈着を認めた。UVB 照射後の褐色モルモットの皮膚に未熟ハッサクエキスの1および5％溶液を 10 μl/cm^2 の割合で1日1回連続塗布すると，UVB 照射により惹起される色素沈着が有意に抑制された（図4）。さらに，その作用は1％コウジ酸よりも強いものであった。

　次に，UVB 照射皮膚表皮におけるドーパ陽性メラノサイト数を顕微鏡下で計数した。その結果，1および5％未熟ハッサクエキスの塗布により，UVB 照射によるドーパ陽性メラノサイト数の増加が有意に抑制された（表2）。

　以上の結果より，未熟ハッサクエキスは紫外線照射によって惹起される色素沈着を抑制し，UVB 照射によるメラノサイト数の増加を抑制することが明らかとなった。

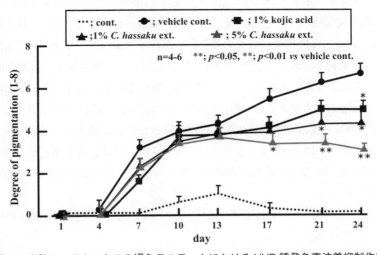

図4　未熟ハッサクエキスの褐色モルモットにおける UVB 誘発色素沈着抑制作用

薬用食品の開発 II

表2 未熟ハッサクエキスの UVB 照射後のメラノサイト数に対する作用

Samples	UV irradiation (mJ/cm^2/day)	Number of melanocytes[a] (Number/mm^2)
Cont.	0	56 ± 6
Vehicle cont.	450	1133 ± 26[##]
1% *C. hassaku* ext.	450	737 ± 26[**]
5% *C. hassaku* ext.	450	405 ± 19[**]
1% Kojic acid	450	773 ± 25[**]

a) Each value represents the mean ± S. E. (n = 5). Significantly different from the control group, [##]; $p < 0.01$. Significantly different from the vehicle control group, [**]; $p < 0.01$.

3　未熟ハッサクエキスの血液流動性低下抑制作用[7]

皮膚血流は肌の色調に影響を及ぼす。静脈系の血流が停滞した病態は漢方医学で瘀血と称され，色素沈着を生じる原因のひとつであることが知られている。その改善には駆瘀血剤が有効とされ，婦人更年期障害の治療などに用いられる桂枝茯苓丸には効能効果に"しみ"の記載がある。また，近年，多くの女性の悩みのひとつである"くま"も，眼の周りの鬱血が大きく関与することが報告されている。従って，"しみ"や"くま"の発生を予防・治療するためには血流の停滞を改善することが重要と考えられる。

そこで，メラニン産生抑制作用を有することが見出された未熟ハッサクエキスの血液流動性低下抑制作用を検討した。

3.1　未熟ハッサクエキスの LPS 誘発 DIC 病態ラットにおける血液流動性低下抑制作用[7]

まず，未熟ハッサクエキスの *in vivo* 血液流動性低下抑制作用を，ヒト常在腸内細菌内毒素のLPS で誘発した DIC 病態ラットを用いて検討した。未熟ハッサクエキスを連日 7 日間経口投与後 LPS を投与し，その 4 時間後に腹部大静脈から採血した血液の一部を用いて MC-FAN による血液の全血通過時間を測定した。その結果，LPS を投与した病態群の全血通過時間は，正常群のそれと比べて延長した。未熟ハッサクエキスを 200，500 および 1000 mg/kg の用量で経口投与した結果，LPS による全血通過時間の延長が用量依存的に短縮した（表3）。

さらに，MC-FAN による全血通過時間測定用に採血した上記血液の一部を用いて，血液中の血小板数，フィブリノーゲン量およびフィブリン分解産物（FDP）量を測定した結果，未熟ハッサクエキスは LPS 投与による血小板数の減少，フィブリノーゲン量の減少を抑制し，FDP 量の増加を抑制した（図5）。

以上の結果より，未熟ハッサクエキスは LPS によって誘発される血液流動性の低下を抑制することが明らかになった。

第19章　血流改善作用を併せ持つ未熟ハッサク果実の美白・美肌効果

表3　未熟ハッサクエキスのDICモデルラットにおける血液通過時間に対する作用

Samples	Dose (mg/kg or U/kg)	Route (p.o. or i.v.)	Blood passage time (sec.)
Cont.	CMC・Na	p.o.	16 ± 2
Vehicle cont.	CMC・Na	p.o.	1797 ± 49##
C. hassaku ext.	200 mg/kg	p.o.	928 ± 22**
	500 mg/kg	p.o.	709 ± 26**
	1000 mg/kg	p.o.	455 ± 15**
Heparin	500 U/kg	i.v.	25 ± 1**

Each value represents the mean ± S. E. (n = 7). Significantly different from the control group, ##; $p < 0.01$. Significantly different from the vehicle control group, **; $p < 0.01$.

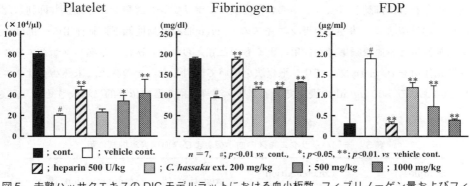

図5　未熟ハッサクエキスのDICモデルラットにおける血小板数，フィブリノーゲン量およびフィブリン分解産物（FDB）量に対する作用

3.2　未熟ハッサクエキスのin vivo線溶系活性化作用[7]

　次に，未熟ハッサクエキスの血栓溶解作用を検討する目的で，in vivo線溶系活性化作用をELT法にて検討した。正常ラットに未熟ハッサクエキスを経口投与し，1時間後に採取した血液から得たユーグロブリン画分を用いてユーグロブリン溶解時間（ELT）を測定した。その結果，未熟ハッサクエキスを200および500 mg/kgの用量で経口投与すると，対照群と比べてELTが用量依存的に短縮した（表4）。以上の結果より，未熟ハッサクエキスは線溶系を活性化することにより，血栓を溶解する作用を有することが示唆された。

3.3　未熟ハッサクエキスのin vitro血液流動性低下抑制作用[7]

　MC-FANを用いて測定した血液の流動性には，赤血球の変形能，白血球の粘着能および血小板の凝集能などが影響するとされている。さらに，微小循環系の血流機能は，血管系の問題や血液成分の機能異常，すなわち血小板凝集，赤血球変形能の低下，赤血球凝集，血液凝固などによる血栓形成および血栓に対する線溶系活性化能低下などにより悪化することが知られている。
　そこで，未熟ハッサクエキスが血小板凝集および赤血球凝集に及ぼす影響をin vitro試験で検

薬用食品の開発 II

表4　未熟ハッサクエキスのユーグロブリン溶解時間（ELT）に対する作用

Samples	Dose （mg/kg）	Route	ELT （min）
Cont.（Water）		*p.o.*	109 ± 6
C. hassaku ext.	200	*p.o.*	59 ± 2**
	500	*p.o.*	46 ± 7**
Cont.（Saline）		*i.v.*	103 ± 2
Dextran sulphate sodium salt	5	*i.v.*	35 ± 4##

Each value represents the mean ± S. E. of 7 experiments. Significantly different from the control（water）group, **: $p < 0.01$. Significantly different from the control（saline）group. ##: $p < 0.01$.

討した。その結果，未熟ハッサクエキスは 50，200 および 500 μg/ml の濃度でコラーゲン誘発血小板凝集を有意に抑制し（表5），さらに，同濃度でポリブレン誘発赤血球凝集も抑制した（表5）。これらの結果より，未熟ハッサクエキスの *in vivo* 血液流動性低下抑制作用の一部は，血小板凝集抑制作用と赤血球凝集抑制作用によるものと考えられた。次に，未熟ハッサクエキスの線溶系活性化作用を *in vitro* フィブリン平板法を用いて検討した。その結果，未熟ハッサクエキスは 50，200 および 500 μg/ml の濃度でフィブリン溶解面積を濃度依存的に増大させた（表6）。

表5　未熟ハッサクエキスの血小板および赤血球凝集抑制作用

Samples	Concentration	Platelet aggregation （%）	Erythrocyte aggregation （%）
Cont.		50 ± 1	39 ± 1
C. hassaku ext.	50 μg/ml	44 ± 1**	28 ± 0**
	200	28 ± 1**	11 ± 1**
	500	23 ± 1**	36 ± 0**
Indomethacin	5 μM	61 ± 1**	ND
Neuraminidase	8 mU/ml	ND	50 ± 1**

Each value represents the mean ± S. E. of 3 experiments. Significantly different from control group, **; $p < 0.01$., ND: not determined.

表6　未熟ハッサクエキスの線溶系活性化作用

Samples	Concentration （μg/ml）	Fibrinolysis	
		Fibrinolysis area （mm^2）	Fibrinolysis activity （%）
Cont.		160 ± 1	
C. hassaku ext.	50 μg/ml	175 ± 5**	9
	200	188 ± 1**	18
	500	192 ± 2**	20
Dextran sulphate sodium salt	500	183 ± 2**	14

Each value represents the mean ± S. E. of 5 experiments. Significantly different from control group, **; $p < 0.01$.

224

第 19 章　血流改善作用を併せ持つ未熟ハッサク果実の美白・美肌効果

3.4　未熟ハッサクエキスの血流流動性低下抑制作用成分の探索[7]

次に，未熟ハッサクエキスの血流流動性低下抑制作用成分の探索に着手した。まず，未熟ハッサクエキスを酢酸エチルと水で分画し，得られた画分について in vitro 赤血球凝集抑制作用，血小板凝集抑制作用およびフィブリン平板法による線溶系活性化作用試験を行った。その結果，いずれの試験においても酢酸エチル画分に強い作用が認められた。そこで，酢酸エチル画分をさらにシリカゲルカラムクロマトで分離した結果，最も強い作用を示した画分から有効成分として naringenin-7-glycoside（prunin）を単離同定した（図 6）。HPLC による定量の結果，prunin は未熟ハッサクエキスに 0.91％含まれていた。

3.5　Naringenin-7-glycoside（Prunin）の血小板凝集および赤血球凝集抑制作用，および線溶系活性化作用[7]

未熟ハッサクエキスの有効成分として単離した prunin の血小板凝集抑制作用，赤血球凝集抑制作用および線溶系活性化作用を検討した結果を表 7 に示した。Prunin はいずれの試験においても 10, 50, 100 および 200 μM の濃度で有効性を示した。一方，ハッサクの主フラバノン配糖体である naringin と neohesperidin にその作用は認められなかった。

以上の結果より，未熟ハッサクエキスの血液流動性低下抑制作用の一部は prunin に由来することが明らかとなった。

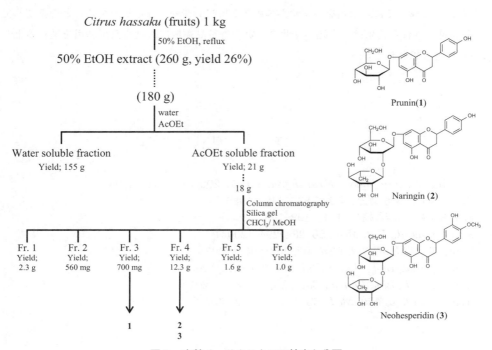

図 6　未熟ハッサクエキスの抽出と分画

薬用食品の開発 II

表7　Prunin の血小板および赤血球凝集抑制および線溶系活性化作用

Samples	Concentration	Platelet aggregation (%)	Erythrocyte aggregation (%)	Fibrinolysis activity (mm²)
Cont.		61 ± 1	52 ± 1	157 ± 1
Prunin	10 μM	42 ± 1**	42 ± 1**	172 ± 0**
	50	34 ± 1**	31 ± 1**	190 ± 0**
	100	29 ± 1**	23 ± 0**	203 ± 1**
	200	21 ± 1**	18 ± 1**	207 ± 1**
Indomethacin	5 μM	24 ± 1**	ND	ND
Neuraminidase	8 mU/ml	ND	38 ± 0**	ND
Dextran sulphate sodium salt	500 μg/ml	ND	ND	186 ± 1**

ND: not determined. Each value represents the mean ± S. E. of 3 or 5 experiments. Significantly different from control group, **; $p < 0.01$.

4　おわりに

　昨今，ハッサクは皮が分厚く，食べにくいことから生食用として敬遠されがちで，かつ，ジュースにしても少し苦いことから，需要が落ちているといわれている。

　我々の見出した研究結果から未熟な頃のハッサク果実は，メラニンの産生および色素沈着の予防作用や，"くま"の発生の予防作用を併せ持つ新規な美白・美肌素材となり得ると期待される。さらに，これまでに，未熟なハッサクエキスが抗アレルギー作用を有することを確認している[8]。今回見出された結果は，未熟ハッサク果実の香粧品領域における薬用利用を進める上でも意義あることと思われる。

文　　献

1) Hoshino M., *et al.*, *Foods Food Ingredients J.*, **209**, 880-892 （2004）
2) 久保道徳ら，*薬学雑誌*，**109**，835-842 （1989）
3) 松田秀秋ら，*薬学雑誌*，**111**，193-198 （1991）
4) Kubo M., *et al.*, *Nat. Med.*, **58**, 284-294 （2004）
5) Fujita T., *et al.*, *J. Nat. Med.*, **62**, 202-206 （2008）
6) Itoh K., *et al.*, *Biol. Pharm. Bull.*, **32**, 410-415 （2009）
7) Itoh K., *et al.*, *Biol. Pharm. Bull.*, **33**, 659-664 （2010）
8) Itoh K., *et al.*, *J. Nat. Med.*, **63**, 443-450 （2009）

第20章　カバノアナタケ（チャーガ）の有効性

田中麗子*

1　はじめに

　カバノアナタケ Inonotus obliquus（pers.: Fr）Pil.［= Fuscoporia oblique（pers.: Fr）Aoshima］（図1）は「サルノコシカケ類」あるいは「多孔菌類」という木材腐敗菌の一種でカバノキ類に寄生するキノコの一種である。カバノアナタケは菌核，菌糸（キノコの根の部分）が集まった部分，ロシア語で「チャガ」，日本でも「チャーガ」と呼ばれることがある。ロシア，ポーランド，バルト海で民間薬として使用される。白樺の木に寄生し，白樺の栄養分をたっぷり吸収しながら長い年月をかけてゆっくりと成長し，最後にエキスを吸い尽くし枯らしてしまうほど生命力が旺盛である。チャーガの形状は，菌糸が集結した菌核で直径は10〜20 cmとかなり大型で，表面は硬く石灰の破片を並べたような外観をしており，肉は黄褐色である。気温の低い地域にしか生息せず，日本では北海道の一部以外はほとんど存在しない。

　1982年にロシアではチャーガはがん，胃潰瘍，慢性胃炎，鎮痛の医薬品として，ロシア薬局方に収載されており，その薬効は古くから知られていた。数世紀にわたりチャーガを日常的に飲む習慣があった村では，がん患者が極めて少ないという記録も残っている。そして現在も広くチャーガが使われている。その一方でチャーガは医薬品として記載された効能より，はるかに広範な健康復元効果のあることが知られ，代替医療として多くの人達に愛用されてきた。ロシアのノーベル賞作家ソルジェニーツィンは著書『ガン病棟』の中でがんの民間薬として紹介している。がんを患った作者がチャーガを服用して治ったことから，『ガン病棟』の執筆を思い立ったと言われる。「ロシアでは気づかずに，チャーガでもって何世紀ものあいだがんから救われていたのではなかろうか。」この『ガン病棟』こそチャーガが医療的存在として知られるきっかけになった本である[1]）。ロシアでは古来より「チャーガ茶」として，煎じた後に熱湯で抽出して飲むという方法で親しまれており，最近になって，日本でも健康茶としての利用が始まっている。チャーガの有用成分として，国際データベースで報告されているものは見当たらないが，一般に「βグルカン」が有用成分として紹介されている。また，βグルカンの抗酸化力を比較してみると，チャーガが強力であることが分かった（アガリクスの23倍）。レニング

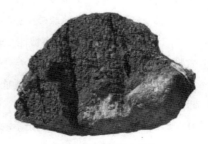

図1　カバノアナタケ

＊　Reiko Tanaka　大阪薬科大学　医薬品化学研究室　教授

ラード第1医科大学の10年にわたる臨床実験ではチャーガの多糖類の作用は主として，生体の免疫力を高め，細胞の成長を防止する働きによる。すなわちT細胞などの細胞性免疫の働きを活性化して，免疫機能を高めると報告されている。糖類は，単糖類と連鎖多糖類の2種類に大きく分かれる。連鎖多糖体は，菌類，キノコ類，麦などに多く含まれる。つながった糖が10個以上のものを，オリゴ糖と呼ぶ。連鎖多糖体の中でβ結合しているものを，「β-グルカン」と呼ぶ。「β-グルカン」には数種類があるが，特に優れた特性を持つのがβ-$(1\rightarrow3)$D-グルカン，β-$(1\rightarrow6)$D-グルカンといわれている。この2種類の「β-グルカン」は，キノコ中のタンパク質と結びつき，多糖タンパクを形成し，これが体内の免疫システムを活性化しているといわれる。最近では，キノコ類から抽出されたこの2種類の「β-グルカン」は，制がん剤として認可され医療現場で使われている。チャーガは，このβ-$(1\rightarrow3)$D-グルカン，β-$(1\rightarrow6)$D-グルカンを多く含んでおり，抗腫瘍効果，免疫力活性化，抗菌作用があると考えられる[2~4]。チャーガは寒冷地に広く分布し，-20℃にも耐えて生育するが，カバノキ科の木にしかできないうえ，生長が遅く，寄生してから10~15年かけてようやく直径50 cm，厚さ10~15cmの大きさに達する。他のキノコとの判別が難しく，一日中探し回っても見つからないほど貴重なキノコゆえに，「幻のキノコ」「森のダイヤモンド」とも呼ばれる。チャーガは我が国でも健康食品として普及する可能性が高いと考えられ，チャーガの科学的根拠について検討した。

2　化学成分

たんぱく質，脂質，灰分，食物繊維，糖質，ポリフェノール，エルゴステロール，ビタミン類，ミネラル類，トリテルペノイド，アルカノイド，プテリン，アガリチン酸，イノシトール，サポニン，他。

3　特徴的成分

糖質＝β-$(1\rightarrow3)$D-グルカン，β-$(1\rightarrow6)$D-グルカン＝サイトカインを産生させることでTリンパ球やBリンパ球の抗原特異的な免疫応答を援助し，細胞障害性T細胞や活性化マクロファージの細胞障害機能を充進させる。

食物繊維＝水溶性リグナン。ファイトケミカルの一種。抗酸化作用。

β-カロテン＝プロビタミンAの効能。視力の低下防止，抗酸化作用，風邪などの感染症。

ポリフェノール＝活性酸素除去。

リグニン＝食物繊維。細胞の損傷を未然に防ぐ作用。マクロファージを活性化し，免疫力を高める効果もある。

イノシトール＝ビタミンB群の仲間。脂肪の流れをよくする。コレステロール対策。動脈硬化にも。

第 20 章　カバノアナタケ（チャーガ）の有効性

エルゴステロール＝体内でビタミン D_2 になる。カルシウムの代謝を調節。がん予防。

4　トリテルペノイド

　カバノアナタケのトリテルペノイド成分としては Ludwiczak らにより Inotodiol[5]，Kempska らにより 3β-hydroxylanosta-8,24-dien-21-oic acid（trametenolic acid）および lanosta-8,24-diene-3β,21-diol[6]，Kahlos らにより 3β-hydroxylanosta-8,24-dien-21-al[7]，3β,22,25-trihydroxylanosta-8,23-diene と 3β,22-dihydroxylanosta-8,24-dien-7-one[8]，また，Shin らにより 3β-hydroxylanosta-8,24-diene-21,23-lactone，21,24-cyclopentalanost-8-ene-3β,21,25-triol，および lanost-8-ene-3β,22,25-triol が単離され，報告されている[9, 10]。一方，吉川らは 6 個の新規 lanostane 型トリテルペノイド，inoterpenes A-F を単離し，絶対構造を解明した[11]。我々はカバノアナタケのクロロホルムエキスから inonotsuoxides A（**1**）および B（**2**）[12]；lanosta-8,23*E*-diene-3β,22*R*,25-triol（**3**）および lanosta-7：9(11),23*E*-triene-3β,22*R*,25-triol（**4**）[13]；inonotsulides A（**5**），B（**6**）および C（**7**）[14]；inonotsutriols A（**8**），B（**9**）および C（**10**）[15]；spiroinonotsuoxodiol（**11**），inonotsudiol A（**12**）および inonotsuoxodiol A（**13**）[16]；inonotsutriols D（**14**）および E（**15**）[17]；Inonotsuoxodiol B（**16**），Inonotsuoxodiol C（**17**），Epoxyinonotsudiol（**18**），Methoxyinonotsutriol（**19**）を単離，構造を決定した（図 2）。また，既知化合物として inotodiol（**20**），trametenolic acid（**21**），lanosterol（**22**），3β-hydroxylanosta-8,24-dien-21-al（**23**），lanosta-8,24-diene-3β,21-diol（**24**），25,26,27-*trisnor*-lanost-8-ene-3β,24-diol（**25**），friedelin（**26**），oleanolic acid（**27**），betulin（**28**），betulinic acid（**29**），betulinic acid caffeate（**30**）およびステロイド成分として ergosterol peroxide（**31**）（図 3）を単離した。これらのうち，化合物 **26**〜**30** はシラカバの成分である。

5　抗酸化活性

　Lee らはチャーガの実から新規のポリフェノール，inonoblins A，B，C の他，既知の phelligridins D，E，G を単離し（図 4），ABTS ラジカル消去アッセイ，DPPH ラジカル消去アッセイ，スーパーオキシドラジカルアニオン消去アッセイを行い，phelligridins D と G が緩やかな活性を有することを報告した[18]。中島らはチャーガの熱水抽出エキスは他の菌類（アガリクス，霊芝など）よりも最も強い $O_2^{\cdot-}$ 消去活性，・OH 消去活性を持つと報告している。中島らによるチャーガの各エキスの DPPH ラジカル捕捉活性試験の結果を図 5 に示した[19]。また，Kim らはある種のチャーガの多糖類のうち，水溶性の endo 型多糖は脾臓細胞に働き B 細胞を介して免疫を増強すると報告している。Cui らはチャーガの各画分のうち，特にポリフェノール画分は強い DPPH ラジカル消去活性，スーパーオキシド消去活性，パーオキシラジカル消去活

薬用食品の開発Ⅱ

性を示したと報告した[21]。また，Zheng らはチャーガに含まれるポリフェノールはフリーラジカル消去の素因であると述べている[22]。

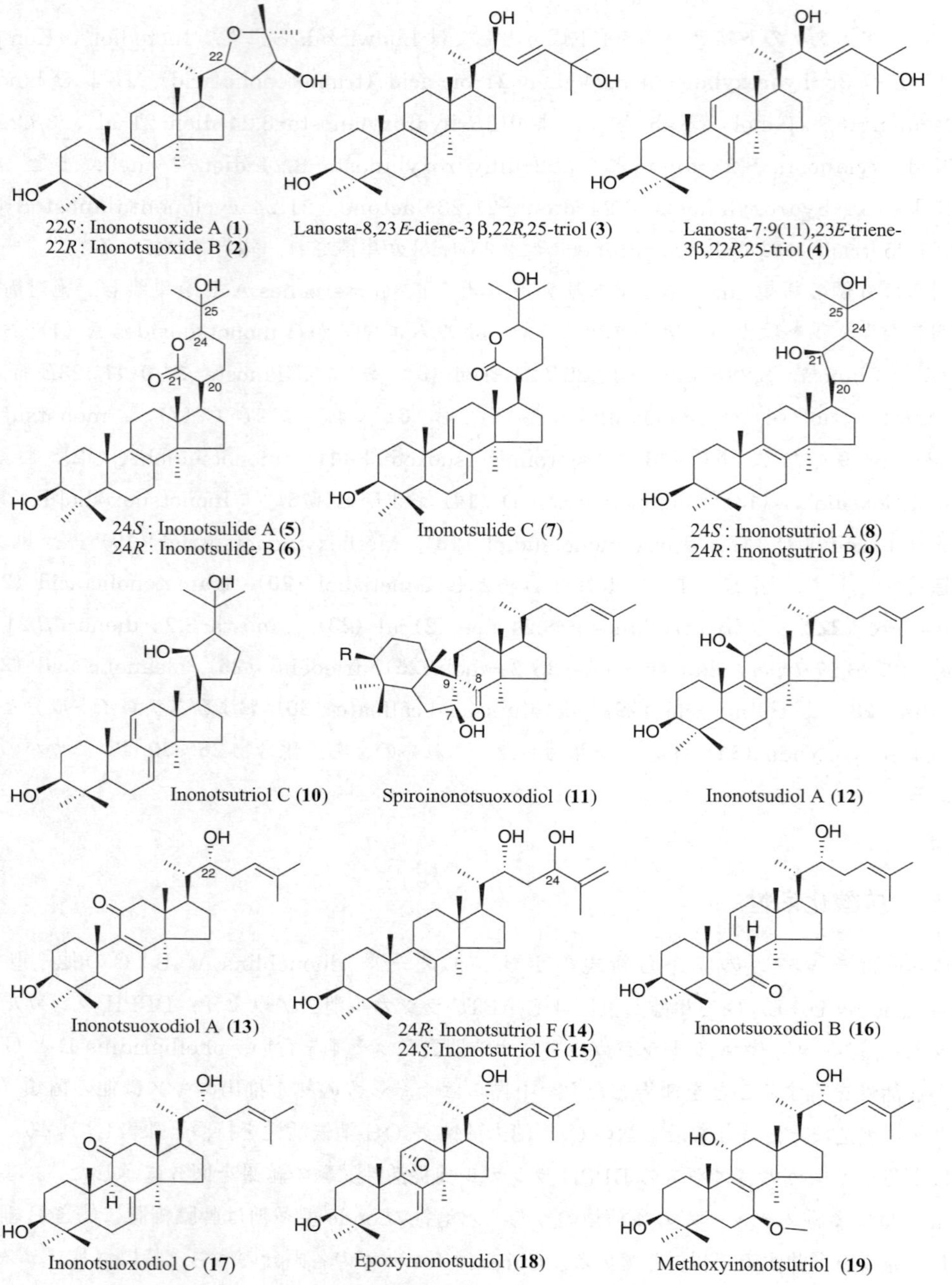

22S : Inonotsuoxide A (**1**)
22R : Inonotsuoxide B (**2**)

Lanosta-8,23 E-diene-3 β,22R,25-triol (**3**)

Lanosta-7:9(11),23E-triene-3β,22R,25-triol (**4**)

24S : Inonotsulide A (**5**)
24R : Inonotsulide B (**6**)

Inonotsulide C (**7**)

24S : Inonotsutriol A (**8**)
24R : Inonotsutriol B (**9**)

Inonotsutriol C (**10**)

Spiroinonotsuoxodiol (**11**)

Inonotsudiol A (**12**)

Inonotsuoxodiol A (**13**)

24R: Inonotsutriol F (**14**)
24S: Inonotsutriol G (**15**)

Inonotsuoxodiol B (**16**)

Inonotsuoxodiol C (**17**)

Epoxyinonotsudiol (**18**)

Methoxyinonotsutriol (**19**)

図2　新規トリテルペノイド

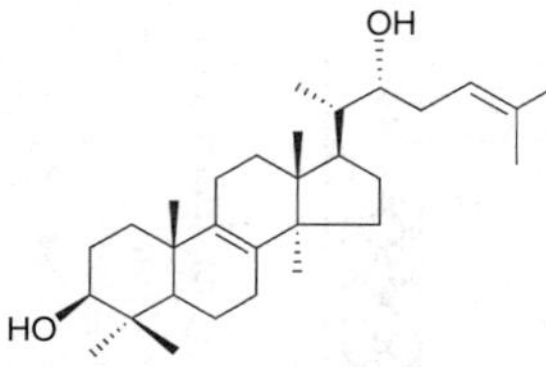

第 20 章　カバノアナタケ（チャーガ）の有効性

inotodiol (**20**)

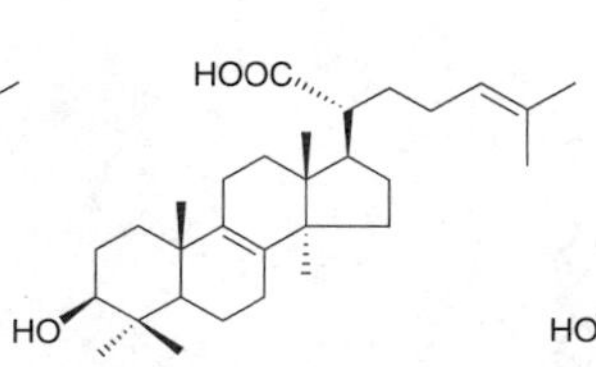

trametenolic acid (**21**)

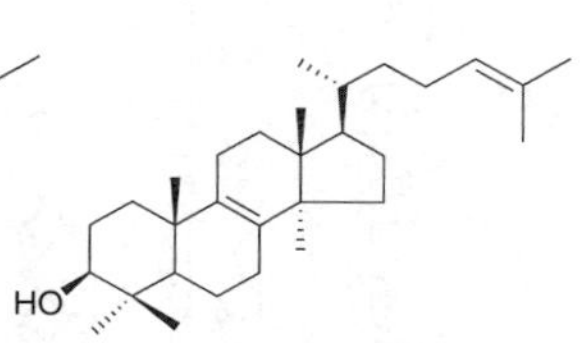

lanosterol (**22**)

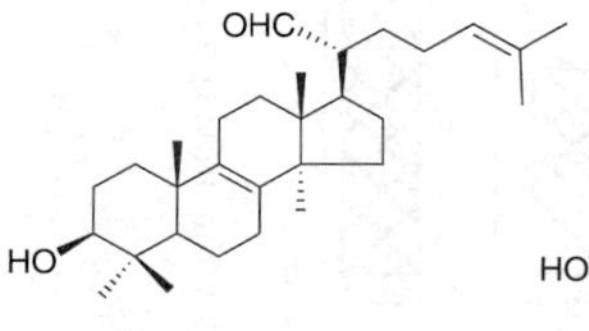

3β-hydroxylanosta-
8,24-dien-21-al (**23**)

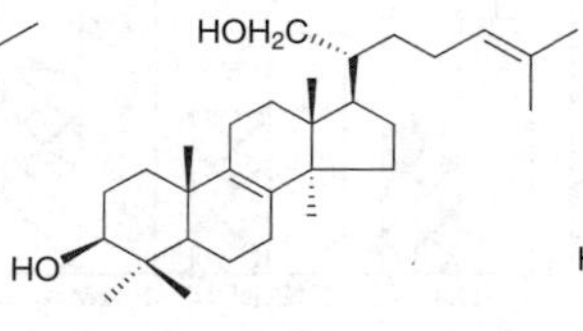

lanost-8,24-diene-3 β,21-diol (**24**)

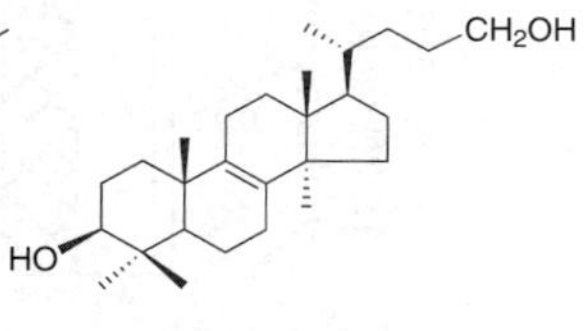

25,26,27-*trisnor*-lanost-
8-ene-3 β,24-diol (**25**)

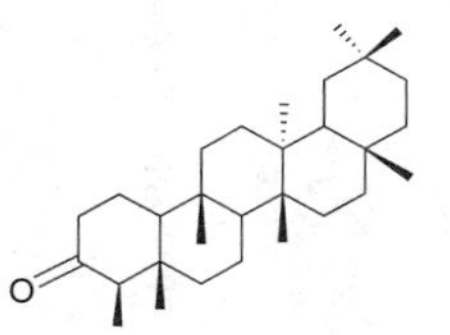

friedelin (**26**)

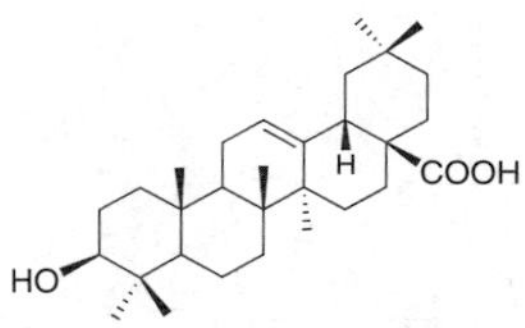

oleanolic acid (**27**)

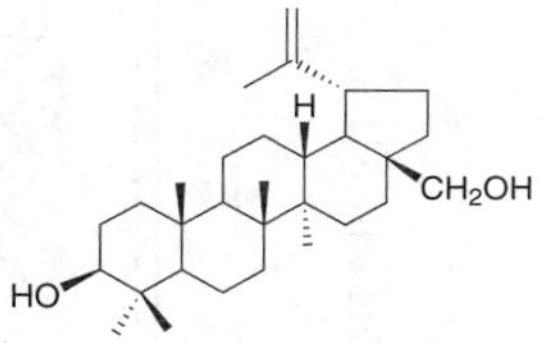

betulin (**28**)

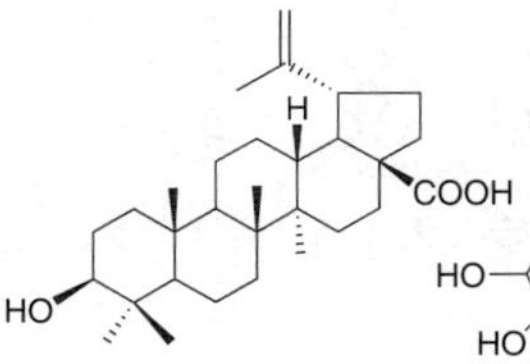

betulinic acid (**29**)

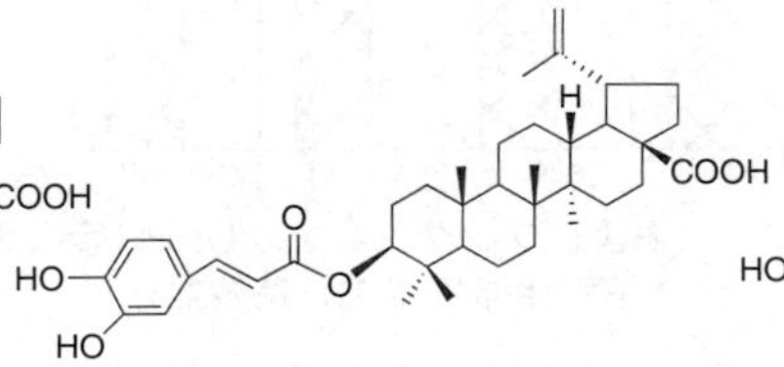

betulinic acid caffeate (**30**)

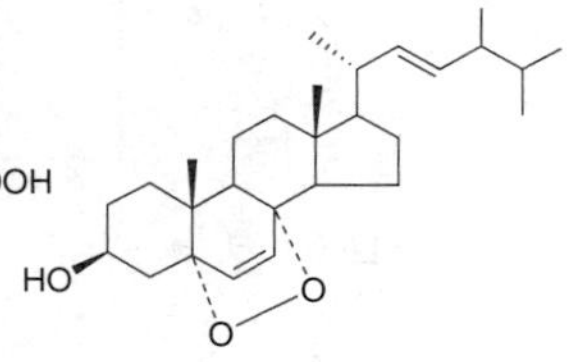

ergosterol peroxide (**31**)

図3　既知化合物

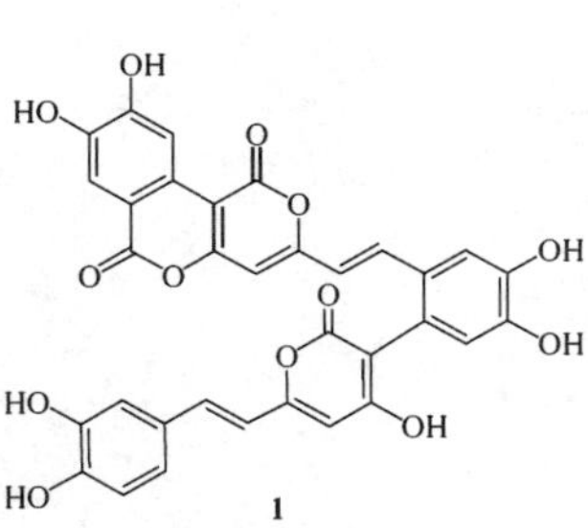

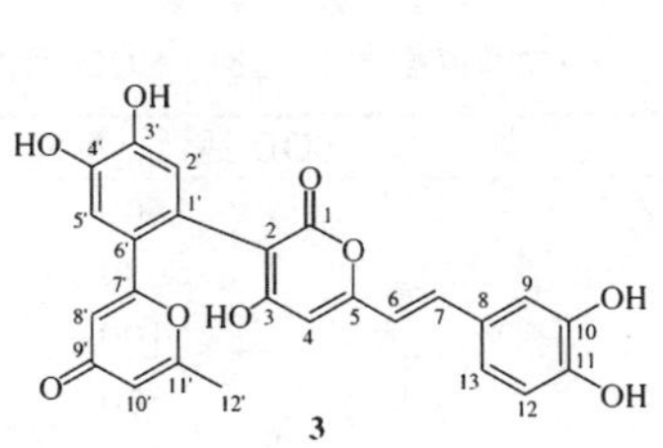

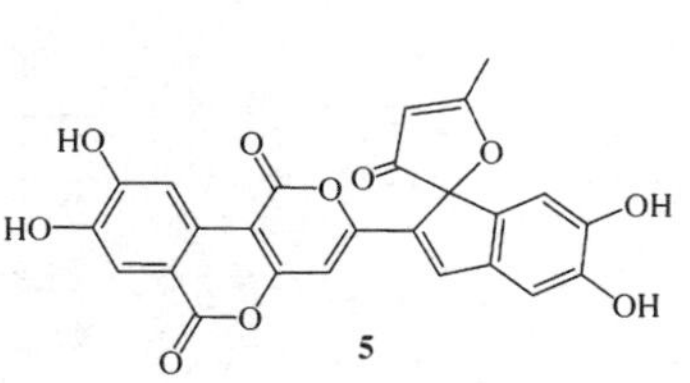

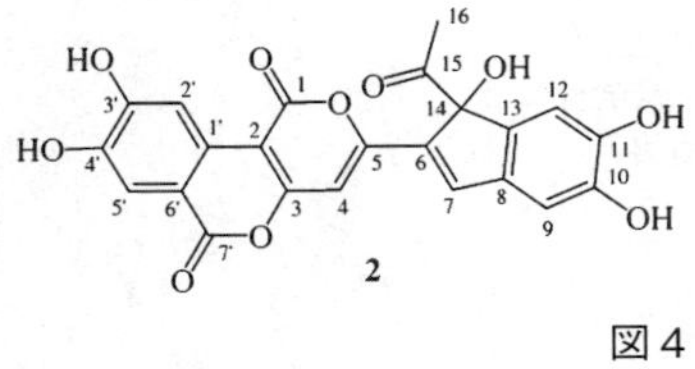

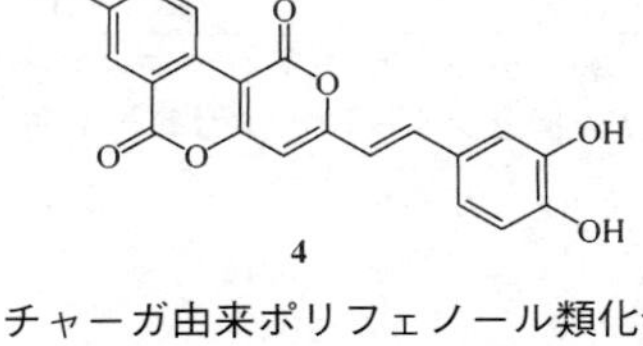

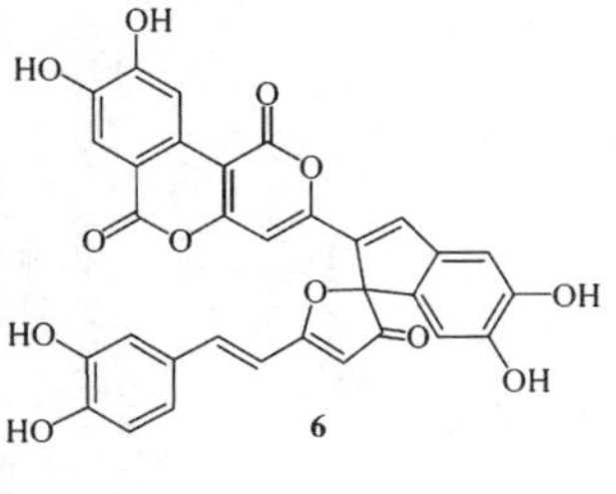

図4　チャーガ由来ポリフェノール類化合物

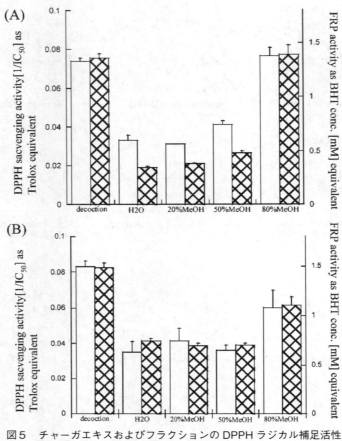

図5 チャーガエキスおよびフラクションのDPPHラジカル補足活性
(A) 子実体部分, (B) 菌核部分

表1 キノコ類の抗酸化活性(SOD活性)

	SOD活性(単位/g)
アガリクス	1500
霊芝	630
舞茸	1100
トリュフ	860
山伏茸	1400
カバノアナタケ	35000
メシマコブ	110

星崎東明 著 カバノアナタケ(チャーガ) 健全社／
㈶日本食品分析センター(キノコ類の分析成績書)

6 抗腫瘍活性

我々はチャーガから得た化合物のうち，12種について抗がん剤スクリーニングとしてP388マウスリンパ性白血病細胞，HL-60ヒト急性前骨髄性白血病細胞，L1210マウスリンパ性白血病細胞，およびKBヒト口腔扁平上皮がん細胞に対する増殖抑制試験を行った（表2）[16, 17]。一方，古林らの報告ではチャーガの4種のトリテルペン（**20**）～（**23**）のうち，主成分であるinotodiol（**20**）がマウス白血病p388/S細胞に優れた細胞増殖抑制活性を示した。また，**20**について断片化DNA検出法によりアポトーシス誘導活性の評価を行い，時間依存的に断片化DNAが増加することを確認した。以上の結果，inotodiol（**20**）のアポトーシス誘導活性を明らかにした（図6）[23]。Kahlosらは数種のトリテルペンががん細胞株 Walker256，MCF-7およびP388に対し，細胞増殖抑制活性を示すことを明らかにした[24, 25]。Chenらはチャーガの水溶性

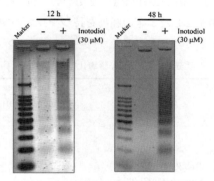

図6　inotodiolによるDNA断片化

表2　癌細胞増殖抑制試験

Compound	Cell line P388 IC_{50} (μM)[a]	Cell line HL-60 IC_{50} (μM)[a]	Cell line L1210 IC_{50} (μM)[a]	Cell line KB IC_{50} (μM)[a]
1	56.7	48.0	19.4	106.8
2	>200	>200	16.3	>200
11	29.5	30.6	12.5	21.2
12	23.8	27.2	23.8	14.5
13	15.2	17.7	19.7	89.8
15	10.2	23.5	10.0	11.6
16	14.0	13.8	19.7	15.0
18	140.3	147.8	155.8	98.2
20	50.8	49.2	12.4	48.6
21	49.3	48.2	48.2	52.8
23	49.9	49.9	10.7	14.7
24	57.6	61.0	10.4	32.1
5-FU[b]	2.3	2.2	2.100	7.7

[a]DMSO was used as vehicle，[b]Positive control

画分から得た多糖が *in vitro* で Jurkat および Daudi がん細胞の増殖を抑制することを報告している[26]。また，Zhong らはチャーガエキスはヒト胃がん細胞 BGC-823 に対しアポトーシス誘導活性を有することを報告している[27]。

7　がん予防活性

　我々はチャーガから得た化合物およびその誘導体のうち，17種について発がんプロモーション抑制物質の一次スクリーニングとして確立されている *in vitro* EBV-EA 誘導化抑制試験を実施した（表3）。この中で比較的効果が強く，また収量が多い既知化合物である **20** と **23** について *in vivo* マウス皮膚二段階発がんプロモーション抑制試験を行った。イニシエーターとして 7,12-dimethylbenz [a] anthracene（DMBA），プロモーターとして 12-*O*-tetradecanoylphorbol-13-acetate（TPA）を用いた。20 週後の陽性コントロール群で腫瘍を持つマウスの数を 100％としたときの腫瘍を持つマウスの割合（％）と陽性コントロー

表3　EBV EA 誘導化抑制試験

	Compound	Percentage of EBV-EA induction[a]			
		Concentration （mol ratio/32 pmol TPA）			
		1000		500	100	10
1	Inonotsuoxide A	6.3	(70)	42.0	71.3	94.3
1a	Inonotsuoxide A diacetate	7.9	(70)	47.0	78.1	96.7
3	Lanosta-8,23*E*-diene-3β,22*R*,25-triol	0	(70)	26.9	69.8	89.2
4	Lanosta-7：9 (11),23*E*-triene-3β,22*R*,25-triol	0	(70)	25.1	67.3	88.2
5	Inonotsulide A	8.7	(70)	38.6	76.4	98.5
5[a]	Inonotsulide A acetate	9.9	(70)	41.3	76.8	99.7
6	Inonotsulide B	8.7	(70)	38.6	76.5	98.7
7	Inonotsulide C	8.1	(70)	38.1	75.4	98.5
14	Inonotsutriol F	6.3	(70)	42.8	74.1	96.6
15	Inonotsutriol G	6.4	(70)	42.8	74.0	96.5
20	Inotodiol	2.4	(70)	37.6	66.1	93.1
21	Trametenolic acid	9.2	(70)	45.0	75.4	98.6
21[a]	Trametenolic acid acetate	12.7	(70)	47.8	79.0	100
22	Lanosterol	4.9	(70)	44.7	74.3	96.3
23	3β-Hydroxylanosta-8,24-dien-21-al	0	(70)	35.1	64.0	90.4
24	Lanost-8,24-diene-3β,21-diol	10.9	(70)	47.1	77.5	100
28	Betulin	12.1	(70)	49.2	79.1	100
Reference compound						
	Retinoic acid	15.3	(60)	49.3	76.3	100
	β-Carotene	8.6	(70)	34.2	82.1	100
	Curcumin	0	(60)	22.8	81.7	100

[a]Values represent relative percentages to the positive control value. TPA （32 pmol, 20 ng） = 100 %.
Values in parentheses are viability percentages of Raji cells.

第20章　カバノアナタケ（チャーガ）の有効性

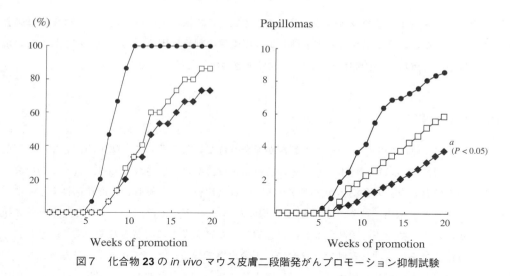

図7　化合物 **23** の *in vivo* マウス皮膚二段階発がんプロモーション抑制試験

ル群と比較したときのマウス1匹あたりに発生した腫瘍の平均数より評価した。化合物 **23** の20週目の結果を図7に示す[14]。なお，化合物 **20** の20週目の結果は86.6%および5.0個であった[12]。

8　抗炎症活性

Sungらはチャーガのポリフェノール 3,4-dihydroxybenzalacetone が様々な炎症誘発剤によるNF-κBの活性化を抑制することを明らかにした[28]。また，Parkらはチャーガのメタノール抽出エキスの *in vitro*, *in vivo* 抗炎症活性および抗侵害作用を報告した[29]。Kimらはチャーガの70%エタノールエキス（IOE70）のRAW 264.7マクロファージを用いた lipopolysaccharide 誘発炎症の抑制能について検討したところ，IOE70は濃度依存的にIκBα, AktおよびMAPKsのリン酸化を抑制することを示した[30]。また，Parkらはチャーガがヒトリンパ球の酸化的DNA損傷を抑制することを報告した。さらに彼らはチャーガは抗バクテリア，抗アレルギー，抗炎症，抗酸化，といった人類に有益な特性を持っていると述べている[31]。

9　その他の作用

Hyunらはチャーガから新規のTrp-Gly-Cysを持つペプチドを単離し，そのペプチドが血小板凝集抑制作用を有することを明らかにした[32]。瑞野らはチャーガの多糖類の血糖低下作用を報告した[33]。また，Xuらはチャーガの血圧降下作用，脂肪沈着抑制作用を報告した[34]。Babitskayaらはチャーガのメラニン形成阻害作用を報告した[35]。大竹らはチャーガの抽出物が，天然物としては極めて強い抗HIV-1作用を示すことを確認した[36]。一方，米井らは，チャー

ガ抽出物含有保健機能食品の身体への作用について二重盲検法にて検討した。いくつかの好影響および好ましくない影響が示され，有用性および至適量の判断は困難であった。好ましくない現象としては頻尿，γGTP・中性脂肪の軽微な上昇を認めた，と報告している[37]。

10　おわりに

　現在，ロシアでは医療用のチャーガの製剤が開発されている。そして，臨床的にも多くの病院で腫瘍や生活習慣病の患者に使用され，その治療結果は良好と評価されている。日本での研究でも，チャーガは有効成分の多糖体がアガリクスのそれと比較して，優れた抗酸化活性を示すことが明らかにされた。米山　誠著『ガンを消す 幻の茸 チャーガ』では，チャーガの効用として抗がん・制がん効果，糖尿病の予防と改善，慢性胃炎，などが多彩に記載されている[38]。さらに，チャーガは液体培養に成功し安価で，安全に，工業規模で得ることができるようになった[39]。しかし，いまだにチャーガの有用成分として，アガリクス，シイタケ菌糸体，霊芝，のような国際データベースで報告されているものはない。がんの患者を対象にしたチャーガの臨床研究報告もない。今後は，多様な生物活性を有するチャーガの効能の活性本体解明，安全性および有用性の解明，臨床研究に期待する。

文　　献

1)　アレクサンドル・ソルジェニーツィン・小笠原豊樹　翻訳，ガン病棟（新潮文庫）
2)　堀内　勳，「幻の茸チャーガのすべて」（青崩堂）
3)　小川哲夫，「健康茶　カバノアナタケの魅力」（財界研究所）
4)　甲田光雄，「幻のキノコ・カバノアナタケ」（ハートランド）
5)　R-S. Ludwiczak *et al.*, *Poczniki Chem.* **36**, 497 （1962）
6)　K. Kempska *et al.*, *Poczniki Chem.* **36**, 1453 （1962）
7)　K. Kahlos *et al.*, *Planta Med.* **50**, 197 （1984）
8)　K. Kahlos *et al.*, *Acta Pharmacol. Fennica* **95**, 71 （1986）
9)　Y. Shin *et al.*, *Euras J. Forest Res.* **1**, 43 （2000）
10)　Y. Shin *et al.*, *J Wood Sci.* **47**, 313 （2001） 1412
11)　S. Nakamura *et al.*, *Tetrahedron* **65**, 2443 （2009）
12)　T. Nakata *et al.*, *Bioorg. Med. Chem.* **15**, 257 （2007）
13)　S. Taji *et al.*, *Helv. Chim. Acta* **90**, 2047 （2007）
14)　S. Taji *et al.*, *Eur. J. Med. Chem.* **43**, 2373 （2008）
15)　S. Taji *et al.*, *Helv. Chim. Acta* **91**, 1513 （2008）
16)　N. Handa *et al.*, *Phytochemistry* **71**, 1774 （2010）
17)　R. Tanaka *et al.*, *Phytochemistry Lett.* **4**, 328 （2011）

第 20 章　カバノアナタケ（チャーガ）の有効性

18) I-K. Lee *et al.*, *Bioorg. Med. Chem.* Lett. **17**, 6678（2007）
19) Y. Nakajima *et al.*, *Chem. Pharm. Bull.* **55**, 1222（2007）
20) Y. O. Kim *et al.*, *Life Sciences* **77**, 2438（2005）
21) Y. Cui *et al.*, *Journal of Ethnopharmacology* **96**, 79（2005）
22) W. Zheng *et al.*, *Phytochemical Analysis* **22**, 95（2011）
23) M. Nomura *et al.*, *Anticancer Res.* **28**, 2691（2008）
24) K. Kahlos *et al.*, *Acta Pharmaceutical Fennica* **95**, 173（1986）
25) K. Kahlos *et al.*, *Acta Pharmaceutical Fennica* **96**, 33（1987）
26) Y. Chen *et al.*, *Shipin Kexue* **31**, 91（2010）
27) X. Zhong *et al.*, *Zhongguo Yaofang* **18**, 2661（2007）
28) B. Sung *et al.*, *Molecular Cancer Therapeutics* **7**, 191（2008）
29) Y-M. Park *et al.*, *Journal of ethanopharmacology* **101**, 120（2005）
30) H-G. Kim *et al.*, *Journal of Medicinal Food* **10**, 80（2007）
31) Y. K. Park *et al.*, *BioFactors* **21**, 109（2004）
32) K. W. Hyun *et al.*, *Peptides* **27**, 1173（2006）
33) T. Mizuno *et al.*, *Internal Journal of Medicinal Mushrooms* **1**, 301（1999）
34) X. Xu *et al.*, *Internal Journal of Medicinal Mushrooms* **12**, 235（2010）
35) VG. Babitskaia *et al.*, *Prikladnaia biokhimiia I mikrobiologiia* **38**, 286（2002）
36) 大竹　徹, 他, 北海道公衆衛生学会講演要旨集　1999 年 11 月 11 日
37) Y. Yonei *et al.*, *Anti-Aging Medicine* **4**, 1（2007）
38) 米山　誠, 『ガンを消す 幻の茸 チャーガ』（青萌堂発行）2002 年
39) 特許　カバノアナタケの液体培養方法 WO2006／016582 国際公開日：2006 年 2 月 16 日

第21章 南米ブラジル産薬用樹木 *Tabebuia avellanedae* "タヒボ (Taheebo)"

~その有効成分と抗がん作用及び安全性の評価~

太田富久[*]

1 はじめに

現代から600年ほど前に南米においてインカ帝国が成立し，文化が栄えるとともに独自の医療技術が発達した。当時の医療は薬用天然物を用いる医療であり，南米においてはアマゾンの原生林からアンデスの高山植物まで豊富な植生群に恵まれた中での医療方法であったものと推測される。これら数多く用いられたであろう薬用植物群のなかに「タワリ」と呼ばれる植物があった。この植物は学名を *Tabebuia avellanedae*（タベブイア・アベラネダエ）とされるノウゼンカズラ科（*Bignoniaceae*）の木本植物であり，この樹木の内部樹皮は各種炎症性疾患をはじめとし，多方面の疾病に用いられていた。人々はこれを「神からの恵みの木」という意味で「Taheebo（タヒーボ）」と呼んでいた，と言われている。

2 タヒボとは

タヒボは南米アンデスを中心に文化社会を築いたインカ帝国において利用されていた，アマゾン源流に生息する薬用植物であり，現地では「タワリ」と呼ばれる樹木の外皮を除いた内部樹皮である。現地人はこれを「タヒーボ」と崇めたことから日本においてはタヒボの名で呼ばれている。ノウゼンカズラ科のタベブイア属には100種以上存在し，現在のブラジルでの一般的な呼称はイペー，イッペ，イッピ，パウダルコ，イペウーバなどと呼ばれており，白，黄，ピンク，紅，紫，橙色などの花を咲かせる樹種がある。とくに黄色の花はイペー・アマレーロと呼ばれブラジルの国花として親しまれているが，本種とは別に紫系の花を咲かせる品種が50種以上存在する。その中で7月から8月にかけて赤紫色の花を咲かせ，最も強い薬効を有しているアベラネダエ種のみが「タヒボ」として利用されている。

本植物は樹齢30年を超えて成木となり，その樹高は30 m以上，直径は1.5 m以上におよぶ大木であり，材は非常に堅固であるため水にも沈む木である。しかしながらタヒボの素材はその木の外皮を除いた厚さ7 mm程度の内部樹皮のみを用いるため，1本の木から得られる材料はわずかである。この内部樹皮のみを乾燥し，粉砕して現地の民族は古くからお茶として飲用し，疾病治療や健康保持に役立てている。

---

[*] Tomihisa Ohta 金沢大学 医薬保健学総合研究科 教授

第21章　南米ブラジル産薬用樹木 *Tabebuia avellanedae* "タヒボ（Taheebo）"

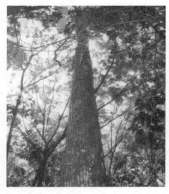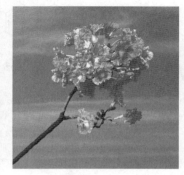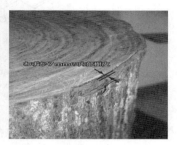

写真1　タヒボ
（左）原木，（中）花，（右）わずか7 mm の内部樹皮

3　タヒボの有効性

　ブラジル人のウォルター・ラダメス・アコーシ博士は，50年以上にも及ぶ薬用植物の調査と研究の中から，1960年代にタヒボがヒトの白血病やがんに効果があること，そしてアマゾン川流域の特定地域に生育するタヒボが，他地域で生育する同種の樹木と比べて特に有効性が高いことを発見した[1]。この研究成果をもとにして多くのブラジル人やアメリカ人のがん患者が救われた，という記録が残されている。

　後に，日本の研究者らによってその特定地域で採取したタヒボから，がん細胞の増殖を阻害するナフトキノン系の化合物の含有を確認し[2]，アコーシ博士の研究を裏づけた。

　近年，タヒボのような伝承素材にも科学的根拠が必要不可欠となり，タヒボに注目する研究者らによって，ヒト由来細胞や小動物を用いた実験での解析が行われている。また昨今，食の安全性確保が重要視されていることから，これらの解析に併せてヒトでの有用性と安全性を再検証するため，ヒト臨床試験が進行している。

4　含有される有効成分

　1970年代にドイツの研究者により，数種のタベブイア属について含有成分の分析・構造解析が行われ，多くの化合物が同定された[3]。天然に存在する多くの芳香族類がその中に認められ，この樹木の生物資源としての有用性が期待された。

　これらの樹木（心材および樹皮）から単離された化合物の中で最初に注目されたのは天然色素のキノンに分類されるものであった。彼らは，生理活性物質としてナフトキノンに属するLapachol（ラパコール）を心材部より単離し，抗腫瘍活性が認められたことからこれを目標に研究を行った[4]。しかし既存の抗腫瘍剤と同程度の活性であり，なにより副作用が認めら

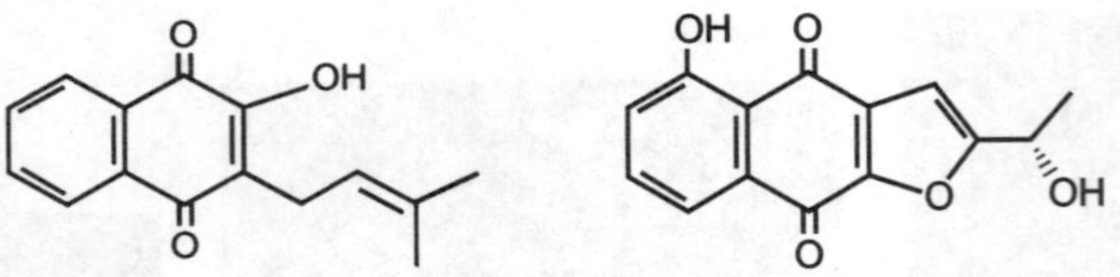

薬用食品の開発Ⅱ

図1

右：NQ801【2-(1-hydroxyethyl)-5-hydroxynaphtho［2,3-b］-furan-4,9-dione】
左：NQ801【S-2-(1-hydroxyethyl)-5-hydroxynaphtho［2,3-b］furan-4,9-dione】

れる，という結論から抗腫瘍剤に向けた研究は止まった状態である。後に日本の京都大学グループにより，タヒボから Lapachol より抗腫瘍活性の強い成分「開発コード NQ801」S-2-(1-hydroxyethyl)-5-hydroxynaphtho［2,3-b］furan-4,9-dione（図1）が内部樹皮より単離された[3]。そして内部樹皮の微粉末とともに，単一成分 NQ801 に関してがんに対する効果が検証され，その有効性が確認されている[5]。

5 NQ801 の抗腫瘍効果を検証する基礎実験

タヒボから単離された NQ801 を用いて，細胞に対する基礎実験および小動物に対しての種々の活性試験が行われている。

まず NQ801 を用いたがんに対する有効性試験において以下のような結果が得られている。すなわちヒト由来の各臓器正常細胞とがん細胞を用いて抗腫瘍効果を検証する目的で，23種のがん細胞（マウス由来のものを含む）と4種の正常細胞に対する効果と安全性が試験された。その結果，1.7～25 ng/mL の濃度で各種がん細胞増殖に対して抑制効果を発揮し，正常細胞に対しては 55 ng/mL 以上の濃度で増殖抑制することが判明した[6]。NQ801 は各種悪性腫瘍細胞に対して選択的に有効性を有することがうかがえ，このことより NQ801 を含有するタヒボはがん予防と阻害効果を期待できるものと推定される。

次に小動物を使用する実験としてマウス肺2段階発がん抑制試験が行われた。この実験においては NQ801 を投与した群では肺腺腫形成抑制が確認されている。すなわちマウスを1群15匹とし，固形飼料と飲料水を自由に摂取できるようにして5群用意し，1群を対照群，他の1群には発がんプロモーターの8%グリセロールを飲料水として投与し，これら以外の3群には発がんイニシエーターとして4-ニトロソキノリン-N-オキシド（4NQO）を皮下注射した。この3群の内1群は飲料水として水をのみ，他の1群には8%グリセロール，さらに他の1群には 0.1 ng/mL の NQ801 を添加した8%グリセロールを与えた。その結果，NQ801 を与えた実験群は陽性コントロールに比べて腺腫の発現が 1/3 に減少し，肺腺腫形成抑制を確認することができた[7]。

さらにマウスを用いての皮膚2段階発がん抑制試験が行われている。本実験では発がんイニ

240

第 21 章 南米ブラジル産薬用樹木 *Tabebuia avellanedae* "タヒボ (Taheebo)"

表 1 悪性腫瘍に対する NQ801 の効果と正常細胞に対する安全性

単位：ng/ml

細 胞 名	LD_{50} 値, IC_{50} 値
①ヒト肺腺癌 A-549 細胞	9.5
②ヒト肺腺癌 VMRC-LCD 細胞	13.0
③ヒト肺腺癌 SK-LU-1 細胞	17.0
④ヒト肺扁平上皮癌 Calu-1 細胞	17.0
⑤ヒト結腸腺癌 WiDr 細胞	11.0
⑥ヒト前立腺癌 LNCaP 細胞	1.7
⑦ヒト腔扁平上皮癌 A-431 細胞	21.0
⑧ヒト子宮頚癌 HeLa 細胞	18.0
⑨ヒト胆道癌 HuCC-T1 細胞	20.0
⑩マウス皮膚癌メラノーマ B16 (M4) 細胞	6.7
⑪ヒト膵臓癌 ASPC-1 細胞	17.0
⑫ヒト神経芽腫 IMR-132 細胞	10.0
⑬ヒト肺小細胞癌 SCCH-194 細胞	10.0
⑭ヒト膀胱癌 T24 細胞	21.0
⑮ヒト腎癌 VMRC-RCW 細胞	19.0
⑯ヒト胃癌 NUGC-2 細胞	17.0
⑰ヒト甲状腺癌 8305C 細胞	25.0
⑱ヒト肝癌 HuH-7 細胞	5.5
⑲ヒト卵巣癌 TYK-nu 細胞	17.0
⑳ヒト絨毛上皮癌 BeWo 細胞	18.0
㉑ヒト乳癌 MRK-nu-1 細胞	12.0
㉒ヒト B 型悪性リンパ腫細胞	5.6
㉓ヒト慢性骨髄性白血病 K562 細胞	14.0

細 胞 名	LD_{50} 値, IC_{50} 値
㉔ヒト正常線維芽細胞 N6KA 細胞	84.0
㉕ヒト正常気管上皮細胞	＞55.0
㉖ヒト正常腎細胞	65.0
㉗ヒト正常末梢血リンパ球	84.0

※LD50 値・IC50 値は，NQ801 のヒト・マウス悪性腫瘍および正常細胞に対する増殖を 50％阻害する濃度を示す。

表 2 マウス肺における腺種の発現数と発現率

実験群	発現した腺種	マウス 1 匹あたりの腺種	腺種が発現したマウスの数
①飲料水として水のみ摂取	0	0	0
②飲料水として 8％グリセロールのみ摂取	0	0	0
③ 4NQO を摂取後，飲料水として水のみ摂取	3	0.2	13.3
④ 4NQO を摂取後，飲料水として 8％グリセロールのみ摂取	48	3.2	100
⑤ 4NQO を摂取後，0.1 ng/ml の NQ801 を含む 8％グリセロール溶液を経口摂取	9	0.6	33.3

シエーターとして 7,12-ジメチルベンズ (a) アントラセン (DMBA) を，プロモーターとして 12-*O*-テトラデカノイルフォルボール-13-アセタート (TPA) が用いられ，これらをマウス背部皮膚に塗布した対照群に対して，TPA 処置前に NQ801 を塗布した被検薬物群では乳頭腫を発生させた匹数および発現した乳頭腫の数のいずれも減少している[8]。この実験結果よりタヒボは発がんプロモーション阻害剤としての可能性が示唆された (図 2)。

薬用食品の開発 II

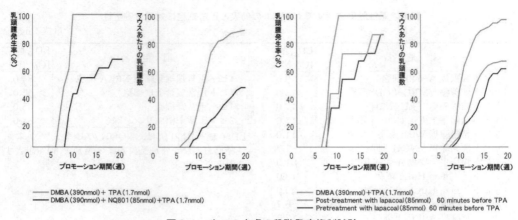

図2　マウスの皮膚2段階発癌抑制試験

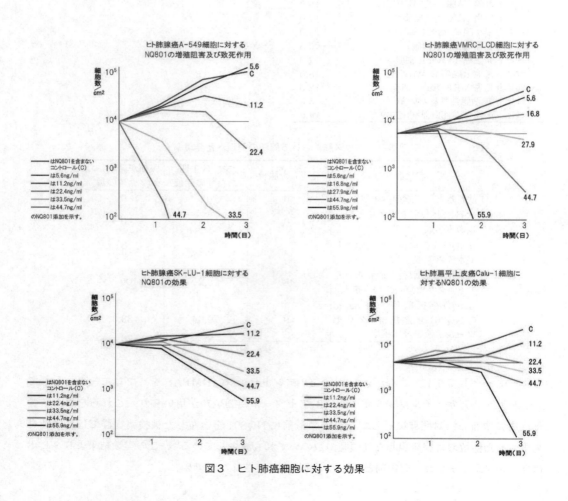

図3　ヒト肺癌細胞に対する効果

第21章　南米ブラジル産薬用樹木 *Tabebuia avellanedae* "タヒボ (Taheebo)"

3種のヒト肺腺がん A-549，VMRC-LCD および，SK-LU-1 並びにヒト肺扁平上皮がん細胞 Calu-1 において，濃度を変えて NQ801 を添加したとき，それぞれの細胞増殖に対してどのように影響するかが試験された。その結果，いずれも 20～30 ng/mL 程度の濃度で増殖抑制効果が認められ，50 ng/mL の濃度においてはがん細胞を退縮または死滅させる効果があることが判明している[9]（図3）。

6　タヒボ粉末およびエキス末の抗腫瘍効果

先に述べたマウス皮膚2段階がん抑制試験の方法を用いて，タヒボ粉末およびエキス末を経口投与したときの効果について検証されている。すなわちタヒボ粉末とこれから精製した水エキスに3倍量のデキストリンを加えて精製したエキス末について，それぞれ DMBA（発がんイニシエーター）を塗布後に被検薬物を経口投与し，その後に TPA（発がんプロモーター）を塗布する，という実験系においてタヒボ粉末，エキス末投与群においてそれぞれ乳頭腺（パピローマ）を発症した匹数率および発症数のいずれにも抑制効果が認められた[10]（図4，5，6）。

また，他の研究機関においては悪性腫瘍細胞と正常細胞に対するタヒボ抽出液のアポトーシス誘導に関する試験も行われている。実験ではタヒボの熱水抽出物の腫瘍細胞への直接作用と血管新生抑制作用について検討がなされた。その結果，タヒボ熱水抽出物を作用させた腫瘍細胞においてはアポトーシスを誘導し，腫

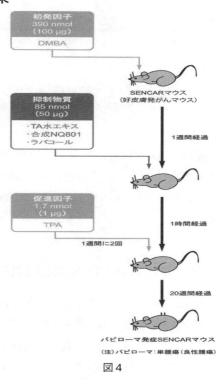

図4

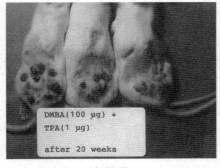

無処理

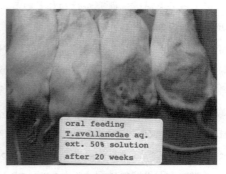

タベブイア・アベラネダエ水エキス投与

図5

薬用食品の開発 II

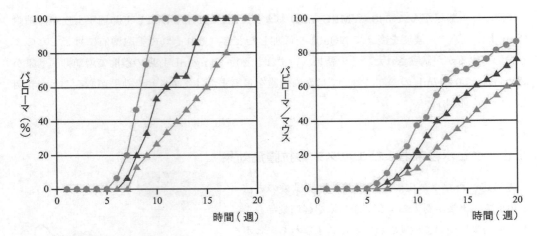

図6　タベブイア・アベラネダエ水エキスのマウス皮膚発がん2段階実験における効果

瘍細胞の増殖を抑制した。一方，正常細胞に対してはアポトーシス誘導も増殖阻害もなかった，としている。さらにタヒボ抽出物は抗腫瘍免疫増強作用と腫瘍細胞への直接作用ならびに腫瘍血管新生抑制作用という多彩な作用で腫瘍の増殖を抑制することが明らかになった，と結論している[11]。

7　タヒボおよびNQ801分画増強エキス末の安全性に関する研究

　食品においてはその有用性よりも安全性が重要視されることは言うまでもない。いかに人体に有益な食品であっても毒性や危険性が伴えばそれは食品として利用すべきではない。タヒボにおいては前述のようにその主要含有成分であるNQ801に関して腫瘍細胞に対する有効性と正常細胞に対する安全性が試験されており，有効性が検証されている。安全性と有効性に関しては他の研究者によっても試験・研究が行われている。

①　がん患者を対象とした安全性試験1

　近年，タヒボ熱水抽出エキス末について1日摂取目安量である2g（タヒボ原料5gに相当），2倍量（4g）および3倍量（6g）を主治療が終了したがん患者60（20〜80歳）を対象として長期服用（6ヶ月）における安全性試験が実施された[12]。

　試験項目として血液，生化学データ，尿検査，有害事象，各種免疫パラメーター検査，尿中8-OHdG，QOL調査について2ヶ月ごとに6ヶ月目まで観察され，さらに6ヶ月目で服用停止し，その1ヶ月先における各項目の試験が行われている。その結果，脱落者は5例でみられたがエキス摂取との因果関係は認められないとする報告が発表された。血液・生化学検査ではヘモグロビン値は正常範囲内での変動をみたもののその他には異常な値は認められなかった。エキス摂

244

第 21 章　南米ブラジル産薬用樹木 *Tabebuia avellanedae* "タヒボ（Taheebo）"

取によるアレルギー反応などの副作用症状も認められなかった。さらに免疫パラメーターや尿中8-OHdG には有害な変化はなかったものの，炎症マーカーである高感度 CRP は摂取により有意に改善したことから，本エキスが血管の動脈硬化防止に役立つことが示唆された，と報告している。

② **がん患者を対象とした安全性試験 2**

2009 年に，様々ながん患者 12 例および健常人 12 人に対して NQ801 分画増強エキス末を長期服用させた結果が報告された。実験の協力者 24 名に対して NQ801 分画増強エキス末 6 g/日（2 g を 3 回/日）用量を 6ヶ月間毎日投与したところ，消化器系，皮膚，腎臓およびアレルギー反応に関する有害作用は認められなかったが，罹患者および健常者の全数において排尿回数の増加が認められた[13]。

実験においてはタヒボの熱水抽出液に NQ801 高濃度抽出分画を添加した増強エキスの 1 日目安量の 3 倍量を投与している。全投与者に対して自覚的有害作用，または他覚的有害作用も認められず，6ヶ月の試験終了日まで投与を中止することなく継続したが，唯一排尿回数のみが増加している。このことはタヒボの持つ利尿作用を認めるも他の有害作用は認められないことを示唆している。

③ **マウスにおける安全性試験**

タヒボ NQ801 の安全性試験の一環として，医薬品開発の全臨床試験に用いられている急性および亜急性毒性試験を行った。単回投与による急性毒性試験においては，通常投与量の 10 倍にあたる 1,000 mg/kg（60 kg の成人あたり 60 g 投与量）をマウスに投与して各種生化学値を評価した[14]。一方，亜急性毒性試験においては，通常の 2 倍量にあたる 200 mg/kg を 28 日間連続投与して異常の有無を検討した。

A：急性毒性試験（単回投与）

タヒボ NQ801，1,000 mg/kg をマウス（n＝12）に投与し，その 24 時間後に臓器重量，血球数，肝機能，腎機能の変化を調べた結果，いずれのパラメーターも，水のみを投与したコントロール群との間に正常範囲を超える差は認められなかった。

B：亜急性毒性試験（28 日間反復投与）

タヒボ NQ801，200 mg/kg をマウスに 28 日間経口投与し，臓器重量，血球数，肝機能，腎機能の変化を調べた結果，いずれのパラメーターも，水のみを投与したコントロール群との間に正常範囲を超える差は認められなかった。

タヒボの安全性は長年の飲用経験から予想されたことではあるが，マウスを用いる急性，亜急性毒性試験を行うことによって，改めて安全性が示された。

一方，NQ801 分画増強エキス末の毒性試験も同様にマウスを用いて実施されている[15]。通常，ヒトに対して NQ801 分画増強エキス末の 1 日摂取目安量は 2 g とされているが，これをマウスに換算すると体重は 1/2500，すなわち 0.8 mg となる。これを以下に示す用量でマウスに経

245

薬用食品の開発 II

口投与し，最終投与日から 1 週間にわたってマウスの状態を観察し，その後，マウスを処理し，状態を判定している。その結果は表 3 の如くである。

　ヒトがん患者における臨床報告において，NQ801 分画増強エキスを 1 日摂取目安量の 3 倍量を 3 カ月にわたって投与したときにおいても「生化学的，臨床的に異常値や異常所見は観察されなかった」と報告されている。一方，健常人に対して同量を 6 カ月間投与しても利尿作用以外の所見は見当たらず，ラットに対して 60 倍量相当を 3 日間投与しても特に異常は認められていない。

　一般的に，健康志向の素材は，有用性のみが注目される傾向にあるが，何よりもまずその安全性を保証することが重要である。今回は NQ801 分画増強エキス末の適正な投与量に対する検討を，5 匹のマウスを用いて進めた。すべての個体を詳細に観察したところ，現在推奨している至適使用量の 20 倍までの量でも，当試験期間中は顕著な障害は認められず，試験終了時に自然経過のマウスと比較しても，各個体においては同様の行動を示した。

　「健康に良い」といわれる食品素材においては，その良いところが注視されるが安全性を評価することが重要である。タヒボにおいてはその有用性を高めた NQ801 分画増強エキスについては 1 日摂取目安量の 60 倍以下であれば特に問題となる影響はないと思われる。しかしながらこれを他の薬剤，たとえば化学療法剤や抗生物質などと併用するとき，あるいは免疫力低下状態にある人などは同等に扱えないので注意する必要がある。

表 3

マウス投与量	ヒト換算量
1 mg/0.2 ml saline	2 g （ 1 P）
3 mg/0.2 ml saline	6 g （ 3 P）
8 mg/0.2 ml saline	20 g （10 P）
24 mg/0.2 ml saline	60 g （30 P）
48 mg/0.2 ml saline	120 g （60 P）

投与量	最終体重量（g）	個体の生体状態
生理食塩水	31 ± 0.5	−
1 パック（ 2g）	31 ± 0.3	＋ *
3 パック（ 6g）	31 ± 0.9	＋
10 パック（ 20g）	31 ± 0.9	＋
30 パック（ 60g）	31 ± 0.6	＋
60 パック（120g）	30 ± 0.8	＋ **

（−）個体異常なし　（＋）強制投与のみによる影響
（＋＋）個体行動が減少　（＋＋＋）個体行動が停止
＊　　単に 3 回連続強制投与による影響
＊＊　試験最終日には異常は認められない

第21章　南米ブラジル産薬用樹木 *Tabebuia avellanedae* "タヒボ（Taheebo）"

8　がん疾患を背景とした重要性

わが国では「がん対策基本法」が施行され[16]，その対策への重要性が再認識されているが，罹患者数は増加し続けている。現時点ではがんはわが国の死因の 30% を占めるという重大な疾患となっており，もはや国民病と規定されつつある。なかでも肺がんの増加は顕著であり，その原因には多くの因子が考えられ，その成因には不明点が多く，まだ根本的な改善効果は認められていない。

ヒトを構築する 60 兆の細胞は，多くの場所で細胞が絶えず壊れ，そして再生するというサイクルを繰り返している。高等動物の宿命ではあるが，このような状態が長く続くと身体のどこであれ'生体に対して悪性物であるがん'ができやすいということは，これまでの多くの報告より判明している。

先年の米国からの報告によると，がんの複雑さに関しては，臓器ごと，組織ごと，患者ごとに微細なレベルで大いに異なることが指摘され，未だその解明が困難であることが明白となった。

前述したように，もはや積極的にがんと戦うのではなく，がんと平和的に共存するのが望ましいことを提唱する研究者も少なくない。彼らはがんに対する効果についての情報を提供することによって有効性と安全性に関する客観的な情報を平易に理解し，日々の生活に取り入れてもらうことが大事なことと考えている。

ここで取り上げたタヒボは，補完代替医療が掲げるがんへの対応手段として，非常に有望な素材の一つと考えられる。がんとの共存をめざす点からも，タヒボ樹皮の煎じ飲料などを日々摂取し健康維持に役立てることはその目的にも適うものと推測する。今後，タヒボの基礎・応用研究が広く活発に進展し，現状の医療を補完する効能の開発が拓かれることに，またその可能性に期待するものである。

文　　　献

1)　W. R. Accorsi,「TAHEEBO」，ゼロ・プランニング，p 28（1988）

2)　S. Ueda, T. Umemura, K. Dohguchi, T. Matsuzaki, H. Tokuda, H. Nishino, A. Iwashima,「*Tabebuiaaveranedae* 細胞培養による抗発がんプロモーター　ナフトキノンの産生」，*Phytochem.*, **36**, 323-325（1994）

3)　S. Ueda,「試験管培養とナフトキノンの産生」，*Biotecnology in Agriculture and Forestry*, Vol. **28**, Medicinal and Aromatic Plants Ⅶ, Springer（Verlag Berlin Heidelberg），445-456（1994）

4)　J. B. Blick, A. A. Serpick, W. Miller, P. H. Wiernik,「ラパコールの初期臨床研究（NSC 11905），*Cancer Chemother. Rep.*, **4**, 27-28（1974）

5) S. Ueda, H. Tokuda, 「発がん促進に対するタベブイア・アベラネダエ成分の抑制効果」, *Planta Med.*, **56**, 669-670（1990）；S. Ueda, H. Tokuda, 「タベブイア・アベラネダエエキス並びにその成分の癌予防活性」, 第34回米国生薬学会年会講演要旨集, p51（1993）

6) S. Ueda, H. Tokuda, 「発がんプロモーション阻害剤」, 日本特許第2669762号（1997）

7) S. Ueda, H. Tokuda, 「2-(1-HYDROXYETHYL)-5-HYDROXYNAPHTHO-[2, 3-B] FURAN-4, 9-DIONE AND ANTITUMOR AGENT COMPRISING THIS COMPOUND」, 米国特許第5663197号（1997）

8) S. Ueda, H. Tokuda, 「抗がん剤」, 台湾特許第092054号（1998）

9) S. Ueda, H. Tokuda, 「抗がん剤」, 中国特許第93116259.9号（2004）

10) S. Ueda, 第2回がん転移研究会, 「Tabebuia属植物由来ナフトキノン系成分の培養ヒト転移性肺癌細胞に対する選択的毒性」（1993）

11) T. Ebina, T. Kubota, N. Ogawa, 「南米樹木茶タヒボ茶抽出物の抗腫瘍効果」, *Biotherapy*, **12**, 495-500（1998）；T. Ebina, T. Kubota, N. Ogawa, 「南米樹木茶タヒボ茶抽出物の抗腫瘍効果」, *Biotherapy*, **16**, 321-327（2002）

12) N. Suzuki, T. Arai, K.Uebaba, M. Nakai, S. Suzuki, Y. Takimoto, 毎日健康シンポジウム（名古屋）（2011）

13) Bacowsky Helmut；「Investigation on the effect of taheebo concentrate on various blood parameters and quality of life in patients suffering cancer」（2009）

14) タヒボNQ801のマウスにおける安全性試験, 金沢大学医薬保健研究域（2011）

15) 太田富久, 「急性経口毒性試験結果」, スギ生物化学研究所㈱（2011）

16) がん対策基本法（平成十八年六月二十三日法律第九十八号）（2006）

【第Ⅳ編　薬用食品素材の資源確保への取り組みと有効性】

第22章　砂漠人参「カンカ」の機能と砂漠緑化

村岡　修[*]

1　はじめに[1~5]

　新疆ウイグル自治区ホータンは，サハラ砂漠に次ぐ世界第2位の面積を誇るタクラマカン砂漠の西南部に位置するシルクロード西域南道最大の町である。ウイグル語の「タッキリ（死）」と「マカン（無限）」の合成語といわれ，“入れば二度と生きて戻れない”を意味する死の砂漠として恐れられてきたタクラマカン砂漠は，昼夜の寒暖の差が大きく，年間降雨量も数十mm以下で，年間を通じて強風にさらされる大変厳しい気候風土であるにもかかわらず，ホータン地区は世界有数の長寿地域として知られている。この地域では，カンカニクジュヨウ（カンカ）を砂漠人参と呼んで不老長寿の源として常食してきたと伝えられており，今日のアンチエイジング素材として興味深い薬用食品といえる。一方，世界各地の乾燥地帯では深刻な砂漠化が進行し，ホータンも例外ではない。中国現地政府はカンカの宿主である紅柳が防砂に適した植物であることから，地域産業の育成と防砂の両観点から紅柳の植樹を奨励している。本章では長寿食カンカの機能や有用性に関する研究とともに，近畿大学の薬学総合研究所と京都薬科大学が，新疆中薬民族薬研究所，中国ホータン地区政府，中国企業や大学と協力して進めてきたホータンの砂漠緑化とカンカ人工栽培の両立を目指した取り組みについても紹介する。

2　シルクロードのオアシス都市ホータン

　ホータンは，新疆ウイグル自治区の中央に広がるタクラマカン砂漠の南西部に位置し，その南に連綿と連なる崑崙山脈の雪解け水で潤うシルクロード西域南道最大のオアシス都市である。日本（東京）からは，北京，ウルムチを経由して空路約8時間でホータンに到着する。古来この町で産する「崑崙の玉」は漢民族に貴ばれ，玉貿易による富はかつてのホータン王国に大いなる繁栄をもたらした。また，東の中国，西のイラン，南のチベット，インドと結びつく東西交易の要地として栄えていた。インドから早くに仏教が伝来し，ホータン王国は仏教王国としてもその名を轟かせていた。かつてタクラマカン砂漠には，于闐（うてん国，ホータン王国）をはじめ，凄絶国（ニヤ国），楼蘭国など数多くの仏教国があった。前漢武帝の命により13年をかけて西域を旅した張騫（ちょうけん）は，紀元前138年に既に仏教王国であった于闐国を訪れており，また，7世紀にインドからの帰路に立ち寄った玄奘（げんじょう）三蔵法師の旅行記「大唐西域

　＊　Osamu Muraoka　近畿大学　薬学総合研究所／薬学部　有機薬化学研究室　教授

記」には「寺院伽藍は百あまり，人々は篤く仏法を尊んでいる……」と記されている。しかし，10世紀後半からイスラム勢力が侵入し，仏教王国の滅亡とともにシルクロードの主流が天山山脈沿いのルート（天山北路や南路など）に移り，ホータンの国際都市としての繁栄は失われた。やがてかつての王国の中心地は厳しい砂嵐や流砂により埋没してしまう。1900年，ホータン王国の調査を行ったイギリスの探検家スタインは，仏都ダンダンウイリク遺跡を発掘する。しかしその後遺跡は流砂に埋もれ，以来，100年にわたって失われたままとなった。2002年，再発見されたダンダンウイリク遺跡から，かつて唐の都・長安で一世を風靡した仏教画技法で描かれた仏教壁画の一部，「西域のモナリザ」が発見されている。また，同じ年にダンダンウイリク遺跡から南に90キロのところにあるドモコ遺跡からも仏像と壁画が発掘された（図1）。ホータンを通る西域南道は，発掘される大乗仏教の遺跡の位置から，かつてはもっと北を通っていたと考えられており，古来よりこの地域は強風と乾燥などによる深刻な砂漠化が進行してきたことが窺える。

　現在のホータン地区全体の面積は約25万km^{2}で日本本土よりも大きいが，人口は約177万人（うち，ホータン市の人口は約30万人）にすぎず，漢族が数パーセントでウイグル族が8割

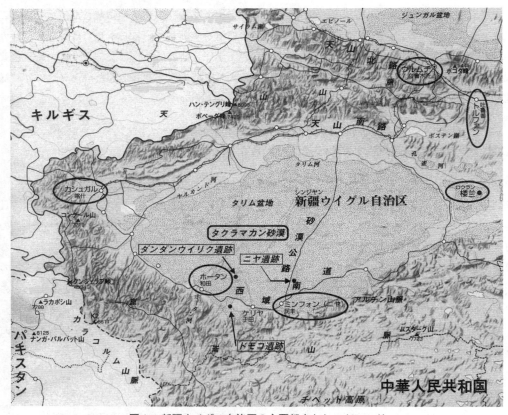

図1　新疆ウイグル自治区の主要都市とシルクロード

第 22 章　砂漠人参「カンカ」の機能と砂漠緑化

以上を占めている。ホータン地区の年間降雨量はわずか 35 mm 程度であるが，蒸発量は 2 千数百 mm にものぼる。崑崙山脈からの雪解け水を集めた白玉河や黒玉河は合流してホータン河となるが，ホータン河は雪解け水が増える夏季のみタクラマカン砂漠を縦断し，タリム川と合流する季節河川である。砂塵の吹く日は年 200 日を超え，冬期は－15℃，夏期は 40℃ にも達し，1 日の寒暖の差は 30℃ 近くになる。

　このような過酷ともいえる生活環境にもかかわらず，ホータン地区はコーカサス，フンザ（パキスタン），ビルカバンバ（エクアドル）と並ぶ世界 4 大長寿地域として知られている。ホータン地区の平均寿命は中国でもずば抜けて長く，100 歳を超えても寝たきりや認知症にかからない元気な老人が多いと言われている。ホータン地区の人々はカンカを常食しており，薄く切って羊肉とともに煮込み料理などに幅広く用いるほか，お茶や酒に漬けるなどして飲料としても毎日摂取しているとのことである。カンカの摂取による艶福な老人の話や子宝にめぐまれた説話は枚挙にいとまがなく，カンカのことを砂漠人参と呼んでいる。

3　砂漠人参 "カンカ"

　カンカとは，ハマウツボ科（Orobanchaceae）ニクジュヨウ属の多年生草本であるカンカニクジュヨウ（管花肉蓯蓉，*Cistanche tubulosa*（SCHRENK）R. WIGHT）の日本での通称である[6]。カンカは一般の植物とは異なり，ギョリュウ科（Tamaricaceae）の小高木タマリクス（紅柳，*Tamarix ramosissima* LEDEB.）の根に寄生して生育する。タクラマカン砂漠では，地下 10 m 近くを流れる伏流水にまで根を伸ばせるポプラやタマリクスなどが生育可能であり，カンカはそのタマリクスに寄生することで水や養分をもらい成長する（図 2）。タマリクスの枝，葉，花はこの地方で民間的に解熱，解毒，利尿薬として感冒，咳，リウマチなどの治療に用いられる。また，枝がタンニンを含むので皮なめしにも使われることがあるが，その利用頻度は少ない。

　『中華人民共和国薬典』には，カンカとジュヨウ（蓯蓉，*C. deserticola* Y. C. MA）の肉質茎を乾燥したものを漢薬ニクジュヨウ（肉蓯蓉）と規定している[7]。また，『神農本草経』において，ニクジュヨウは上薬（上品）に収載されており，その薬効として「五労，七傷を主治し，中を補い……精気を益し，子多からしむ。婦人の腹中の硬結，腫瘤を治す」と記されている。その後の多くの本草書や医学書にも収載され，例えば『日華子本草』には，「男子の絶陽で興奮せぬもの，婦人の絶陰で妊娠せぬものを治す」などと記載されている。このように，ニクジュヨウは中国伝統医学において強壮，補精薬としてインポテンツ，腰膝の冷痛，遺尿，婦人の不妊症，血崩，帯下，便秘などの治療に用いられてきた。

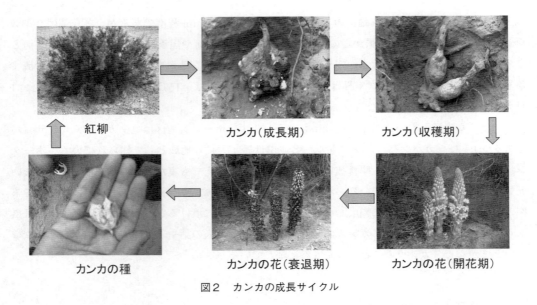

図2 カンカの成長サイクル

4 カンカの含有成分

　カンカの主要成分として，既に echinacoside（**40**）や acteoside（**41**）などのフェネチルアルコール配糖体などが明らかにされている。筆者らはカンカ乾燥肉質茎の抽出エキスから，新規化合物として4種のイリドイド配糖体 kankanoside A-D（**1-4**），含塩素イリノイド kankanol（**5**），鎖状モノテルペン配糖体 kankanoside E（**6**），2種のフェチネルアルコール配糖体 kankanoside F（**7**）および G（**8**）およびアシル化オリゴ糖 kankanose（**9**）を単離・構造決定するとともに（図3），24種の既知化合物（**24-31**，**33-36**，**40-42**，**44**，**46**，**51**，**56-58**，**62**，**65**，**66**）などを単離・同定した（図4）[8, 9]。また，カンカ新鮮肉質茎の抽出エキスについても含有成分を精査し，新規化合物として4種のイリドイド配糖体 kankanoside A（**1**），L（**19**），M（**20**）および N（**21**），3種の鎖状モノテルペン配糖体 kankanoside E（**6**），O（**22**）および P（**23**），12種のフェチネルアルコール配糖体 kankanoside F（**7**），G（**8**），H_1（**10**），H_2（**11**），I（**12**），J_1（**13**），J_2（**14**），K_1（**15**），K_2（**16**），L_1（**17**）および L_2（**18**）およびアシル化オリゴ糖 kankanose（**9**）を単離・構造決定するとともに（図3），37種の既知化合物（**24-27**，**30-32**，**36-57**，**59-66**）などを単離・同定した（図4）[10〜12]。

5 カンカ抽出エキスおよび含有成分の生物活性

　中国の研究者らによって，カンカの抽出エキスや主要成分 echinacoside（**40**）と acteoside（**41**）に以下の作用が報告されている[1]。

第22章 砂漠人参「カンカ」の機能と砂漠緑化

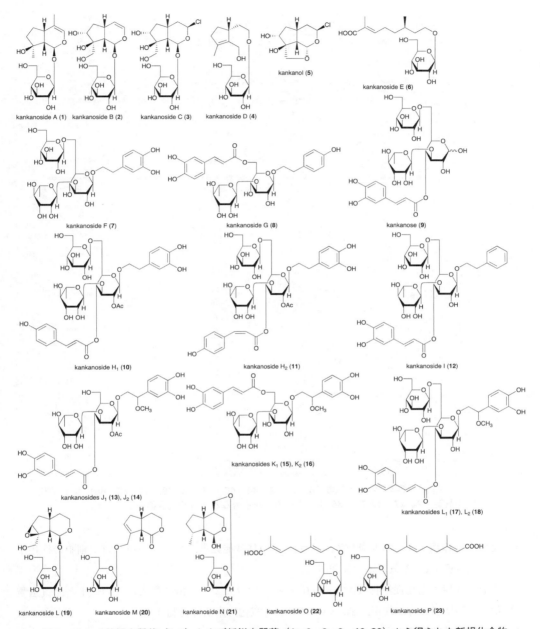

図3 カンカ乾燥肉質茎（1-9）および新鮮肉質茎（1, 6, 8, 9, 10-23）から得られた新規化合物

1) **男性ホルモン様作用**：去勢ラットの精嚢前立線重量の増加と男性ホルモン低下に伴う諸症状の改善効果
2) **女性ホルモン様作用**：黄体形成の促進，下垂体の黄体ホルモンの放出促進，卵巣の黄体形成ホルモンに対する反応活性化

薬用食品の開発II

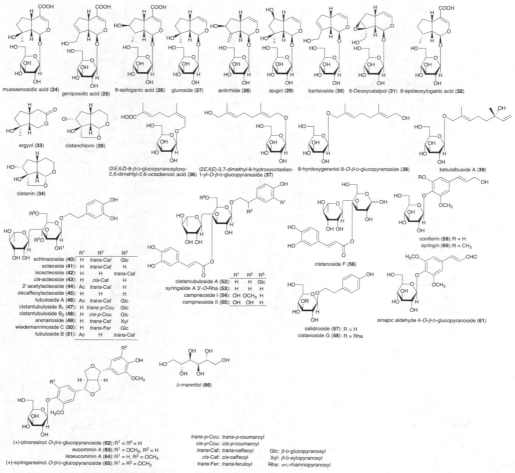

図4　カンカ乾燥肉質茎（**24-31**, **33-36**, **40-42**, **44**, **46**, **51**, **56-58**, **62**, **65**, **66**）および新鮮肉質茎（**24-27**, **30-32**, **36-57**, **59-66**）から得られた既知化合物

3) **免疫増強作用**：マウス腹腔マクロファージの貪食能亢進，ヒト末梢血リンパ細胞の株化がん細胞（K562）の殺傷率増加作用
4) **抗老化作用**：老化促進物質 D-galactose 投与マウスでの抗酸化酵素活性の低下と脂質過酸化代謝物増加の抑制作用，脳内のモノアミン酸化酵素活性抑制作用
5) **認知障害改善作用**：記憶阻害物質スコポラミン投与マウスの水迷路実験での正解率向上作用

筆者らはカンカ抽出エキスと echinacoside（**40**），acteoside（**41**），kankanoside 類および kankanose（**9**）にラット胸部大動脈を用いたマグヌス法での noradrenaline 添加による血管収縮の抑制作用のあることを見いだした．さらに，同エキスおよび主要フェネチルアルコール配糖

第 22 章　砂漠人参「カンカ」の機能と砂漠緑化

体に D-ガラクトサミン（D-GalN）／リポ多糖（LPS）誘発肝障害に対する保護作用を見いだした。

5.1　血管収縮抑制作用[9]

ラット胸部大動脈を用いたマグヌス法による dl-ノルアドレナリン添加による血管収縮抑制作用試験において，カンカ抽出エキスに 30-300 μg/mL の濃度において作用時間および濃度依存的な作用を見い出した（表 1，図 5）。含有成分についても同様に評価したところ，新規化合物である kankanoside F（**7**）および kankanose（**9**）に加え，主要フェチネルアルコール配糖体 echinacoside（**40**），acteoside（**41**）および isoacteoside（**42**），および cistanoside F（**56**）に，10-100 μM の濃度において時間および濃度依存的な作用が認められた（表 2，図 5）。これら血管収縮抑制作用が認められた化合物のうち，比較的強い作用が認められた化合物 **40**，**41** および **56** は，いずれも 4' 位に caffeoyl 基を有している。一方，6' 位に caffeoyl 基を有する化合物 **42** は，上述した 4' 位に caffeoyl 基を有する化合物 **41** より作用が弱く，アシル基の結合位置により作用強度が異なることが判明した。また，化合物 **41** のアグリコン部が消失した化合物 **9** では作用の減弱が認められた。さらに，化合物 **7**，**40-42** および **56** はいずれもアグリコン部に 3,4-dihydroxyphenyl 構造を有するが，アグリコン部が 4-hydroxyphenyl 構造の化合物 **57** には作用が認められず，強い作用の発現にはアグリコン部に 3,4-dihydroxyphenyl 構造が必須であるなどの構造活性相関に関する知見を得ている。一方，化合物 **7**，**40-42** および **56** について，高濃度 KCl による血管収縮に対する抑制作用についても検討したが，いずれも 100 μM の濃度において作用が認められなかったことから，電位依存性カルシウムチャネルを介したカルシウムイオンの細胞内流入が引き金となる収縮反応を抑制するカルシウム拮抗様作用は示さないことが明らかとなった（図 5）。

表 1　カンカメタノール抽出エキスのラット胸部大動脈を用いたマグヌス法による dl-ノルアドレナリン添加による血管収縮抑制作用

	Conc. (μg/mL)	Contraction（%）dl-Noradrenaline（1 μM）						
		Time 5	10	20	30	40	50	60（min）
control	—	99.5 ± 0.5	100.4 ± 0.8	100.1 ± 0.7	100.0 ± 0.3	100.2 ± 0.2	99.4 ± 0.4	99.7 ± 0.7
MeOH extract	30	99.3 ± 0.6	99.3 ± 0.9	99.3 ± 1.7	97.7 ± 1.9	95.4 ± 2.1	90.3 ± 3.7	78.8 ± 9.0^{b}
	100	100.1 ± 0.5	100.0 ± 0.9	98.1 ± 1.7	89.6 ± 7.4	75.2 ± 15.3	52.3 ± 14.4^{b}	19.3 ± 9.2^{b}
	300	101.8 ± 0.7	99.8 ± 0.8	88.4 ± 5.2	55.9 ± 13.6^{b}	23.0 ± 11.0^{b}	6.7 ± 4.1^{b}	1.9 ± 1.2^{b}

Each value represents the mean ± SEM.（N = 4-5）.
Significantly different from the control: $^{a}p < 0.05$, $^{b}p < 0.01$.

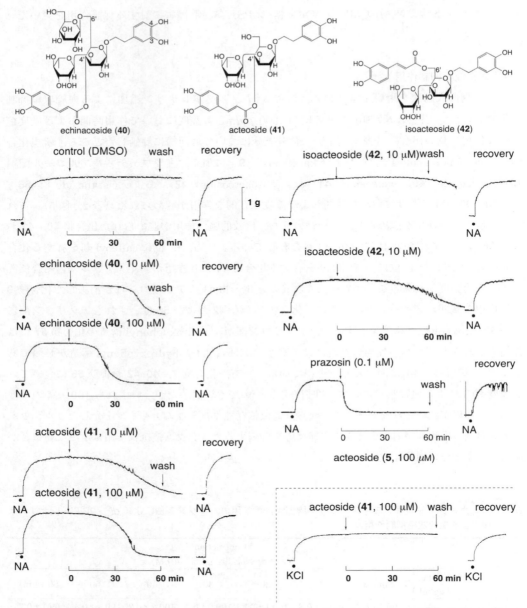

図5 主要フェネチルアルコール配糖体成分 echinacoside (**40**), acteoside (**41**) および isoacteoside (**42**) のラット胸部大動脈を用いたマグヌス法による dl-ノルアドレナリン (1 μM) あるいは高濃度 KCl (54 mM) 添加による血管収縮抑制作用

第22章　砂漠人参「カンカ」の機能と砂漠緑化

表2　カンカ含有成分のラット胸部大動脈を用いたマグヌス法による *dl*-ノルアドレナリン添加による血管収縮抑制作用

	Conc. (μM)	Time 5	10	20	30	40	50	60 (min)
				Contraction (%) *dl*-Noradrenaline (1 μM)				
control	—	99.7 ± 0.2	99.6 ± 0.4	100.3 ± 1.0	100.5 ± 1.5	100.4 ± 1.4	100.9 ± 1.8	100.6 ± 1.9
echinacoside (**40**)	10	100.0 ± 0.0	99.6 ± 0.6	92.6 ± 2.5	74.0 ± 7.9	32.0 ± 6.7[b]	5.5 ± 1.3[b]	0.4 ± 0.4[b]
	30	99.5 ± 0.7	99.9 ± 1.7	88.5 ± 6.7	56.7 ± 16.3	24.5 ± 11.7[b]	7.4 ± 3.9[b]	3.0 ± 2.1[b]
	100	100.0 ± 0.0	99.1 ± 0.9	82.4 ± 7.8	35.4 ± 17.5[b]	14.9 ± 12.9[b]	5.9 ± 5.9[b]	2.8 ± 2.8[b]
acteoside (**41**)	10	103.1 ± 3.9	102.2 ± 5.7	91.6 ± 10.9	67.8 ± 21.0	55.1 ± 21.3[a]	41.5 ± 20.2[a]	29.6 ± 16.4[b]
	30	96.0 ± 1.8	91.9 ± 3.1	73.2 ± 8.6[a]	45.6 ± 13.4[a]	20.3 ± 9.4[b]	5.4 ± 4.0[b]	1.6 ± 1.6[b]
	100	96.2 ± 1.9	91.6 ± 4.5	83.0 ± 9.7	53.3 ± 16.0[b]	23.3 ± 11.4[b]	8.1 ± 5.2[b]	2.8 ± 2.8[b]
isoacteoside (**42**)	10	100.6 ± 0.3	101.1 ± 0.4	101.3 ± 0.4	100.7 ± 0.9	98.8 ± 1.6	96.4 ± 2.3	89.1 ± 6.2
	30	99.6 ± 0.3	99.5 ± 0.5	98.5 ± 0.4	96.1 ± 0.5	90.9 ± 1.9	87.5 ± 5.1	72.0 ± 8.2
	100	99.9 ± 1.0	101.1 ± 0.7	100.4 ± 1.0	97.6 ± 1.8	90.6 ± 3.8	76.9 ± 6.8	59.6 ± 9.9[b]
control	—	101.1 ± 0.1	99.9 ± 0.5	100.3 ± 0.3	100.6 ± 0.3	100.9 ± 0.3	100.1 ± 0.7	100.5 ± 0.9
kankanoside F (**7**)	100	98.8 ± 0.4	97.1 ± 1.7	31.3 ± 14.7[b]	2.5 ± 1.8[b]	0.0 ± 0.0[b]	0.0 ± 0.0[b]	0.0 ± 0.0[b]
kankanose (**9**)	100	97.7 ± 0.7	96.2 ± 2.7	65.8 ± 14.4	9.6 ± 4.4[b]	0.0 ± 0.0[b]	0.0 ± 0.0[b]	0.0 ± 0.0[b]
cistanoside F (**56**)	100	98.8 ± 0.5	97.0 ± 1.3	30.1 ± 12.4[b]	3.5 ± 1.3[b]	0.4 ± 0.4[b]	0.0 ± 0.0[b]	0.0 ± 0.0[b]
salidroside (**57**)	100	99.7 ± 0.2	99.9 ± 0.3	99.9 ± 0.3	98.6 ± 0.6	98.3 ± 0.8	97.4 ± 1.3	96.3 ± 1.9
prazosin	0.01	83.0 ± 6.8[b]	64.4 ± 9.3[b]	33.6 ± 4.8[b]	27.7 ± 3.8[b]	25.0 ± 3.7[b]	24.4 ± 3.0[b]	22.6 ± 3.0[b]
	0.1	7.2 ± 0.3[b]	0.3 ± 0.2[b]	0.0 ± 0.0[b]	0.0 ± 0.0[b]	0.0 ± 0.0[b]	0.0 ± 0.0[b]	0.0 ± 0.0[b]

Each value represents the mean ± SEM. ($N = 4\text{–}8$).
Significantly different from the control: [a] $p < 0.05$, [b] $p < 0.01$.

5.2 肝保護作用および作用メカニズム解析[10]

　カンカ抽出エキスおよび主要フェネチルアルコール配糖体である echinacoside (**40**), acteoside (**41**) および isoacteoside (**42**) について，マウスを用いた D-GalN／LPS 誘発肝障害に対する作用について検討した。本モデルは，D-GalN で障害を受けアポトーシスを受けやすくなった肝細胞に，LPS 刺激により活性化されたクッパー細胞やマクロファージなどが産生する tumor necrosis factor-α (TNF-α) などの炎症性サイトカインが作用し，肝細胞死を起こすと考えられている（図 6）。表 3 に示されるように，カンカメタノール抽出エキス 250 mg/kg の経口投与において，有意な血中トランスアミナーゼ活性（sAST および sALT）の上昇抑制が認められた。また，主要フェネチルアルコール配糖体 (**40-42**) について同様に検討したところ，25-100 mg/kg の経口投与において用量依存的に肝障害を抑制した（表 4）。

　以上の結果，カンカ抽出エキスおよび主要フェネチルアルコール配糖体成分の経口投与にて D-GalN／LPS 誘発肝障害に対する保護作用が認められたことから，その作用点を明らかにする目的で以下の 3 項目についての *in vitro* 試験を実施した。すなわち，① D-GalN 誘発肝細胞障害に対する抑制作用（表 5），② LPS 刺激によるマウス腹腔マクロファージからの一酸化窒素（NO）産生抑制作用，および③ TNF-α 高感受性細胞株として知られているマウス由来の線維芽

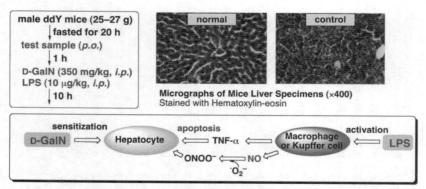

図 6　マウスを用いた D-GalN/LPS 誘発肝障害抑制試験とその作用メカニズム

表 3　カンカメタノール抽出エキスのマウスを用いた D-GalN/LPS 誘発肝障害抑制作用

Treatment	Dose (mg/kg, p.o.)	n	sAST (Karmen Unit)	Inhibition (%)	sALT (Karmen Unit)	Inhibition (%)
normal (vehicle)	—	7	86 ± 5[b]	—	28 ± 6[b]	—
control (D-GalN/LPS)	—	11	10714 ± 1520	—	6823 ± 1011	—
MeOH extract	250	8	4653 ± 1698[b]	56.6	3632 ± 1527	46.8
	500	8	2049 ± 556[b]	80.9	1318 ± 397[b]	80.7
	1000	8	904 ± 272[b]	91.6	701 ± 226[b]	89.7

Each value represents the mean ± S.E.M.
Significantly different from the control, $^a p < 0.05$, $^b p < 0.01$.

第 22 章　砂漠人参「カンカ」の機能と砂漠緑化

表4　カンカ含有主要フェネチルアルコール配糖体（**40-42**）のマウスを用いた D-GalN/LPS 誘発肝障害抑制作用

Treatment	Dose (mg/kg, p.o.)	n	sAST (Karmen Unit)	Inhibition (%)	sALT (Karmen Unit)	Inhibition (%)
normal（vehicle）	–	5	58 ± 6^b	–	25 ± 2^b	–
control（D-GalN/LPS）	–	12	11768 ± 1621	–	5484 ± 666	–
echinacoside（**40**）	25	8	4562 ± 1413^a	61.2	3084 ± 1117	43.8
	100	8	3914 ± 1181^b	66.7	2634 ± 920	52.0
acteoside（**41**）	25	8	5736 ± 3048^a	51.3	3047 ± 1462	44.4
	100	8	3703 ± 1594^b	68.5	2220 ± 1045^a	59.5
isoacteoside（**42**）	25	8	6339 ± 1950	46.1	3278 ± 1021	40.2
	100	8	3425 ± 848^b	70.9	2265 ± 567^a	58.7
normal（vehicle）	–	5	95 ± 5^b	–	19 ± 1^b	–
control（D-GalN/LPS）	–	8	9126 ± 1477	–	9830 ± 1605	–
hydrocortisone	10	7	627 ± 262^b	94.2	247 ± 123^b	97.7

Each value represents the mean ± S.E.M.
Significantly different from the control, $^a p < 0.05$,　$^b p < 0.01$.

表5　カンカメタノール抽出エキスおよび含有成分のマウス初代培養肝細胞を用いた D-GalN 誘発細胞障害抑制作用

	Inhibition (%)					IC_{50} (μg/mL)
	0	3	10	30	100	
MeOH extract	0.0 ± 1.8	9.1 ± 2.9^a	17.3 ± 1.9^b	29.2 ± 1.4^b	53.0 ± 2.4^b	97.3

	Inhibition (%)					IC_{50} (μM)
	0	3	10	30	100	
kankanoside G（**8**）	0.0 ± 3.0	12.6 ± 3.6^a	33.3 ± 3.3^b	72.7 ± 4.1^b		14.8
kankanose（**9**）	0.0 ± 2.8	-4.9 ± 1.3	-1.3 ± 2.9	-7.9 ± 2.1	-2.8 ± 2.8	
kankanoside H_1（**10**）	0.0 ± 1.8	8.7 ± 3.2	16.4 ± 4.2^a	20.4 ± 2.2^b	34.0 ± 2.4^b	
kankanoside H_2（**11**）	0.0 ± 0.6	4.4 ± 1.1	11.6 ± 1.3^b	18.2 ± 1.9^b	26.3 ± 0.9^b	
kankanoside I（**12**）	0.0 ± 0.6	3.9 ± 0.6	13.6 ± 0.3^b	25.9 ± 1.7^b	27.7 ± 2.5^b	
echinacoside（**40**）	0.0 ± 2.1	32.8 ± 1.4^b	46.7 ± 4.3^b	67.7 ± 1.7^b		10.2
acteoside（**41**）	0.0 ± 2.4	40.9 ± 1.3^b	71.8 ± 2.3^b	119.2 ± 5.4^b		4.6
isoacteoside（**42**）	0.0 ± 4.4	43.7 ± 2.1^b	57.3 ± 2.2^b	101.2 ± 5.9^b		5.3
2'-acetylacteoside（**44**）	0.0 ± 1.9	41.9 ± 3.2^b	58.4 ± 5.3^b	95.2 ± 3.2^b		4.8
tubuloside A（**46**）	0.0 ± 3.7	31.1 ± 1.6^b	50.2 ± 4.6^b	74.6 ± 0.9^b		8.6
cistantubuloside B_1（**47**）	0.0 ± 1.0	3.1 ± 1.2	10.3 ± 1.7^b	18.5 ± 1.6^b	31.2 ± 2.7^b	
wiedemanninoside C（**50**）	0.0 ± 0.5	4.5 ± 1.7	11.5 ± 0.9^b	20.6 ± 2.6^b	39.4 ± 2.8^b	
tubuloside B（**51**）	0.0 ± 4.4	8.6 ± 2.3	33.6 ± 4.5^b	75.4 ± 2.8^b		14.6
cistantubuloside A（**52**）	0.0 ± 1.9	3.0 ± 1.5	8.2 ± 3.4	17.0 ± 4.1^b	15.3 ± 3.4^b	
syringalide A 3'-O-Rha（**53**）	0.0 ± 1.3	9.7 ± 0.7	21.4 ± 1.5^b	35.7 ± 4.0^b	55.7 ± 6.1^b	71.2
cistanoside F（**56**）	0.0 ± 1.5	2.0 ± 0.7	4.0 ± 2.6	7.7 ± 3.9	21.2 ± 0.8^a	
salidroside（**57**）	0.0 ± 1.8	0.9 ± 0.6	1.4 ± 1.4	-0.7 ± 1.8	0.2 ± 1.3	
silybin^c	0.0 ± 0.3	4.8 ± 1.1	7.7 ± 0.7	45.2 ± 8.8^b	77.0 ± 5.5^b	38.8

Each value represents the mean ± S.E.M.（$N = 4$）.
Significantly different from the control, $^a p < 0.05$,　$^b p < 0.01$.
^{c}Commercial silybin was purchased from Funakoshi Co., Ltd.（Tokyo, Japan）.

薬用食品の開発 II

表6 カンカメタノール抽出エキスおよび含有成分の L929 細胞を用いた TNF-α 誘発細胞障害抑制作用

| | Inhibition（%） | | | | | IC$_{50}$ |
	0	3	10	30	100	（μg/mL）
MeOH extract	0.0 ± 1.4	17.6 ± 8.1	40.5 ± 5.3^b	58.3 ± 4.6^b	47.9 ± 4.4^b	18.4

| | Inhibition（%） | | | | | IC$_{50}$（μM） |
	0	3	10	30	100	
kankanoside G（**8**）	0.0 ± 2.8	1.3 ± 0.9	4.7 ± 0.5	3.1 ± 2.6	2.9 ± 1.4	
kankanose（**9**）	0.0 ± 1.9	-1.1 ± 1.2	2.2 ± 1.8	1.3 ± 1.8	0.8 ± 0.1	
echinacoside（**40**）	0.0 ± 4.8	5.2 ± 3.5	22.5 ± 1.6^b	45.7 ± 6.0^b	80.4 ± 4.5^b	31.1
acteoside（**41**）	0.0 ± 1.1	16.4 ± 1.3^a	24.1 ± 4.6^b	58.4 ± 2.5^b	91.9 ± 5.3^b	17.8
isoacteoside（**42**）	0.0 ± 1.2	-4.6 ± 3.5	19.0 ± 2.6	61.9 ± 5.9^b	102.4 ± 8.7^b	22.7
2'-acetylacteoside（**44**）	0.0 ± 3.1	2.3 ± 5.0	8.9 ± 6.6	64.1 ± 4.9^b	107.3 ± 10.4^b	25.7
tubuloside A（**46**）	0.0 ± 2.4	14.7 ± 4.6^a	36.2 ± 4.8^b	55.2 ± 2.8^b	101.9 ± 2.2^b	23.2
cistantubuloside B$_1$（**47**）	0.0 ± 3.9	-14.7 ± 17.2	31.0 ± 4.4^b	32.8 ± 10.8^b	122.7 ± 13.7^b	21.4
tubuloside B（**51**）	0.0 ± 4.9	10.7 ± 4.7	13.4 ± 4.7	36.4 ± 13.3^a	39.2 ± 6.3^b	
cistantubuloside A（**52**）	0.0 ± 2.3	2.8 ± 1.2	3.6 ± 0.5	4.6 ± 1.6	11.2 ± 1.1^a	
syringalide A 3'-O-Rha（**53**）	0.0 ± 2.9	4.5 ± 1.0	4.6 ± 1.4	13.3 ± 3.3	22.2 ± 6.4^b	
campneoside I（**54**）	0.0 ± 2.0	7.7 ± 2.9	-8.8 ± 8.5	1.9 ± 5.8	7.5 ± 3.1	
salidroside（**57**）	0.0 ± 6.1	-1.2 ± 7.9	-8.3 ± 10.5	-5.4 ± 5.1	-1.0 ± 4.8	
silybin^c	0.0 ± 2.6	5.3 ± 2.8	22.0 ± 3.8^b	48.0 ± 4.1^b	50.8 ± 3.9^b	60.4

Each value represents the mean ± S.E.M.（$N = 4$）.
Significantly different from the control, $^a p < 0.05$, $^b p < 0.01$.
^{c}Commercial silybin was purchased from Funakoshi Co., Ltd.（Tokyo, Japan）.

細胞である L929 細胞を用いた TNF-α 誘発細胞障害抑作用試験について検討を加えた。その結果，カンカ抽出エキスは，D-GalN 単独での肝細胞に対する障害抑制作用および TNF-α による細胞障害抑制作用である①および③の系において作用が認められた（IC$_{50}$ = ① 97.3 μg/mL，③ 18.4 μg/mL）。一方，活性化マクロファージやクッパー細胞からの TNF-α をはじめとする炎症性サイトカインの過剰産生に対する抑制作用の指標として検討した②については抑制作用が認められなかった（IC$_{50}$ > 100 μg/mL）。

　含有成分についても同様に検討したところ，初代培養肝細胞を用いた D-GalN 誘発細胞障害の系において，kankanoside G（**8**，IC$_{50}$ = 14.8 μM），echinacoside（**40**，10.2 μM），acteoside（**41**，4.6 μM），isoacteoside（**42**，5.3 μM），2'-acetylacteoside（**44**，4.8 μM），tubuloside A（**46**，8.6 μM）および B（**51**，14.6 μM）および syringalide A 3'-O-α-L-rhamnopyranoside（**53**，71.2 μM）に活性が認められた。これらのうち，化合物 **8**，**40-42**，**44**，**46** および **51** の活性強度は，ドイツにおいて肝機能改善などに用いられている天然薬物のオオアザミ（マリアアザミ，*Silybum marianum*）[13, 14] に含有される活性成分の silybin（38.8 μM）と比較して強いものであった。また，その構造活性相関に関して以下の知見が得られている。

　（ i ）アグリコン部は活性発現に必須である［**40** ≫ kankanose（**9**，IC$_{50}$ > 100 μM），**41** ≫

cistanoside F（**56**, $> 100 \mu$M）〕

（ⅱ）アグリコン部の構造は 4-hydroxyphenyl より 3,4-dihydroxyphenyl のほうが強い作用を示す〔**42** > **8**〕

（ⅲ）6'-O-β-D-glucopyranosyl 構造は作用を減弱させる〔**40** < **41**, **46** < **44**〕

（ⅳ）caffeoyl 基の結合位置は 4' 位の方が 6' 位よりも強い作用を示す〔**41** > **42**, **44** > **51**〕

（ⅴ）2' 位のアセチル基の存在は活性を減弱させる傾向にある〔**44** ≦ **41**, **51** < **42**〕

抽出エキスにおいて作用が認められなかった LPS 刺激によるマウス腹腔マクロファージからの NO および TNF-α 産生抑制作用については，主要フェネチルアルコール配糖体（**40-42**）も不活性であることが確認されている（IC$_{50}$ > 100 μM）。

また，L929 細胞を用いた TNF-α 誘発細胞障害の系においては，echinacoside（**40**, IC$_{50}$ = 31.1 μM），acteoside（**41**, 17.8 μM），isoacteoside（**42**, 22.7 μM），2'-acetylacteoside（**44**, 25.7 μM），tubuloside A（**46**, 23.2 μM）および cistantubuloside B$_1$（**47**, 21.4 μM）に silybin（60.4 μM）よりも強い作用が認められた。構造活性相関については，以下に示すように，前述の初代培養肝細胞を用いた D-GalN 誘発細胞障害の場合と同様の知見が得られている。すなわち，

（ⅰ）アグリコン部の存在は活性発現に必須である〔**40** ≫ kankanose（**9**, IC$_{50}$ > 100 μM）〕

（ⅱ）アグリコン部が 3,4-dihydroxyphenyl 構造の方が 4-hydroxyphenyl 構造のものより作用が強い〔**40** > cistantubuloside A（**52**, > 100 μM），**41** > syringalide A 3'-O-α-L-rhamnopyranoside（**52**, > 100 μM），**42** > kankanoside G（**8**, > 100 μM）〕

（ⅲ）6'-O-β-D-glucopyranosyl 構造は作用を減弱させる〔**40** < **41**〕

（ⅳ）caffeoyl 基の結合位置は 4' 位の方が 6' 位よりも強い作用を示す〔**41** > **42**, **44** > **51**〕

（ⅴ）2' 位のアセチル基の存在は活性を減弱させる傾向にある〔**44** < **41**, **51** < **42**〕

以上の結果，カンカの D-GalN/LPS 誘発肝障害モデルにおける肝保護作用の主たる活性寄与成分として，上述したフェネチルアルコール配糖体成分が明らかとなった。また，その作用メカニズムとして，LPS 刺激による NO や TNF-α などの炎症性サイトカインの産生を抑制することなく，D-GalN や TNF-α により誘発される細胞障害を抑制することにより肝保護作用を発現することが明らかとなった。すなわち，これらのカンカ含有フェネチルアルコール配糖体成分は，NO や TNF-α 産生量に影響を与えずにその感受性を低減することにより肝細胞への障害を抑制するといった作用メカニズムを有することが示唆された。

6　カンカの栽培と砂漠緑化への取り組み

ホータン地区をはじめ，タクラマカン砂漠周辺の乾燥地帯では砂漠化との戦いが有史以来続いており，今日でも水路建設や防砂事業などに絶え間ない努力が続けられている。その 1 つとして，ホータン地区民豊（ミンフォン）県ではタマリクスの植樹を用いた試みが行われている。タ

マリクスは新疆ウイグル自治区などの中国北部をはじめ，中央アジア，イラン，アフガニスタンの乾燥地帯に分布し，防砂および固砂造林植物として農地や宅地の周辺に植えられている。乾燥と強いアルカリ土壌の土地に耐えられ，発芽力が強いため，民豊のような乾燥地域でも生育可能である。

　筆者らは，民豊県政府と現地の砂漠緑化および現地特産品で滋養強壮などの効能が注目される植物「カンカ」に関する学術研究を共同で推進するとの学術協力協定を提携し，タマリクスの砂漠への植樹事業とカンカをはじめとする砂漠植物の機能の解明に関する研究を進めている。カンカの宿主となるタマリクスの植樹は，カンカの人工栽培へと繋がるため相乗的な地域振興が期待され，民豊県はカンカを「富民強県」政策における「富民」の6大産業の1つと位置づけている。

　近年，地球温暖化や砂漠化をはじめ，農地開拓や野生動植物の採取などによる人為的な自然破壊が地球規模で進んでおり，また，先進諸国と資源保有国との間で，天然薬物資源の取り扱いについて種々の問題が生じている。そのようななか，カンカについての取り組みは，研究者の交流および有用な薬用・食品素材の研究開発のみならず，資源の安定的確保と自然環境保護としての砂漠緑化を志向した，極めて今日的で革新的な国際プロジェクトと考えている。

文　　献

1) 吉川雅之，食品と科学，食品と科学社（東京），**48** (**11**)，25（2006）
2) 吉川雅之，村岡 修，ファルマシア，日本薬学会（東京），**43**，1207（2007）
3) 村岡 修，森川敏生，吉川雅之，*KAMPO EYES*，**44** (**7**)，12（2009）
4) NMK取材班 監修，新シルクロードの旅　第2巻，2005，pp. 109
5) 森下敬一，シルクロード長寿郷，出版芸術社（1992）
6) 楊衛星，賈暁光　編，新疆常見薬用植物実用図譜，新疆科学技術出版社，p. 122（2006）
7) 国家薬典委員会 編，中華民共和国薬典 2010年版 一部，中国医薬科技出版社（北京・中国），p. 126（2010）
8) Xie H., *et al.*, *Chem. Pharm. Bull.*, **54**, 669（2006）
9) Yoshikawa M., *et al.*, *Bioorg. Med. Chem.*, **14**, 7468（2006）
10) Morikawa T., *et al.*, *Bioorg. Med. Chem.*, **18**, 1882（2010）
11) Pan Y., *et al.*, *Chem. Pharm. Bull.*, **58**, 575（2010）
12) Morikawa T., *et al.*, *Chem. Pharm. Bull.*, **58**, 1403（2010）
13) Fehér J., *et al.*, *Orv. Hetil.*, **130**, 2723（1989）
14) Skottova N., *et al.*, *Physiol. Res.*, **47**, 1（1998）

第23章 薬膳素材としての伝統野菜の適性を探る

池上文雄[*1], 塚越 覚[*2]

1 はじめに

現在, 国民の死亡原因は悪性新生物（がん）, 脳血管疾患, 心疾患が全体の約71%を占め, これらの疾患は生活習慣病とも呼ばれている。厚生労働省は健康寿命の延伸および生活の質（QOL）の向上を目的とした「健康日本21」を推進し, 早期発見によって治療を図る「二次予防」ではなく, 生活習慣の見直しと生活環境の改善によって病気の発病自体を防ぐ「一次予防」が重要であるとして, 健康に配慮した食事の提案, 普及を進めている[1]。このような背景から, 食物の栄養価以外の薬理効果に関する研究や, 病気の予防や健康維持といった生体調節機能を期待させる食材が強く望まれるようになった[2, 3]のに加え, 中医学の食療法である薬膳がより一層注目されるようになった。

薬膳とは, 中医学の「薬食同源」思想の下, 「陰陽五行学説」に基づき, 健康維持や体質改善を目的として作られる料理であり, 体調や体質に合った性質と味（性味）を持つ旬の素材が用いられる[2~4]。「性」は熱, 温, 涼, 寒の四性（平を含めて五性とする場合もある）, 「味」は酸, 苦, 甘, 辛, 鹹の五味からなり, それぞれが人体に独自の機能性を示すと考えられている[4, 5]。この性味を野菜に当てはめて考えると, 野菜本来の風味, 特に該当する味を強く感じ, 味に関連する成分を多く含む品種が「性味が強い」, すなわち薬膳の素材に適している品種と考えられる。

しかし近年, 消費者にとっての食べやすさと, 生産者にとっての作りやすさ・売りやすさを最優先とした育種の結果, 野菜が本来持っていた独特の風味は弱められる傾向にある。一方, 古くから栽培されてきた, いわゆる伝統品種あるいは地方品種は, その野菜独自の風味を残していると考えられる。例えばニンジンでは, 現在主流の栽培品種は西洋系五寸群の F_1（雑種第一代）で根長15 cm程度のものであるが, わが国で栽培が始まった頃は, 様々な根長, 形態, 色のものがあり, なかでも東洋系の長根品種群が主流であった[6]。現在, それらの品種は地方で細々と栽培されているにすぎない。すなわち, このような地方品種の中に, 薬膳素材としてより適性が高い品種が残されている可能性がある。

ダイコン（*Raphanus sativus* L.：アブラナ科）は, その根を薬蕧, 葉を薬蕧葉と称し, 風邪の発熱, 咳止め, 胸焼けなどの薬として用いられる野菜でもある[7]。ヨーロッパでは古代から薬用植物としていた。わが国においては, 野菜の中でも比較的地方品種が多く, 古くから地域の食

---

*1 Fumio Ikegami 千葉大学 環境健康フィールド科学センター 教授
*2 Satoru Tsukagoshi 千葉大学 環境健康フィールド科学センター 助教

263

薬用食品の開発 II

生活に根付いてきた。近年，宮重系 F_1 品種，いわゆる青首ダイコンが流通の大半を占めるようになっているが[8]，ダイコンの地方品種は食の文化財として再び脚光を浴びており，各地の特産野菜として復活させる試みが行われている[9]。

ニンジン（*Daucus carota* L.：セリ科）は，葉と根を人参と称し，根の性味は「甘」で，強壮，強心，健胃，鎮静薬として用いる[7]。根は野菜，薬用植物として栽培され，一年を通して需要が高く，抗酸化作用，免疫増進作用などの機能性が高い野菜である。地方品種が多く，それらはダイコン同様に各地の特産野菜として脚光を浴びている。なお，薬用のオタネニンジン（*Panax ginseng* C.A.Mey.）はウコギ科の植物である。

ニガウリ（*Momordica charantia* L.：ウリ科）は，別名 'ツルレイシ' あるいは 'ゴーヤ' と呼ばれ，その果実を苦瓜と称する[7]。性味は「寒・苦」であり，解熱，解毒，下痢などのほかに充血による眼病にも用いられるが，近年では，食用としての需要が高まっている。

本稿では，ダイコン，ニンジンおよびニガウリ地方品種について，甘みまたは苦み評価を中心とした官能試験および関連する機能性成分の定量を行い，それらの一連の結果を総合的に評価することで薬膳素材としての適性が高い品種の選抜を試みた結果について述べる。

2　官能評価と含有成分によるダイコン品種の評価

薬膳における味は，食したときに感じる味そのものを示すとともに，人体に対しての独自の機能性を表す用語である。ダイコンの味は，「甘」と「辛」であり，「甘」は脾（消化器官）に入り滋養強壮を補う，緊張を緩めるといった作用を示す。また，「辛」は滞っているものを発散させ，気血の流れをよくする作用があるとされる[2, 7]。

ダイコンの宮重系 F_1 品種である '耐病総太り'（タキイ種苗）を対照品種とし，地方品種として 11 品種群から 16 品種を供試した（表1）。千葉県における秋まき年内どり作型の基準[10] に従い，$N：P_2O_5：K_2O = 8：20：6 \ kg・10a^{-1}$ を化成肥料で施肥した千葉大学環境健康フィールド科学センター内の露地圃場に，幅 90 cm の畝を作り，株間 30～50 cm（品種によって異なる），条間 60 cm で1ヶ所に4～5粒を播種した。品種により収穫までの生育期間が異なるので，収穫期を揃えるために，播種は2回に分けて行い，本葉4～5枚期に，1ヶ所1本に間引き，すべての品種を収穫した。その他の管理はすべて慣行法に従った。

収穫した各ダイコン品種は，上部，中央部，下部（根端部）に3等分し，中央部のみを厚さ 1.5 cm の扇型に切りそろえ，88～99℃で8分間蒸煮して試料とした。官能試験は，専門パネル9名で，2日間に分けてプロファイルインタビュー法と5段階採点法で行った。具体的には，予備的なディスカッションで，対象の特徴を示す品質の評価用語として，今回は旨み，甘み，辛み，苦み，みずみずしさ，フルーティな風味の6項目が選ばれた。これら複数の特徴について，それぞれ5段階（−2点～＋2点）で評価を行った。なお，試料の喫食順序はパネルにより入れ替えた。

264

第 23 章　薬膳素材としての伝統野菜の適性を探る

表 1　供試した品種群および品種

種名	品種群	品種（略号）
ダイコン	宮重系 F_1	耐病総太り（MF_1；対照）
	宮重	宮重（MM），源助（MG）
	練馬	三浦（NM），大蔵（NO）
	聖護院	聖護院（SS），国富（SK）
	方領	方領（H）
	阿波晩生	阿波沢庵（AA），御園（AM）
	信州地大根	信州地大根（Si）
	東北地大根	赤筋（TA），改良仙台（TK）
	白上り	和歌山（W）
	守口	守口細長（M）
	二年子	吸込二年子（N）
	南九州地大根	桜島（S）
ニンジン	F_1	向陽二号（対照），ちはま五寸，パープルヘイズ
	三寸群	時無三寸
	五寸群	時無五寸，新黒田五寸，新大型五寸，
		越冬鮮紅五寸，博多時無五寸，スーパー春蒔五寸
	七寸群	鮮紅七寸
	八寸群	時無八寸
	ロングオレンジ群	鮮紅太長，鮮紅大長，国分鮮紅大長，スーパー鮮紅一尺
	ダンバース群	札幌太
	金時群	金時，本紅金時，博多金時
	ミニキャロット	ラブリーキャロット
	沖縄在来	島にんじん
ニガウリ	固定種	沖縄あばし苦瓜，沖縄中長苦瓜，
		さつま大長苦瓜，太れいし，白大長れいし
	交配種	沖縄願寿ゴーヤ，純白苦瓜，すずめミニ苦瓜，
		島さんごれいし，島心

　官能試験と同様に，生育の比較的揃ったダイコン各品種の中央部からそれぞれ生体重として計り取り，常法に従って汁液中の糖，有機酸など可溶性固形物含有量（Brix），アミノ酸含有量，総イソチオシアネート量（ITC）[11]，無機成分（K，Ca，Mg）量，水分含有率，灰分含有量および DPPH ラジカル消去率から抗酸化活性[12] をそれぞれ算出した．得られたデータは，Tukey の多重比較法により 5％ レベルでの有意差の有無を検定した．また，健康機能性関連成分含有量および官能評価値を変量として統計解析プログラム SPSS を用いた主成分分析を行い，品種による特性を解析した．ニンジン，ニガウリも同様に分析を行った．

　予備選抜試験から選ばれた 2 品種のうち，'信州地大根' は高い Brix およびショ糖含有量を示したことから，味そのものとしての「甘」を強く感じられるとともに，エネルギー源としての働き，すなわち「脾に入り滋養強壮を補う」働きも強いと考えられた．'信州地大根' は Brix が '耐病総太り' よりも高く，特にショ糖含有量が高い品種であったが，'聖護院' は '耐病総太り' よりもブドウ糖含有量が多かった．

265

アミノ酸分析の結果，供試したダイコンからは24種のアミノ酸が検出された。グルタミンは‘聖護院’が最も含有量が多く，次いで‘信州地大根’であった。両品種ではアラニンと γ-アミノ酪酸（GABA）も多く，特に GABA は，‘耐病総太り’に対して‘信州地大根’では約5倍，‘聖護院’では約2倍の含有量であった。総アミノ酸も，両品種が‘耐病総太り’よりも多く含有していた。

グルタミンは消化管のエネルギー源となり，その修復にも利用されるのみならず，免疫の維持改善にも重要な役割を果たすとされる[13]。これは，「脾に入り，滋養強壮を補う」という「甘」の効能と一致し，さらにグルタミンは検出したアミノ酸の中で含有量がもっとも多かった。従って，ダイコンの薬膳素材としての適性を判断する上で，特に重要な成分であると考えられる。さらに，「甘」の機能性を示す成分として，甘みを呈するアミノ酸であるとともに糖を生体に持続的に供給する働きがあるアラニン，抑制性神経伝達物質として「緊張を緩める」という「甘」の効能に重要な GABA[13] も‘信州地大根’と‘聖護院’は含有量が多かった。これらのことから，「甘」の効能に関連する成分を多く含む‘信州地大根’や‘聖護院’は，現在主流の宮重系 F_1 品種に比べて薬膳素材としての適性が高いと考えられた。

ダイコンの辛み成分である ITC 含有量は，‘信州地大根’がもっとも多く，‘耐病総太り’の4.5倍，‘聖護院’は2.7倍であった。水分含有率は‘信州地大根’が低く，‘耐病総太り’と‘聖護院’の差はなかった。灰分は‘信州地大根’，‘聖護院’の両品種とも‘耐病総太り’と差がなかった。

ITC は辛みを呈するだけでなく，抗菌，抗変異原，発がん抑制作用などがあるとされ[11, 14]，「滞っているものを発散させ，気血の流れをよくする」という「辛」の効能と大いに関連があると考えられる。従って，ITC 含有量の高い‘信州地大根’や‘聖護院’は，宮重系 F_1 品種に比べて，「辛」の効能からも適性が高いと考えられた。従って，「甘」の効能と合わせて，これら2品種は薬膳素材として総合的に非常に高い適性を持つと思われる。

以上を踏まえた主成分分析の結果（図1），今回供試したダイコンの地方品種16品種の中から，総合的に薬膳素材として適性が高いと考えられる品種として‘信州地大根（Si）’と‘聖護院（SS）’が選抜され，含有成分量からもその適性を裏付けることができた。

3　官能評価と含有成分によるニンジン品種の評価

ニンジンは，F_1 品種である‘向陽二号’（タキイ種苗）を対照品種とし，9つの品種群に属する22品種を試料とし（表1），栽培はすべて慣行法に従ったのち収穫した。ニンジンの官能評価は蒸煮試料を用い，専門パネル6名によってダイコンに準じて行った。

官能評価では，‘ちはま五寸’，‘国分鮮紅大長’が「人参風味」，「甘い風味」が強い傾向を示した。Brix は，‘パープルヘイズ’，‘時無八寸’，‘スーパー鮮紅一尺’，‘札幌太’，‘本紅金時’が高く，無機成分は‘札幌太’，‘島にんじん’が高い含有値を示した。抗酸化活性は，‘パープ

第23章　薬膳素材としての伝統野菜の適性を探る

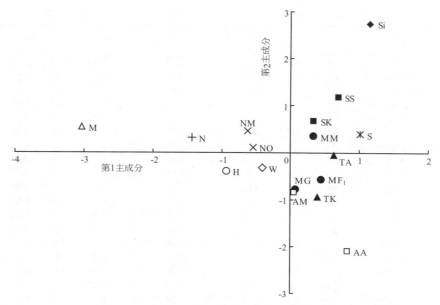

図1　ダイコン17品種の主成分得点の散布図

ルヘイズ'，'時無三寸'，'国分鮮紅大長'，'札幌太'，'本紅金時'が高い値を示した。

　薬膳素材としての適性は，おいしさと機能性の双方を踏まえて総合的に評価する必要がある。おいしさの指標は官能評価およびBrix，機能性の指標は抗酸化活性と無機成分含有率およびアミノ酸含有量である。おいしさについて高評価であった品種のうち，'国分鮮紅大長'，'パープルヘイズ'，'札幌太'，'本紅金時'は抗酸化活性も高く，さらに'札幌太'は無機成分含有率も高かった。また'国分鮮紅大長'と'札幌太'はアミノ酸含有量も多く，'向陽二号'のそれぞれ10倍，6倍であった。本結果から，これらの4品種は極めて有望な品種であると考えられた。

　素材の風味は適性評価の大きな因子であるので，ニンジンの香気成分をSPMEフィールドサンプラーに吸着させ，GC-MSによる分析を行った[15]。検出された化合物は全てが既知物質であったが（表2），'向陽二号'，'ちはま五寸'，'パープルヘイズ'ではピネンやリモネンなどのモノテルペン類はほとんど検出されず，セスキテルペン類であるカリオフィレンがやや高い傾向を示した。逆に，'国分鮮紅大長'，'時無八寸'では，モノテルペン類が多く検出され，カリオフィレンは低い値であった。'新黒田五寸'，'スーパー春蒔五寸'，'札幌太'ではモノテルペン類が多く検出され，カリオフィレンも高い値を示した。

　土のような香り，木のような香りなどを示し，おいしさにマイナスの影響を与える化合物として，ツヨン，カリオフィレンなどが報告されている。一方，ニンジンらしい香り，フルーティな香りなど，おいしさにプラスの影響を与える化合物として，ピネン，リモネンなどが考えられている。

　以上のことから，F_1品種はおいしさに関与する香り成分の検出が少なく，薬膳素材としての

表2 ニンジン10品種の香気成分のピーク面積パーセントと検出ピーク数

No.	RT	物質名	向陽二号	ちはま五寸	パープルヘイズ	新黒田五寸	博多時無五寸	スーパー春蒔五寸	時無八寸	国分鮮紅大長	札幌太	博多金時
1	9.85	α-pinene	nd	nd	nd	2.15	1.79	0.59	0.55	1.05	0.54	0.51
2	10.79	camphene	nd	nd	nd	0.13	nd	nd	0.34	nd	nd	nd
3	11.28	sabinene	nd	nd	nd	nd	nd	nd	nd	nd	nd	0.50
4	11.71	β-pinene	nd	nd	0.49	1.43	1.56	0.28	0.42	1.50	1.98	2.33
5	11.93	α-phellandrene	nd	nd	nd	0.07	0.08	0.29	0.21	0.15	nd	nd
6	12.74	β-myrcene	nd	nd	nd	0.34	0.25	0.19	0.32	0.89	0.35	0.15
7	13.01	α-terpinene	nd	nd	nd	0.13	nd	0.12	0.13	0.12	0.21	nd
8	13.04	α-thujene	nd	nd	nd	nd	nd	nd	nd	nd	0.23	nd
9	13.92	limonene	nd	nd	0.58	1.06	0.58	0.72	0.93	0.93	1.17	0.60
10	14.27	β-phellandrene	nd	nd	nd	0.07	nd	nd	nd	nd	0.09	nd
11	14.61	β-ocimene	nd	nd	nd	nd	nd	nd	nd	3.76	0.04	0.33
12	15.15	γ-terpinene	nd	0.88	1.08	3.48	4.67	3.00	5.83	5.30	9.97	0.78
13	15.99	ρ-cymene	nd	nd	nd	0.54	0.32	0.19	0.26	nd	0.56	nd
14	16.33	terpinolene	13.01	13.31	12.50	20.63	14.70	22.23	22.52	26.33	31.32	16.56
15	25.29	bornyl acetate	1.07	3.22	2.21	2.48	1.50	0.56	6.25	3.99	2.30	1.75
16	25.96	β-caryophyllene	18.12	8.53	10.71	24.62	24.90	40.66	5.42	7.81	21.97	5.39
17	27.36	neryl acetate	0.12	nd	nd	0.41	0.44	0.33	0.30	6.17	0.28	1.55
18	28.04	α-caryophyllene	1.67	0.85	0.90	1.34	1.31	2.08	0.25	1.03	0.94	0.82
19	29.08	germacrene d	0.54	1.35	0.53	nd	nd	0.32	0.25	nd	0.27	nd
20	29.09	α-zingiberene	nd	nd	nd	0.55	0.33	nd	nd	1.16	nd	nd
21	29.24	β-bisabolene	1.27	0.79	0.91	1.08	1.00	1.02	1.46	0.92	1.49	0.61
22	29.37	β-himachalene	1.86	1.71	0.94	0.68	3.31	0.39	0.38	9.96	3.34	2.38
		その他	62.36	69.36	69.15	38.84	43.25	27.03	54.19	28.96	22.95	65.73
		検出ピーク数	10.7	11.0	12.3	23.0	15.5	19.0	23.0	19.0	21.7	14.7

数値は3個体の平均値，nd：検出せず

適性は低いと考えられる。一方，'時無八寸'，'国分鮮紅大長'ではニンジンらしい香り，フルーティな香りが強く，土臭さが少ないと考えられることから，適性は高いといえる。また，'新黒田五寸'，'スーパー春蒔五寸'，'札幌太'は，全体的に香気成分が多く，セスキテルペン類も多数検出された。セスキテルペン類の持つHarsh（強くて不快）な風味は消費者嗜好テストにおいて低い評価を示していることから，これらの品種は消費者から嫌われる可能性が高いと考えられる。

4 官能評価と含有成分によるニガウリ品種の評価

ニガウリも固定種と交配種あわせて10品種を供試し（表1），栽培は慣行法に従ったのち収穫した。官能評価は，各品種2～5果を用い，市販品種の'沖縄中長苦瓜'を対照品種として，専門パネル6名による3段階評価で行った。

官能評価，アスコルビン酸含有量[16]などから'すずめミニ苦瓜'，'沖縄願寿ゴーヤ'，'さつま大長苦瓜'および'白大長れいし'の4品種を予備選抜した。

これらについて，さらに詳細な官能評価や味覚センサーによる品質評価を行った。また，アミ

第 23 章　薬膳素材としての伝統野菜の適性を探る

ノ酸含有量，無機成分含有量，抗酸化活性などの分析を行った。

　苦み，渋みおよびえぐみは，対照品種に比べて'すずめミニ苦瓜'，'さつま大長苦瓜'が高く，'沖縄願寿ゴーヤ'，'白大長れいし'は低かった。また，'すずめミニ苦瓜'の苦みには「独特さ」があり，酸味と合わさり「収斂味」と特徴づけられた。青い風味は，対照品種に比べて'さつま大長苦瓜'が高く，'沖縄願寿ゴーヤ'，'白大長れいし'は低かった。抗酸化活性は 4 品種間で有意差がなく，総アミノ酸含有量は'白大長れいし'が最も多かった。

　さらに，これらすべての結果をあわせて主成分分析による解析を行い（図 2），薬膳素材としての適性を総合的に評価した。主成分分析の結果，第 1，第 2 主成分の累積寄与率は 79％であった。第 1 主成分では，抗酸化活性，Mg，「寒・苦」の効能に関連したアミノ酸および総アミノ酸含有量が正の方向に位置し，K，苦み，渋み，えぐみ，酸味や味覚センサーによる苦み，渋み，渋み刺激が負の方向に位置した。第 2 主成分では，抗酸化活性，GABA，グルタミン酸，アスパラギン酸，甘み，味覚センサーによる旨み，旨みこくが正の方向に位置し，アスコルビン酸，青い風味，味覚センサーによる酸味，苦み雑味，渋み刺激が負の方向に位置した。従って，第 1 主成分は「健康機能性に関連した成分の種類」を，第 2 主成分は「素材が本来持つ風味やおいしさの強弱」を表わしていると考えられた。すなわち，第 1 象限に位置する'白大長れいし'は，健康機能性に関連した成分の種類が多く，素材が本来持つ風味が強い品種，第 2 象限に位置する'すずめミニ苦瓜'は，健康機能性成分の種類は'白大長れいし'ほど多くないが，風味は強い品種と考えられた。また，第 3 象限に位置する'さつま大長苦瓜'および第 4 象限に位置する'沖縄願寿ゴーヤ'は，健康機能性成分の種類が少なく，風味も弱いと考えられた。

　以上の結果より，青い風味，渋み，えぐみなど，風味やおいしさを損なうと考えられる要素が少なく，「寒・苦」の効能を示すアミノ酸含有量が多い'白大長れいし'が薬膳素材に最も適していると考えられた。

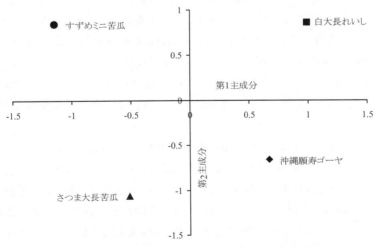

図 2　予備選抜したニガウリ 4 品種の主成分得点の散布図

269

5　結果および考察

　野菜の中でも地方品種が多く，古くから地域の食生活に根付いてきたダイコン，ニンジン，ニガウリについて，官能試験および「性味」に関連すると考えられる各種成分含有量をもとに，薬膳素材としての適性という観点からの評価を試みた。

　ダイコンでは，'信州地大根'がショ糖，GABA，総アミノ酸，ITC 含有量が非常に高い品種であり，特に GABA 含有量は F₁ 品種の 5 倍，ITC 含有量は 4.5 倍であった。また'聖護院'も GABA，総アミノ酸，ITC 含有量が F₁ 品種より高かった。これらのことから，今回の試験に用いた品種の中では，風味が強く，機能性に関連すると考えられる成分の含有量も多い'信州地大根'が，最も薬膳素材としての適性が高いと考えられる[17]。

　ニンジンでは，現在一般的に流通しているニンジン品種の'向陽二号'や同じく F₁ 五寸群品種である'ちはま五寸'は，甘みや旨みが強い傾向を示し，食べやすく生産効率の良い，現代のニーズに応えた品種であるといえる。しかし，抗酸化活性を始めとした機能性の評価は概して低い傾向を示し，また風味も弱く，さらに五寸群品種では苦み，渋味が強い傾向を示したことから，薬膳素材としての適性は低い品種であると考えられる。もう 1 つの F₁ 品種である'パープルヘイズ'は，豊富に含まれる色素成分の抗酸化作用が注目されている品種であるが，抗酸化活性，Brix，アミノ酸含量で最も高い値を示し，甘み，旨みも強いことから，薬膳素材としての適性は高いと考えられる。しかし，香りが弱く，生食を前提にした品種であることから，加熱調理を主とする薬膳への利用には検討を要する。一方，日本で古くから栽培されてきた長根系に属する'国分鮮紅大長'，'札幌太'は，ともに生産効率の悪さから生産量が減少した品種である。評価の結果，甘みがあまり高くなく，かたさ，繊維感が特徴として現れ，食べやすさを重視する現代の消費者のニーズに反する特徴を示した。しかし，作期を問わず安定した高い機能性を示し，官能評価の傾向として示された風味の強さは香気成分分析によって裏付けられた。また，旨みの評価が高いことから，調理によって甘みの少なさを補えると考えられる。これらのことから，作期を問わずおいしさと機能性を併せ持ち，風味も強いことを加味すると，'国分鮮紅大長'および'札幌太'が薬膳素材としての適性が高いニンジン品種であると考えられる[18]。

　ニガウリでは，「寒・苦」の効能を示すアミノ酸含有量が多く，青い風味，渋み，えぐみなどの風味やおいしさを損なうと考えられる要素が少ない'白大長れいし'が薬膳素材に最も適していると考えられる[19]。

　なお，今回紹介したデータはすべて栽培を環境健康フィールド科学センターで行って得られたものである。したがって，今回の結果は全国で普遍的なものではないであろうし，本来の産地で生産されたものとも異なる可能性がある。しかしながら，地方品種として細々と栽培されている品種の中に性味の強い品種が残されている可能性は十分に示せたものと考える。また，薬膳は加熱調理を前提としていることから，今後は，生と蒸煮による成分変動や食味の変化などの比較も必要と思われる。

第 23 章　薬膳素材としての伝統野菜の適性を探る

　薬膳素材の野菜やハーブなどの性味・風味の効能は，大局的な見方をすれば，私たちの「五感」を介した健康増進・維持であると考えられる。実際，香りが心身に及ぼす影響については多くの報告があり，中でも香りの強い生薬が嗅覚から大脳辺縁系に作用して記憶力の向上などに寄与することが解明されている[20]。食品や生薬の安心・安全を担保し，かつ効能ならびに品質を定量的かつ再現性良く評価するためには，客観的なデータに基づいたおいしさや品質を評価する技術開発が広く望まれる。近年，本稿でも述べたような生体資料中の含有成分を包括的に解析するというメタボロミクスを適応した研究が行われている[21, 22]。今後，メタボロミクス技術が食品や生薬の安全，品質管理，おいしさの評価などに大きく貢献し，ひいては薬膳素材としての野菜の適性に関する評価法にも応用されると思われる。先人たちの英知と経験によって食，あるいは"くすり"として利用されてきた野菜は，今，その効用が科学的に裏付けられ，今後の研究によりさらなる健康機能性が明らかになると思われる。

文　　　献

1)　厚生労働省，厚生労働白書 2009 年版，p.119-122，ぎょうせい（2009）
2)　難波恒雄，ファルマシア，**31**，19-21（1995）
3)　藍　石・酒井英二・田中俊弘，岐阜薬科大紀要，**51**，47-53（2002）
4)　徳井教孝・三成由美・張　再良・郭　忻，薬膳と中医学，建帛社（2003）
5)　難波恒雄，日本調理科学会誌，**32**，374-379（1999）
6)　伊藤八郎，農業技術大系　野菜（9），基 p.107-118（1988）
7)　上海科学技術出版社編，中薬大辞典，小学館（1985）
8)　平本ふく子・松本仲子，女子栄養大学紀要，**23**，69-77（1992）
9)　佐々木 寿，農業技術体系野菜編第 9 巻，追録 21，基 98 p.6-15，農文協（1996）
10)　岡田　毅，最新野菜ハンドブック，p.324-325，千葉県農業改良協会（1997）
11)　Y. Nakamura *et al.*, *J. Agric. Food Chem.*, **49**, 5755-5760（2001）
12)　T. Yamaguchi *et al.*, *Biosci. Biotech. Biochem.*, **62**, 1201-1204（1998）
13)　味の素株式会社，アミノ酸ハンドブック，工業調査会，p.43-63（2003）
14)　G. R. Fenwick *et al.*, *CRC Critical Rev. Food Sci. Nutri.*, **18**, 123-201（1983）
15)　S. Kreutzmann *et al.*, *J. Food Sci. Technol.*, **43**, 1619-1627（2008）
16)　金城清郎，沖縄農業，**4**, 29-32（1965）
17)　塚越 覚ほか，食と緑の科学，**65**, 81-86（2011）
18)　S. Tsukagoshi *et al.*, *J. Trad. Med.*, **28**, 106-114（2011）
19)　齋藤優子ほか，園学研，**9** 別 **2**，584（2011）
20)　L. Rombola *et al.*, *Funct. Neurol.*, **24**, 107-112（2009）
21)　S. W. David, *Trends Food Sci., Technol.*, **19**, 482（2008）
22)　A. Zhang *et al.*, *Planta Med.*, **76**, 2026（2010）

第24章 亜熱帯性植物・ノニ（*Morinda citrifolia*）の葉と種子の薬用利用

阿部友美[*1]，増田めぐみ[*2]，松田秀秋[*3]

1 伝承薬物としてのノニ[1, 2]

アカネ科モリンダ属植物のヤエヤマアオキ（*Morinda citrifolia*）は通称"ノニ"といわれ，ポリネシア諸島などの熱帯・亜熱帯地域を中心に，日本では沖縄などにも幅広く分布する亜熱帯性植物である。木の成長は非常にはやく，大変生命力の強い常緑無毛の低木であり，楕円形の大きな葉をつけ，1つの実に対して多数の花を咲かせる特徴的な植物である。

ポリネシア諸島では，未熟な果実はフルーツサラダやカレーの具材にされ，成熟した果実は砂糖やシロップを加えた飲料とされる。葉は香りをよくするために魚などを包んで焼き，種子は焼いて食べられている。根は赤色や黄色の染料として利用されている。しかし，ポリネシア諸島などの現地の人々は食用としてよりも，むしろ薬用として健康や美容に利用することの方が多く，果実は疲労や飢餓状態，栄養不足時に食され，腹痛から糖尿病や腎臓病といったさまざまな症状の治療薬に，多くは種子を含んだまま使用されている。種子は主に下剤として服用されるとともに傷の治療や，肌の健康を保つために乾燥させた種子にココナッツオイルを混ぜ合わせたものが外用されている。葉に関しては，果実よりも重要な薬用素材として利用する地域もあり，傷や潰瘍など皮膚の炎症や，咳や熱といった風邪症状，胃腸障害などに利用されている。このようにノニは2000年以上も前からその根から果実にいたるまで，植物全体があらゆる病気に対して万能薬的に活用されてきた。特に，その果実は"奇跡のフルーツ"と呼ばれ，"神様からの贈り物"として代々受け継がれてきた。

現在では，世界各地でノニの化学的および薬理学的研究が盛んに行われるようになり，果実に糖尿病改善作用[3]，抗がん作用[4]，痛風予防作用[5]，認知症予防作用[6]などが見出され，その伝統的薬効は科学的にも十分に証明されてきた。そのため，ノニは世界中で広く知られるようにもなり，わが国においても果実のジュースやサプリメントが次々と上市されるようになってきた。

しかし，その葉や種子については伝統的に薬用利用されてきたにも関わらず，それらの薬能を裏付ける研究報告は果実のそれに比して極めて少ない。そこで，本稿では生活習慣病改善効果を期待して見出したノニ葉の血液流動性低下抑制作用と，化粧品素材としての利用を目的として見出したノニ種子の美白・美肌作用を紹介する。

---

*1 Yumi Abe　近畿大学　薬学部　創薬科学科　薬用資源学研究室　研修生

*2 Megumi Masuda　近畿大学　大学院薬学研究科　薬学専攻　博士後期課程

*3 Hideaki Matsuda　近畿大学　薬学部　創薬科学科　薬用資源学研究室　教授

第 24 章　亜熱帯性植物・ノニ（*Morinda citrifolia*）の葉と種子の薬用利用

2　ノニ葉の血液流動性低下抑制作用

　生活習慣病は不規則な食生活や運動不足など，日常の乱れた生活習慣の積み重ねによって引き起こされる病気であり，中でも糖尿病，高血圧，脂質異常症などは血液とその循環機能の低下を誘発し，その結果，細胞に栄養が行きわたりにくくなり，その原疾患を増悪させる。東洋医学では血液が滞り，血液の循環が悪化した状態を"瘀血"と称し，2000 年も前から「万病一元，血液の汚れから生ず」と伝えられている。つまり，血液の汚れと血液循環の機能低下を改善することが多くの生活習慣病の予防につながるといえる。

　ノニ葉はその果実と同様にさまざまな病気の治療に用いられていたので，葉にも果実と同様に生活習慣病予防効果が期待できるのではないかと考えた。ノニ葉に脂質異常症に対する有効性が報告[7]されているが，血液流動性低下抑制に関する研究報告はほとんどない。そこで，フレンチポリネシア産のノニ葉を実験材料として血液流動性低下抑制作用を薬理学的に検討した。

2.1　ノニ葉の血液流動性低下抑制作用（*In Vivo*）[8]

　まず，ノニ葉の *in vivo* 血液流動性低下抑制作用をヒト常在腸内細菌内毒素であるリポ多糖体（LPS）誘発性血管内凝固（DIC）病態ラットを用いて検討した。ラットに 50%含水エタノールで熱時抽出したノニ葉エキスを 1 日 1 回，7 日間連日経口投与し，7 日目の最終投与 1 時間後にLPS をラットの尾静脈に注射した。その 4 時間後，腹部静脈より血液サンプルを採取し，血小板数，フィブリノーゲン量，フィブリン分解産物（FDP）量および MC-FAN を用いて血液の全血通過時間を測定した。その結果は表 1 に示した。LPS を投与した病態対照群の全血通過時間は著しく延長した。陽性対照薬として用いたヘパリンはその延長を顕著に抑制した。ノニ葉エキスは 200，500 mg/kg の用量でその延長を用量依存的に有意に抑制した。

　凝固系因子に対しては，LPS 投与で血小板数およびフィブリノーゲン量が減少し，線溶系因子である FDP 量は増加した。ノニ葉エキスはこれら凝固系因子の減少および線溶系因子の増加

表1　ノニ葉エキス（MCL-ext）の DIC モデルラットにおける血液通過時間，血小板数，フィブリノーゲン量およびフィブリン分解産物（FDP）量に対する作用

Samples	Dose	Route	Blood passage time (s)	Platelets ($\times 10^4/\mu$L)	Fibrimogen (mg/dL)	FDP (μg/mL)
Control		*p.o.*	17 ± 1	81.1 ± 2.5	198.0 ± 5.2	0.43 ± 0.06
Vehicle control		*p.o.*	1813 ± 34[##]	18.4 ± 1.1[##]	96.6 ± 3.9[##]	2.06 ± 0.17[##]
MCL-ext	200 mg/kg	*p.o.*	1513 ± 40[**]	27.6 ± 1.6[**]	101.8 ± 4.1	1.53 ± 0.11[**]
	500 mg/kg	*p.o.*	972 ± 47[**]	29.2 ± 1.2[**]	118.8 ± 4.2[**]	1.00 ± 0.12[**]
Heparin	500 U/kg	*i.v.*	26 ± 1[**]	46.1 ± 2.8[**]	194.1 ± 7.2[**]	0.52 ± 0.15[*]

Each value represents the mean ± S.E. (n = 7). Significantly different from the control group, [##] : p < 0.01. Significantly different from the vehicle control group, [*] : p < 0.05, [**] : p < 0.01.

に対しても有意な抑制作用を示した。これらのことから，ノニ葉には血液流動性低下抑制作用が示唆された。

2.2 ノニ葉の血小板凝集抑制作用 (*In Vitro*)[8]

血小板の凝集能が亢進すると血栓易発状態が誘発され血液の流動性が低下する原因となる。そこで，ノニ葉の血小板凝集抑制作用を *in vitro* におけるコラーゲン誘発血小板凝集試験にて検討した。ウサギの心臓より血液を採取して得た血漿にノニ葉エキスを添加後撹拌し，3分後に血小板凝集作用剤としてコラーゲンを添加し，10分後にその吸光度を測定し，凝集率を算出した。その結果，ノニ葉エキスは 500 μg/mL で血小板凝集を有意に抑制した（図1）。

2.3 ノニ葉の赤血球凝集抑制作用 (*In Vitro*)[8]

赤血球凝集の亢進もまた血栓症誘発の原因となるため，*in vitro* におけるポリブレン誘発赤血球凝集試験にてノニ葉の赤血球凝集抑制作用を検討した。ラット腹部より血液を採取して得た赤血球懸濁液にノニ葉エキスを添加し，3分後に赤血球凝集作用剤としてポリブレンを添加し，10分後の凝集率を求めた。その結果，500 μg/mL の濃度で赤血球凝集を有意に抑制した（図2）。

2.4 ノニ葉の線溶系活性化作用 (*In Vivo*)[8]

血液流動性低下抑制には抗凝固作用の他に血栓を溶解させる線溶系の活性化も重要になる。そこで，ノニ葉の線溶系活性化作用を *in vivo* におけるユーグロブリン溶解時間（ELT）を指標に検討した。ラットにノニ葉エキスを経口投与し，その投与1時間後に腹部静脈より採取した血液から調製した血漿にトロンビンを添加し，形成された白色血栓が溶解する時間を ELT として

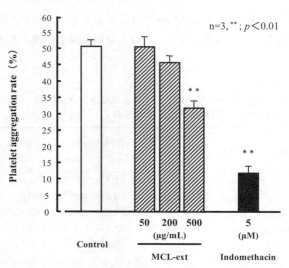

図1　ノニ葉エキス（MCL-ext）の血小板凝集抑制作用

第24章　亜熱帯性植物・ノニ（*Morinda citrifolia*）の葉と種子の薬用利用

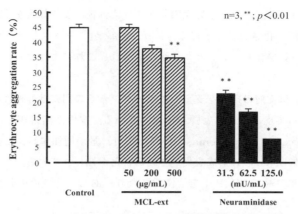

図2　ノニ葉エキス（MCL-ext）の赤血球凝集抑制作用

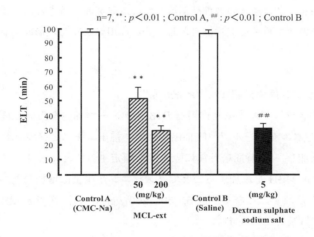

図3　ノニ葉エキス（MCL-ext）の線溶系活性化作用

測定した．その結果，ノニ葉エキスは50，200 mg/kgの用量でELTを用量依存的に短縮させる作用が確認できた（図3）．

以上の結果より，ノニ葉エキスは凝固系，線溶系の両面から血流低下を引き起こす要因に対してそれらを改善することで，血液流動性の低下を抑制することが示唆された．ノニ果実のみならず，その葉も生活習慣病を予防する健康食品素材として有用利用できることを明らかにした．

3　ノニ種子の皮膚光老化抑制作用

近年，紫外線による肌の障害を気にする女性が増えてきている．慢性的な紫外線暴露の結果としてしみやしわなどが生じる形態変化は光老化とよばれ，美容上の問題となっている．

皮膚の黒色化は紫外線による皮膚障害を緩和するためにメラニン色素が生成されておこるが，

275

過剰なメラニン合成はしみ，そばかすの原因となる。紫外線により刺激を受けたメラノサイトでチロシナーゼ酵素が活性化されることにより，チロシンがドーパ，ドーパキノンへと変換される。ドーパキノンは自動酸化によりメラニンが合成され，これにより皮膚におけるしみ，そばかすが生成される。

また，皮膚の真皮には皮膚の構造を支えるコラーゲンとその間には伸縮性のあるエラスチンが存在し，それらによって皮膚のハリと弾力を保っている。皮膚が紫外線を浴びると線維芽細胞から放出される matrix metalloproteinase-1 (MMP-1) 量が増加する。この MMP-1 が I 型コラーゲンの分解を促進し，しわの形成を促進させることが知られている。さらに，紫外線は好中球エラスターゼを放出させて MMP-1 を活性化したり，あるいは皮膚の弾性線維を直接分解するためしわの原因になる。

ノニの種子は肌の健康のために使用されてきた経緯もあり，現在でも種子オイルが化粧品に使用されている。しかし，ノニ種子の香粧品領域における研究報告はきわめて少ない。そこで，フレンチポリネシア産のノニ種子を実験材料として美白作用およびしわ形成抑制作用の検討を行った。

3.1 ノニ種子のメラニン産生抑制作用 (*In Vitro*)[9]

まず，ノニ種子のメラニン産生抑制作用を B16 メラノーマ細胞を用いて検討した。B16 メラノーマ細胞に 50％含水エタノールで熱時抽出したノニ種子エキスとメラノサイト刺激ホルモンである α-MSH を添加し，72 時間培養後に吸光度を測定することにより，メラニン産生量を算出した。その結果，α-MSH を添加することで，メラニン産生量は増加したが，ノニ種子エキスは細胞増殖に影響を及ぼすことなく，12.5，50，200 μg/mL の濃度で α-MSH によるメラニン産生を濃度依存的に抑制した（図4）。

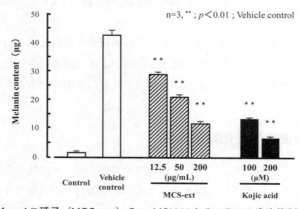

図4 ノニ種子 (MCS-ext) の α-MSH によるメラニン産生抑制作用

第24章 亜熱帯性植物・ノニ（*Morinda citrifolia*）の葉と種子の薬用利用

3.2 ノニ種子のチロシナーゼ活性阻害作用（*In Vitro*）[10]

ノニ種子にメラニン産生抑制作用が認められたので，次にメラニン合成酵素であるチロシナーゼ活性阻害作用を検討した。ノニ種子エキスにDOPA溶液，マッシュルーム由来のチロシナーゼ液を添加しインキュベート後，生成したドーパクロム量を指標にチロシナーゼ阻害率を算出した。図5に示したごとく，ノニ種子は20, 100, 500 μg/mLの濃度でチロシナーゼ活性を濃度依存的に阻害する作用が認められた。

3.3 ノニ種子の抗酸化作用（*In Vitro*）[10]

さらに，メラニンの生合成過程には酸化反応も密接に関連することから，ノニ種子の*in vitro* DPPHラジカル捕捉作用を指標に抗酸化作用を検討した。その結果，ノニ種子エキスは5, 10, 20 μg/mLの濃度で濃度依存的なラジカル捕捉作用を示した（図6）。

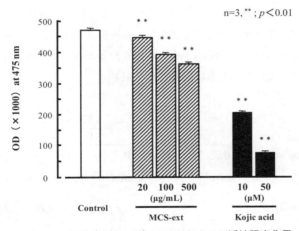

図5　ノニ種子（MCS-ext）のチロシナーゼ活性阻害作用

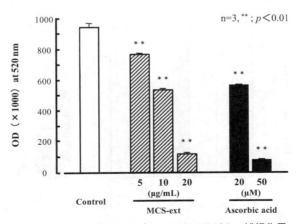

図6　ノニ種子（MCS-ext）のDPPHラジカル捕捉作用

よって，ノニ種子エキスにチロシナーゼの活性阻害作用と抗酸化作用に基づくメラニン産生抑制作用が認められ，美白素材として有望であることが示唆された。

3.4 ノニ種子の matrix metalloproteinase-1 （MMP-1） 放出抑制作用 （In Vitro）[11]

ノニ種子のしわ形成抑制作用を線維芽細胞からの MMP-1 放出抑制作用を指標に検討した。新生児包皮由来正常ヒト真皮線維芽細胞 （NHDFs） に UVA を 5 J/cm^2 照射し，その後ノニ種子エキスを加え一定時間培養したものをウエスタンブロット法にて分析し，MMP-1 放出量を確認した。図 7 に示したごとく，UVA を NHDFs に照射することにより MMP-1 の増加が認められた。UVA 照射後にノニ種子エキスを 10 μg/mL の濃度で添加すると，細胞毒性を示さずに MMP-1 の放出量を抑制する作用が認められた。

3.5 ノニ種子の好中球エラスターゼ活性阻害作用 （In Vitro）[10]

次に，ノニ種子のしわ形成抑制作用を好中球エラスターゼ活性阻害作用を指標に検討した。ノニ種子エキスと好中球エラスターゼ溶液を混合し，基質溶液を添加してインキュベーション後に吸光度を測定し，好中球エラスターゼ阻害率を算出したところ，ノニ種子は 0.5，1.0 mg/mL の濃度で好中球エラスターゼ活性を有意に阻害した （図 8）。

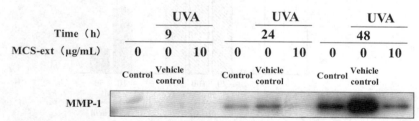

図7　ノニ種子 （MCS-ext） の UVA 照射線維芽細胞 （NHDFs） からの MMP-1 放出抑制作用

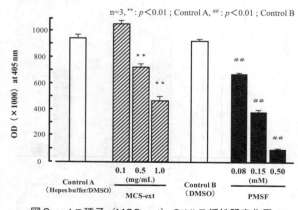

図8　ノニ種子 （MCS-ext） の HLE 活性阻害作用

第24章　亜熱帯性植物・ノニ（*Morinda citrifolia*）の葉と種子の薬用利用

よって，ノニ種子エキスはMMP-1放出抑制作用と好中球エラスターゼ阻害作用を併せ持ったしわ形成抑制素材として有望であることが示唆された。

以上のようにノニ種子エキスに，美白作用，しわ形成抑制作用が認められ，皮膚の光老化抑制素材として有用であることが示唆された。

4　おわりに

本研究によりノニ葉には血液流動性低下抑制作用，ノニ種子には美白作用およびしわ形成抑制作用が見出され，ノニ葉とノニ種子の伝統的薬効の一部が科学的に証明できた。ノニ葉は生活習慣病予防に対する健康食品素材として，また，ノニ種子は光老化予防に対する化粧品素材として有用であることが分かった。本研究はさらに未利用資源の有効活用という点においても意義があると考えられる。

文　　献

1) J. Westendorf *et al.*, NONI Mrinda citrifolia Old Tradition and Modern Recognition, p.15-47, Graphica-Werbeagentur（2009）
2) Pande M. *et al.*, *Pac. Health Dialog*, **12**, 85-93（2005）
3) Nayak B. S. *et al.*, *J. Wound Care*, **16**, 83-86（2007）
4) Furusawa E. *et al.*, *Phytother. Res.*, **17**, 1158-1164（2003）
5) Palu A. *et al.*, *Phytother. Res.*, **23**, 1790-1791（2009）
6) Muralidharan P. *et al.*, *Phytother. Res.*, **24**, 252-258（2010）
7) Mandukhail S. U. *et al.*, *Lipids Health Dis.*, **9**：88（2010）
8) Masuda M. *et al.*, *J. Trad. Med.*, **28**, 47-54（2011）
9) Masuda M. *et al.*, *Biol. Pharm. Bull.*, **35**, 78-83（2012）
10) Masuda M. *et al.*, *J. Nat. Med.*, **63**, 267-273（2009）
11) Masuda M. *et al.*, *Biol. Pharm. Bull.*, **35**, 210-215（2012）

第 25 章　薬用植物の効率的栽培とその将来性

池上文雄[*1]，塚越　覚[*2]，新藤　聡[*3]，
松原紀嘉[*4]，渡辺　均[*5]

1　はじめに

　漢方薬や伝承民間薬の原料となる生薬資源は，元来野生のものであり，その中には食用として利用されてきたものも数多くある。とりわけ薬用植物はかつて日本中にもかなりの種類が自生していた。しかし，日本の国土面積は狭く，今では野生のままの自生地はめったに見られなくなり，漢方薬や漢方エキス製剤の原料となる生薬を国内で充足することは一部の生薬を除いてほとんど不可能な状況にある。日本の文化でもある漢方，民間療法として伝承されてきた薬用植物の資源の現状に目を向けていく必要がある。

　日本は漢方薬を含む製薬原料生薬の83％以上を中国からの輸入に頼っている。中国は生薬生産の歴史が長く，技術的にも生産地的にも品質の高い生薬の量的確保を可能にさせる。さらに生産コストがかなり安く，現状では，漢方薬メーカーが薬用植物の中国生産を重視せざるを得ないのは止むを得ないのかもしれない。しかしながら，古来より薬用植物が中国人の生活にある背景から，中国における薬用植物の消費はきわめて多く，野生資源不足が深刻になりつつある。中国政府は，甘草や麻黄といった生薬の輸出総量規制，無許可輸出の防止などの他，生産地に対する管理・規制などによる乱獲防止，野生資源の枯渇に伴う供給不足を緩和するための栽培化を積極的に推進しているが，今後，環境破壊，資源枯渇に加え，中国国内の生薬需要の優先から輸出規制に拍車が掛かる可能性は十分にあると考えられる。

　日本では，薬用植物の安定供給とコストの面から，その生産を海外に依存してきたが，中国の生薬価格が高騰すると，薬用植物によっては日本での生産も再び採算が合うものが出てくると予想される。品質，安全性，将来のリスクへの対応という観点から薬用植物の国内での栽培が検討されるところである。しかし，日本では第一次産業の衰退と共に生薬生産農家が減少を続けており，一旦衰退してしまった生薬生産の技術を回復するのは容易なことではない。薬用植物の一定の国内生産レベルの確保に努めるとともに，将来的に持続可能な利用法を模索していかなくては

＊1　Fumio Ikegami　千葉大学　環境健康フィールド科学センター　教授
＊2　Satoru Tsukagoshi　千葉大学　環境健康フィールド科学センター　助教
＊3　Satoshi Shindo　千葉大学　環境健康フィールド科学センター　寄附研究部門教員
＊4　Kiyoshi Matsubara　千葉大学　環境健康フィールド科学センター　助教
＊5　Hitoshi Watanabe　千葉大学　環境健康フィールド科学センター　准教授

第 25 章　薬用植物の効率的栽培とその将来性

ならない。

　一方，日本における漢方治療の現状を鑑みると，今後，医学教育，薬学教育の中で漢方医学が大きな比重を占めることになれば，生薬の使用量はさらに拡大する。当然，医薬品である以上，漢方薬や漢方エキス製剤の原料生薬の一定の品質を確保することが望まれる。薬用植物資源の現状を考えると，品質の高い生薬の入手が困難になる可能性があり，漢方薬の医薬品としての品質を確保することは今後ますます重要な課題となってくる。漢方製剤の均一な品質を保つためには，均一な品質の原料生薬の確保が必須である。最近の DNA 塩基配列による生薬の鑑定を品質管理に応用するなど，生薬の品質を科学的に評価する技術の確立も重要である。漢方治療に対する多くの期待に応え，さらに今後の国際展開を見据えると，確かな品質の上に立った生薬資源の科学的裏付けがますます重要になってくる。

　本稿では，日本における生薬資源の現状を踏まえた上で，伝承民間薬センブリの園芸的栽培研究の実例と生薬当帰の基原植物であるトウキの新たな利用を視野に入れた栽培研究の一端を紹介し，健康機能性植物の国内生産の重要性を提案する。

2　日本の民間薬センブリの園芸的生産

　センブリ（*Swertia japonica* Makino，写真 1）はリンドウ科センブリ属の 2 年生草本で，開花期の全草が日本薬局方に生薬「センブリ・当薬」として収載される[1]。主な薬効成分は苦味配糖体の swertiamarin で，苦味健胃薬及び整腸薬として胃弱，食欲不振，消化不良などに古くから用いられている。また，近年では，頭皮の血行を促進し，発毛を促す目的で養毛・育毛剤にセンブリエキスとして配合されている[2]。

　センブリは，北海道から九州及び朝鮮半島，中国に分布し，日当たりのよい丘陵や低山の草地に自生する。かつては野生品の採集でその需要をまかなっていたが，自生地の減少や採集人の減少などから供給量が不足するようになった。そこで長野県では，野生の株から採取した種子を用いた小規模な栽培と栽培に関する研究が行われるようになり，1975～1980 年の品種育成（みまき 1 号および 2 号）を契機に栽培が本格化した[3]。センブリは生薬としての需要増が見込まれるものの，栽培生産地は長野県と高知県の一部のみという現状であり[4, 5]，今後も必要量を安定して生産するためには栽培技術の向上が必要である。

　センブリ種子は，風乾状態では採取翌年の 5 月中旬～6 月下旬頃にその大部分が発芽力を失う[6]。そのため長野県では，夏越しした種子をすべて破棄している。従って，夏過ぎからセンブリの新たな種子が採取できる晩秋までは貯蔵種

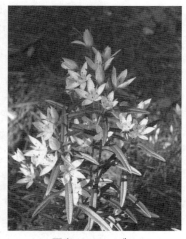

写真 1　センブリ

281

薬用食品の開発 II

子が全くない状態であり，その期間に新種子の採取量が激減するような不測の事態が起きた場合には翌年に必要な種子を確保できない。このような事態に対処して種子の安定供給体制を確保するには，発芽力を維持しつつ長期間の保存を行う必要がある。一般に種子は，低温・乾燥条件で発芽力を維持したまま長期にわたり保存が可能である[7]。小規模生産者が多いセンブリ栽培の現状からすると，メディカルフリーザーのような特別の機器を必要とする-20℃での貯蔵は困難である。従って，それぞれの生産者がより利用しやすい保存法について検討する必要がある。一方，播種前の発芽促進処理としてジベレリン（GA）溶液（0～400 ppm）に24時間浸漬処理した種子を用いた発芽試験から，400 ppmでの処理が最も発芽促進効果があったと報告されている[8]。しかし，その場合でも最大75%の発芽率であり，試験月によっては10%以下の発芽率しか得られていない。さらに400 ppm以外の濃度ではほとんど効果が見られず，無処理での発芽率が2%程度と極端に低い。

そこで，冷凍保存年数が異なるセンブリ‘みまき2号’の種子を用い，冷凍保存年数が種子の発芽率，実生の収量，swertiamarinの含有率に及ぼす影響を調べた[9]。また，-20℃より高い温度による貯蔵が発芽に及ぼす影響，並びにGA処理濃度と処理時間が発芽に及ぼす影響も併せて調査し[10]，センブリの園芸的生産における知見を明らかにした。

長野県野菜花き試験場（佐久支場）の圃場（長野県東御市御牧ヶ原の北面緩傾斜地，標高660 m）で栽培されたセンブリ‘みまき2号’の種子を材料として用いた。発芽試験方法は発芽適温に関する報告[11]および光発芽性に関する報告[12]を参考に佐久支場での慣行法に従った。栽培・管理作業は，長野県の慣行に準じ[3]，全体の約20%が開花した時期に植物体を抜き取り収穫し，生体重を測定した。さらに，室温で3週間乾燥させ，乾物重を測定した。swertiamarinの定量は，日本薬局方に準じた変法により行った[1]。

冷凍保存種子の発芽率は，8年保存種子（1999年採種種子）で最も高く推移し，調査終了日には74%となった（図1）。その他の保存年数では発芽率は40～50%であり，15年保存（1992年採種）と5年保存（2002年採種）の種子では30%未満であった。採取年による種子の発芽率には大きなばらつきがみられたが，保存年数と発芽率について回帰分析を行ったところ相関は認められなかった。

センブリの種子保存に関して，宮沢ら[6, 13]は採種から翌々年までの保存を試みたが，いずれも風乾種子を紙袋に入れ室温下で保存した場合は発芽しなくなったと報告している。しかし，本研究により，センブリ種子は発芽力を維持したまま長期の冷凍保存が可能であることが示唆された。それに加えて本研究では，保存中の湿度は測定しなかったが，採取から9か月間室温で保存した種子は完全に発芽力を失ったが，同じ室温でも相対湿度20%のデシケーター内で保存した種子は保存後50%程度の発芽率を示す[9]。従って，センブリ種子の長期保存には低温に加えて低湿度条件も有効と考えられ，今後は，湿度や種子含水率の影響についても検討する必要があると考えられる。

保存種子を慣行法で栽培したところ，すべての保存種子から形態的に正常な実生が得られた。

第25章　薬用植物の効率的栽培とその将来性

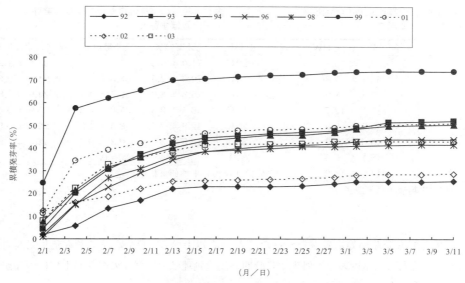

図1　種子の凍結保存年数が発芽率に及ぼす影響

全体の約20％が開花したと判断して収穫したセンブリの生体重は，9年保存までは対照区と差がなく，保存年数が11年を超えると対照区よりも低くなった。しかし，乾物重には保存年数による差がみられず，生薬としての収量には影響がなかった。

センブリを生薬として使用する場合，swertiamarinを乾物当たり2％以上含む必要があるが，保存年数は含有率に影響を及ぼさず，いずれの保存年数でも3.0％以上であった（表1）。従って，全草の風乾物を生薬として利用するセンブリでは，種子の冷凍保存は収量や品質にも影響しない有効な保存方法であることが示された。すなわち，センブリ種子は−20℃での冷凍により，収量，生薬としての品質に影響を与えず，少なくとも13年間の長期保存が可能であることが明らかとなった。さらに，貯蔵温度が発芽に及ぼす影響を調べた結果，常温で6か月経過した種子は発芽力を失った。しかしながら，日常的に使用している家庭用冷蔵庫を利用した試験における5℃，−15℃貯蔵では75％以上の発芽率が得られたことから，特別な設備を用いずとも小規模生産者自らが簡易に保存できると考えられる。すなわち，家庭用冷蔵庫に種子を貯蔵あるいは冷凍することで現行の室温貯蔵よりもより種子活力を保った状態で半年以上の長期に渡って保存ができる（表2）。

慣行のセンブリ栽培では，種子発芽の問題から播種期が限定されていたが[6]，冷凍保存種子の利用や発芽力の高い良質の種子を保存・安定供給できる保存方法により，現行の栽培法に比べて播種期を拡大し，圃場の有効利用と栽培労力分散によるセンブリの安定生産に寄与できると考えられる[9,10]。さらに，GA処理濃度と処理時間が発芽に及ぼす影響を調べた結果，センブリ種子の発芽率，発芽勢が最も高かったのは200 ppm − 24時間の組み合わせであり，88％の発芽率が得られたが，蒸留水へ浸漬処理した場合とGA濃度200 ppmに12時間あるいは24時間浸漬

薬用食品の開発Ⅱ

表1 種子の凍結保存が swertiamarin 含
有率に及ぼす影響

採種年	含有率（mg/g DW）
1992	33.1 ± 10.3
1993	54.4 ± 7.8
1994	35.5 ± 8.9
1996	45.1 ± 12.7
1998	48.5 ± 12.3
1999	40.6 ± 6.3
2003	48.1 ± 5.3
2005（慣行）	44.9 ± 14.2

値は4個体の平均値±標準誤差

表2 種子の保存温度がセンブリの発芽に
及ぼす影響

処理区	発芽率（%）	発芽勢（%）	平均発芽日数（日）
-20℃	71.0 ± 4.2	41.8 ± 4.5	23.4 ± 1.2
-15℃	79.0 ± 2.5	43.5 ± 1.4	24.5 ± 0.2
5℃	75.3 ± 3.9	40.5 ± 4.1	24.9 ± 0.8
15℃	76.5 ± 3.3	37.8 ± 3.3	25.9 ± 0.4
20℃	42.8 ± 2.6	8.5 ± 1.9	29.8 ± 0.3
30℃	12.5 ± 3.6	0.3 ± 0.2	42.4 ± 1.6
常温	0	0	–

値は4反復の平均値±標準誤差

処理した場合でも発芽率等に差がなかった（表3）。以上から，GA処理による発芽促進効果は判然とせず，また，高濃度のGA処理や長時間の浸漬処理はセンブリの発芽向上にはつながらないことが明らかとなった[10]。

表3 ジベレリン（GA）溶液への種子浸漬処理がセンブリの発芽に及ぼす影響

処理区		発芽率（%）	発芽勢（%）	平均発芽日数（日）
GA濃度（ppm）	処理時間（h）			
0（蒸留水）	12	84.3 ± 1.1	56.3 ± 1.6	21.6 ± 0.1
	24	82.0 ± 2.1	60.3 ± 2.4	21.2 ± 0.5
	48	82.5 ± 1.3	53.0 ± 2.4	21.6 ± 0.7
200	12	77.5 ± 2.7	64.5 ± 2.4	19.2 ± 0.1
	24	87.8 ± 0.7	71.5 ± 0.3	19.3 ± 0.1
	48	74.3 ± 3.6	51.0 ± 6.8	21.6 ± 1.1
400	12	74.3 ± 2.2	61.0 ± 1.1	19.6 ± 0.2
	24	59.3 ± 4.8	48.5 ± 4.0	18.9 ± 0.2
	48	48.8 ± 4.1	19.8 ± 4.5	25.6 ± 1.0
600	12	67.8 ± 2.4	48.8 ± 2.2	20.9 ± 0.4
	24	38.3 ± 6.2	26.7 ± 3.9	20.8 ± 0.5
	48	51.0 ± 4.6	36.5 ± 4.4	21.0 ± 0.6

値は4反復の平均値±標準誤差

3 環境制御施設を用いた薬用植物トウキの生産

生薬として利用される当帰は，トウキ（*Angelica acutiloba* Kitagawa，写真2）とホッカイトウキ（*A. acutiloba* Kitagawa var. *sugiyamae* Hikino）を基原植物としており[1, 14]，その由来は様々であると考えられている。トウキの栽培品種であるオオブカトウキは，江戸時代から奈良盆地の南西にある大深地方で栽培されていた品種である。また，ホッカイトウキは大正年間にエ

第25章 薬用植物の効率的栽培とその将来性

ゾヨロイグサ（*A. anomala* Lall.）を交雑させて育成した品種とする説があったが，現在は否定されているため，基原植物の明確な由来ははっきりしていない[15]。さらに，トウキは戦後になってホッカイトウキと交配し，その良品がほとんどなくなっている[16]。一方，近年では日本種のトウキが中国で大々的に生産されており，日式当帰と呼ばれて大量に輸入されている[14]。中国の特定地域では日本種のトウキの形状に近い当帰も産出されており[14]，これらの当帰は基原植物が明確でなく，品質的な格差も大きいことから問題となっている。当帰は根を利用するが，一方でその葉は健康食品としての活用が見込まれている。これらのことから，確実な基原植物の確保および栽培維持が高品質なトウキの安定的供給に必須である。

トウキでは播種から収穫まで約2年を要する。その生産過程は1年目の播種・育苗期と2年目の定植・収穫期の2つに分けられる。栽培上の問題点としては，発芽不安定性と抽台による収量低下がある。こうした現状から慣行法では，抽台防止のため定植苗の根径を約0.8 cmに選別しており，10,000株／反の定植苗に対し約30万粒の種子が用いられている[16]。

トウキ種子は，種子重が大きいほど発芽が優れることが知られているが，栽培で用いられる種子には，様々なサイズの種子が混一している（写真3）。そこで，トウキ種子を≧2.1 mg；大粒，1.6-2.1 mg；中粒，≦1.5 mg；小粒に区分し，構成割合と選別法を調査した[17]。割合は大粒18.3％，中粒27.3％，小粒54.4％となり，発芽の優れる大粒・中粒で低くなった。選別法では，風選により大粒・中粒の割合を最大63.4％に高め，水選を組み合わせることで発芽率が向上した。さらに効率的に優良種子を得るために，採種部位を花序単位で制限したところ，種子均一性，発芽率が大幅に改善した[18]。こうした種子選別や採種法の改良は，セル成型苗育苗や苗選別の不要な直播栽培を可能にし，トウキの効率的生産に寄与すると考えられる。

一般に，植物の露地栽培では気象環境要因の制御が困難であり，また，日・季節・年の変動が大きい。さらに，虫・鳥・微生物・小動物の栽培地への侵入は避けがたい。一方，環境制御施設は，太陽光を利用する施設と人工光のみを利用する施設（閉鎖型施設）に大別される[19, 20]。植物の生育環境を適切に制御することにより，施設栽培は露地栽培より資源利用効率を向上させ，省資源的・環境保全的な生産を実現する目的で利用される。

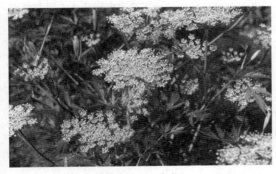

写真2 トウキ

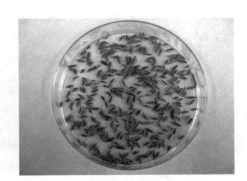

写真3 トウキ種子

表4　CO_2 施用が ligustilide 濃度および含有量に及ぼす影響

処理区	濃度（mg/g DW）		含有量（mg/株）		
	地上部	根	地上部	根	全体
対照区	3.65	0.55	1.76	0.14	1.90
CO_2 施用区	3.62	0.47	2.23	0.20	2.43
P値[z]	0.91	0.24	0.074	0.039	0.056

[z] t 検定により算出した
処理開始 56 日目（n = 8）

　そこで，トウキ栽培への応用を視野に入れて，閉鎖型施設内の明期における CO_2 濃度を 990 ppm に維持し，露地への定植用のトウキ苗を生産した結果，従来は播種から 12 か月必要とされた育苗期間を 3.5 か月に短縮することができた[21]。この CO_2 施用によって根の有効成分である ligustilide 含有量は，対照区（CO_2 濃度 350 ppm）と比較して 1 個体当たり生育に伴い 40 % 増加した（表4）。トウキ苗の個葉の光合成特性は中光型の葉根菜類に近く，光合成特性測定と CO_2 施用実験の結果を総合すると，閉鎖型施設を用いたトウキの育苗では，光強度 200〜600 μmol m^{-2} s^{-1}，CO_2 濃度 1,000〜1,500 μmol mol^{-1}，明期温度 25〜30℃，暗期温度 15〜17℃ 程度が実用的であると考えられる。CO_2 施用を含む環境制御が容易な閉鎖型施設を利用することで，生薬資源として良質なトウキの苗を短期間で生産することができる。

　以上から，トウキの効率的・高品質な種子生産および苗生産が可能となった。トウキは種間交雑が進行し，明確な基原植物の存続自体が危ういことから，早急にトウキ基原植物の系統解析およびその確保と維持が望まれる。

4　植物工場における薬用植物の生産

　高度な環境制御施設である植物工場の技術的進展は目覚しく，葉もの野菜および苗の生産に広く利用され，小型根菜類の生産にも利用され始めている。植物工場のメリットとしては，安定計画生産および収穫後の品質管理作業の軽減が可能で，露地栽培に比較して無農薬栽培が容易な点が挙げられる。薬用植物の生産においても，高収量が可能で薬効成分濃度の制御が比較的容易であるといった条件を満たすような栽培方法が開発されれば，薬用植物工場が実用化する可能性が高くなる。薬用植物の植物工場での生産の実現により，生産履歴の明確な高品質原料の安定的な確保が可能になると共に，輸入依存度の高い漢方薬原料等の自給率の向上も期待できる。

5　おわりに

　古来人類は，医療の手段として多くの植物を利用してきた。漢方医学などの伝統医学の歴史をたどると，健康，食物，医療を巧みに組み合わせ発展したことがうかがえる。特に，中国には幾千年の壮大な食文化の歴史があり，不老長寿を求めて料理と医療をつなぐ知恵を発展させた。食

第25章　薬用植物の効率的栽培とその将来性

材を何種類も組み合わせて加熱調理し，うまい味を作り出す料理技術の知恵から，生薬を何種類も組み合わせて炊き出した湯液の薬効がきわめて強いことを見出した。味覚と薬効の両方の性質に優れた食材を探し求めて，数多くの薬草の中から薬効が確かな一群の生薬を見出してきた。食材の種類を豊かに生産する土地には，生薬類が自生する世界があった。食材を生産する技術に，漢方医学が育まれる土壌があったのである。

　1,300年ほど前，わが国にはすでに中国の伝統医学が導入されていた。日本の国土面積は狭いが，かつて国内に自生していたものを含めた薬用植物を最新の技術で栽培していくのは今後の課題である。東洋の叡智により長い歳月を経て築かれてきた漢方の普及と進展，さらには原料生薬の品質向上と安定供給，そして，西洋医学との統合を図るためには，生薬資源の国内生産を目指し，優良個体の選抜と交雑による品種改良等の園芸的栽培技術を図ると共に，省資源・環境保全的で投入資源利用効率が高い施設栽培の研究が必要とされる。

文　　　献

1)　厚生労働省，第16改正日本薬局方（2011）
2)　岸本清子ほか，衛生化学，**35**，377-381（1989）
3)　厚生省，薬用植物-栽培と品質評価 Part 8-，p.15-28，薬事日報社（1999）
4)　小林正夫，農及園，**49**，561-565（1974）
5)　日本特産農産物協会，薬用作物（生薬）に関する資料，p.18，日本特産農産物協会（2009）
6)　宮沢洋一，長野野菜花き試報，**1**，47-56（1981）
7)　池橋 宏，植物の遺伝と育種，p.244，養賢堂（2005）
8)　井上和秀ほか，生薬学雑誌，**31**，75-81（1977）
9)　兼子まやほか，生薬学雑誌，**65**，39-42（2011）
10)　山田麻美子ほか，園学研，**10**，321-324（2011）
11)　小林正夫，生薬学雑誌，**41**，75-79（1987）
12)　畠山好雄，生薬学雑誌，**35**，326-330（1981）
13)　宮沢洋一・萩原博司，生薬学雑誌，**29**，152-159（1975）
14)　福田浩三ほか，薬史学雑誌，**44**（1），10-17（2009）
15)　木村孟淳，月刊漢方療法，**4**（7），27-30（2000）
16)　厚生省薬務局監修，薬用植物 栽培と品質評価 part1，p.41-50，薬事日報社（1992）
17)　新藤 聡ほか，農及園，**86**，1000-1004（2011）
18)　新藤 聡ほか，園学研，**10**別2，201（2011）
19)　古在豊樹，閉鎖型植物苗生産システム開発と利用，養賢堂（1999）
20)　古在豊樹，太陽光型植物工場，オーム社（2009）
21)　小山里美ほか，日本生物環境工学会2010年京都大会講演要旨集，p.138-139（2010）

薬用食品の開発 II
―薬用・有用植物の機能性食品素材への応用―《普及版》(B1263)

2012 年 4 月 2 日　初　版　第 1 刷発行
2018 年 11 月 9 日　普及版　第 1 刷発行

監　修　　吉川雅之, 村岡　修　　　　　　　Printed in Japan
発行者　　辻　賢司
発行所　　株式会社シーエムシー出版
　　　　　東京都千代田区神田錦町 1-17-1
　　　　　電話 03(3293)7066
　　　　　大阪市中央区内平野町 1-3-12
　　　　　電話 06(4794)8234
　　　　　http://www.cmcbooks.co.jp/

〔印刷　あさひ高速印刷株式会社〕　© M. Yoshikawa, O. Muraoka, 2018

落丁・乱丁本はお取替えいたします。

本書の内容の一部あるいは全部を無断で複写（コピー）することは，法律
で認められた場合を除き，著作権および出版社の権利の侵害になります。

ISBN 978-4-7813-1300-9 C3047 ¥5700E